AF648877

Spröber • Dresbach

Therapie-Tools
Mobbing im Kindes- und Jugendalter

E-Book inside + Arbeitsmaterial

Mit dem untenstehenden Download-Code erhalten Sie die PDF-Version dieses Buches inkl. aller Arbeitsmaterialien.

So laden Sie Ihr E-Book inside herunter:

1. Öffnen Sie die Website: http://www.beltz.de/ebookinside
2. Geben Sie den untenstehenden Download-Code ein und füllen Sie das Formular aus.
3. Mit dem Klick auf den Button am Ende des Formulars erhalten Sie Ihren persönlichen Download-Link.
4. Der Code ist nur einmal gültig. Bitte speichern Sie die Datei auf Ihrem Computer.
5. Beachten Sie bitte, dass es sich bei Ihrem Download um eine Einzelnutzerlizenz handelt. Das E-Book ist für Ihren persönlichen Gebrauch bestimmt.

Download-Code

K2NY7UEUVR

Nina Spröber • Eva Dresbach

Therapie-Tools Mobbing im Kindes- und Jugendalter

Mit E-Book inside und Arbeitsmaterial

BELTZ

Dr. Nina Spröber
Praxis für KJE
Arnulfstr. 4
89231 Neu-Ulm
E-Mail: info@praxis-sproeber.de

Dr. Eva Dresbach
Praxis in der Südstadt
Kaiserstr. 52
53115 Bonn
E-Mail: info@suedstadt-praxis.de

Dieses Buch ist erhältlich als:
ISBN 978-3-621-28773-9 Print
ISBN 978-3-621-28774-6 E-Book (PDF)

1. Auflage 2022

Lektorat: Karin Ohms
Umschlagbild: Lina Marie Oberdorfer

Herstellung: Victoria Larson
Satz: Markus Schmitz, Altenberge
Gesamtherstellung: Beltz Grafische Betriebe, Bad Langensalza
Printed in Germany

Weitere Informationen zu unseren Autor_innen und Titeln finden Sie unter: www.beltz.de

Inhalt

Verzeichnis der Arbeits- und Informationsblätter

Vorwort

Mobbing unter Kindern und Jugendlichen ist ein Symptom. Wenn es in einer Gruppe möglich ist, dann fehlt es manchen an Mitgefühl oder Respekt, einigen fehlt es an Abgrenzung und Selbstbehauptung und vielen fehlt es an Zivilcourage. In den letzten Jahrzehnten sind einige Anstrengungen im Bereich der Prävention unternommen worden, Mobbing unter Kindern und Jugendlichen zu reduzieren und prosoziales Verhalten in Gruppen zu fördern (Scheithauer & Bull, 2010; Schulze-Krumbholz et al., 2016; Spröber et al., 2008). In Schulen hat die Sensibilität für das Thema zugenommen und erfreulicherweise wurde in den letzten Jahren ein leicht rückläufiger Trend für Mobbing unter Schüler*innen beschrieben (Fischer et al., 2020). Im Zuge der Corona-Pandemie wird jedoch leider eine Zunahme des Cybermobbings beobachtet (Bündnis gegen Cybermobbing, 2020).

Sehr häufig erleben wir in der psychotherapeutischen Praxis, dass Kinder und Jugendliche schmerzhafte, verletzende Erfahrungen mit Gleichaltrigen machen. Aber auch, dass Kinder und Jugendliche andere schikanieren. Wenn eines von beidem über einen längeren Zeitraum erfolgt, so fühlen sich die viktimisierten Kinder und Jugendlichen oft hilflos, diejenigen, die andere schikanieren, erlernen dysfunktionale Erlebens- und Verhaltensmuster im alltäglichen sozialen Umgang. Dies kann tiefe Spuren hinterlassen, Beziehungsgestaltungen verändern, sich negativ auf das Selbstbild auswirken. Und diese Erfahrungen führen dazu, dass die Symptomatik sich verstärkt, aufrechterhalten wird oder überhaupt erst entsteht.

Noch immer ist ein bedeutsamer Anteil der Kinder und Jugendlichen von Mobbing durch Gleichaltrige betroffen. Die Erfahrung erhöht das Risiko, Selbstwert-, Stimmungs- und Interaktionsprobleme zu entwickeln. Die Auswirkungen von Mobbing auf die seelische Gesundheit der Betroffenen können bis ins Erwachsenenalter persistieren. In Mobbing involviert zu sein, wirkt sich auch auf die soziale Entwicklung der Akteur*innen aus. Mobbingerfahrungen in der Kindheit und Jugend haben das Potenzial, sich bei allen Beteiligten negativ auf die Zufriedenheit mit Beziehungen in späteren Lebensphasen auszuwirken. Mobbing unter Kinder und Jugendlichen ist langfristig mit hohen emotionalen, sozialen und gesellschaftlichen Kosten verbunden. Wie Mobbing verhindert werden kann, ist eine Frage, die für uns alle relevant ist.

Auch wenn eine Vielzahl elaborierter Programme zur Prävention von Mobbing unter Vorschulkindern und Schüler*innen zur Verfügung stehen, liegen international kaum Manuale und Materialien für die Arbeit mit Betroffenen und Akteur*innen im psychotherapeutischen Setting vor. Störungsspezifische Ansätze passen oft nicht zu den besonderen Bedürfnissen der betroffenen Kinder und Jugendlichen. Wie können sich soziale Fertigkeiten verbessern, wenn jemand ignoriert wird – egal, was er/sie tut? Wie kann das Selbstwertgefühl gestärkt werden, wenn eine Person auf aggressive Weise von anderen behandelt wird oder wurde? Obwohl die Thematik in vielen Psychotherapien auftaucht, gibt es bislang in Deutschland kein verfügbares Material zur Bearbeitung von Mobbing für Psychotherapeut*innen. Diese Lücke wollen wir mit diesem Band aus der Therapie-Tools-Reihe schließen. Wir stellen ressourcenorientierte, kognitiv-behaviorale und schematherapeutische Interventionen vor, welche entsprechend der individuellen Bedürfnisse der Patient*innen angewendet werden können.

Wir möchten uns an dieser Stelle bei allen Menschen bedanken, die uns bisher und auch in der Phase des Schreibens unterstützt haben. Ein großer Dank gilt unseren Familien, die uns immer den Rücken stärken. Außerdem möchten wir unseren Freundinnen und Freunden danken, die uns freiwillig Zuneigung, Unterstützung, Vertrauen und schöne gemeinsame Momente schenken, und die uns teilweise schon seit Jahrzehnten begleiten. Auch wollen wir den Kolleg*innen danken, von und mit denen wir lernen und Ideen entwickeln konnten. Wir möchten nicht zuletzt dem Beltz Verlag und unserer Lektorin Karin Ohms danken, die uns neben allem anderen dabei geholfen hat, unsere Ideen in diesen Band zu integrieren. Vielen Dank an Frau Claudia Styrsky für die Gestaltung der Illustrationen.

Unser besonderer Dank gilt den Kindern und Jugendlichen, die uns immer wieder ihr Vertrauen schenken und uns zeigen, was sie brauchen. Wir hoffen, dass die Materialien, die wir für unsere Patient*innen entwickelt haben, auch für andere Kinder und Jugendliche hilfreich sind. Den Kolleg*innen wünschen wir viel Freude und Erfolg bei der Anwendung der Materialien aus diesem Buch.

Wir widmen dieses Buch Elijah und Ben (Nina Spröber-Kolb) und Tobias und Soha (Eva Dresbach).

Ulm und Bonn

Nina Spröber-Kolb
Eva Dresbach

1 Einführung

Mobbing unter Kindern und Jugendlichen hat viele Facetten. Es zeigt sich in Form von anhaltenden Beleidigungen, dem Verbreiten von Gerüchten oder sozialem Ausschluss bis hin zu körperlichen Angriffen oder Bedrohungen. Es tritt im direkten Kontakt zwischen Kindern und Jugendlichen auf und zunehmend auch als Cybermobbing in den sozialen Medien. Diese schmerzhaften sozialen Erfahrungen gehören zum Alltag vieler Kinder und Jugendlicher. Studien zufolge sind 30 % aller Kinder und Jugendlichen regelmäßig in Mobbing, circa 15 % in Cybermobbing involviert (Modecki et al., 2014; Wolke et al., 2017). Neuere Prävalenzstudien in Deutschland bestätigen dieses Bild (Bergmann & Baier, 2018). Im Rahmen der Corona-Pandemie ist die Zahl der von Cybermobbing betroffenen Schüler*innen seit 2017 deutlich (um mehr als ein Drittel von 12,7 % auf 17,3 %) gestiegen (Bündnis gegen Cybermobbing, 2020). Mobbing ist ein Gruppenphänomen, das weiterhin die soziale Entwicklung und die Persönlichkeitsentwicklung eines bedeutsamen Anteils der Kinder und Jugendlichen beeinflusst.

Definition

Von **Mobbing** spricht man dann, wenn …

- eine Person oder mehrere Personen
- wiederholte Male und über einen längeren Zeitraum
- gezielt
- negative Handlungen
- gegenüber einer anderen Person oder einer Personengruppe ausführen.
- Dabei besteht ein Ungleichgewicht der Kräfte (z. B. physisch durch unterschiedliches Alter, psychisch durch unterschiedliche soziale Fertigkeiten oder sozial durch die Anzahl der Freund*innen/die Beliebtheit).

(vgl. Lindemeier, 1996; Olweus, 1995)

Viktimisierung unter Gleichaltrigen. Viktimisieren bedeutet, eine andere Person zum Opfer zu machen. Unter dem Konstrukt der generellen Viktimisierung werden direkte oder indirekte aggressive Interaktionen unter Gleichaltrigen subsumiert, bei denen ein Ungleichgewicht der Kräfte besteht (Lopez & DuBois, 2005). Die aggressiven Interaktionen können in Gruppen, aber auch in dyadischen Beziehungen auftreten und sind nicht an einen bestimmten Zeitraum gebunden (Schäfer et al., 2006). In Forschungsarbeiten zu Viktimisierung werden stärker die Auswirkungen einer Opferposition auf die seelische Gesundheit der einzelnen Person untersucht. Interventionen zum Umgang mit den individuellen Belastungen werden abgeleitet.

Bullying unter Gleichaltrigen. Wörtlich übersetzt bedeutet Bullying »Tyrannisieren«. Als Bullying wurde initial offen aggressives Verhalten beschrieben, das über einen längeren Zeitraum innerhalb einerGruppe von Kindern und Jugendlichen mit einer hohen Stabilität der Rollen anhält (Olweus, 1995, 1996). Körperliche Aggression innerhalb einer Gruppe wurde als prototypisch beschrieben (Scheithauer et al. 2003, zitiert nach Teuschel & Heuschen, 2012). Später wurden auch andere Formen aggressiven Verhaltens unter dem Begriff subsumiert. In der Bullying-Forschung lag der Schwerpunkt auf der Untersuchung der Gruppendynamik, die direkte Aggression unter Gleichaltrigen ermöglicht. Aus diesem Ansatz sind Gruppeninterventionen abgleitet worden, mit denen das Auftreten von Bullying verringert bzw. verhindert werden soll.

Mobbing. In der Literatur werden die Begriffe »Viktimisierung« und »Bullying« oft synonym benutzt. Der Begriff »Mobbing« entspricht der Definition von Bullying und wurde zunächst für Schikanen am Arbeitsplatz genutzt. Mittlerweile wird der Begriff auch in der Fachliteratur synonym mit Bullying benutzt. Bullying wird mittlerweile in verschiedenen Facetten beschrieben, die in Anlehnung an Teuschel und Heuschen (2012) in Tabelle 1.1 zusammengefasst sind.

Tabelle 1.1 Facetten von Bullying

Art des Bullyings	Beschreibung
Direktes Bullying	Das Schikanieren findet im direkten Kontakt zwischen Opfer und Täter*innen statt. Dies kann als direkte *körperliche Aggression* erfolgen, wie Schlagen, Treten, Gegenstände beschädigen, die dem anderen Kind oder Jugendlichen gehören. Oder als *direkte verbale Angriffe* wie Beleidigungen, Erpressen oder Nötigen im unmittelbaren Kontakt.
Indirektes Bullying	Indirekte Angriffe werden ohne direkten Kontakt zum Opfer durchgeführt. Dies umfasst die *heimliche Beschädigung von Eigentum* des Opfers oder Manipulation von Gegenständen oder Schularbeiten des Opfers, sodass diesem ein Schaden entsteht. Weiterhin zählen *verbale Angriffe in Abwesenheit des Opfers* wie Lästern oder das Verbreiten von Gerüchten dazu.
Relationales Bullying	Die *sozialen Beziehungen des Opfers werden gezielt geschädigt.* Dies erfolgt über *Ignorieren, Rufschädigung* und *Ausgrenzen aus der Gruppe.* Ausgrenzung aus einer Gruppe kann dabei direkt und konfrontativ oder indirekt erfolgen.
Cyber-Bullying	Das Schikanieren findet im virtuellen Raum, hauptsächlich über soziale Medien, statt. Dabei erfolgen direkte oder indirekte verbale Angriffe. Auch ein Ausschluss aus virtuellen Gruppen ist möglich.

Wir benutzen den Begriff »Mobbing« für »Viktimisierung durch Bullying« (Hahlweg & Schulz; 2020, S. 113), die in den verschiedenen Formen auftreten kann, die in Tabelle 1.1 beschrieben sind. Bei der Konzeption der Materialien in diesem Tools-Band sind beide Perspektiven berücksichtigt und kombiniert worden. In den kognitiv-verhaltenstherapeutischen Interventionen werden die Rollen innerhalb der Gruppe fokussiert, während bei den schematherapeutischen Interventionen die individuellen Risikofaktoren und Folgen der Mobbingerfahrung stärker berücksichtigt werden. Die ressourcenorientierten Interventionen in diesem Band können eingesetzt werden, um das Risiko genereller Viktimisierung – auch in dyadischen Beziehungen – zu reduzieren. Ein Großteil der Interventionen in diesem Buch kann auch bei Patient*innen eingesetzt werden, die in Cyber-Mobbing involviert sind.

Mobbing als Gruppenereignis. Mobbing kann sowohl in der Schule/Berufsschule wie in Vereinen oder in Betrieben vorkommen; es kann auf verschiedenen Ebenen auftreten (z. B. unter Peers, aber auch zwischen Lehrkräften/Ausbilder*innen und Schüler*innen/Auszubildenden/Kolleg*innen) und auch zwischen den Hierarchieebenen (z. B. Schüler*innen schikanieren eine Lehrkraft, ein*e Vorgesetzte*r mobbt eine*n Auszubildende*n). Grundsätzlich handelt es sich bei Mobbing um ein Gruppengeschehen. Nach dem »participant role approach« (Salmivalli et al., 1996) können in einer sozialen Gruppe verschiedene Rollen (Täter*innen, Opfer, Täter*innen-Opfer, Helfer*innen der Täter*innen, Helfer*innen der Opfer, Außenstehende) identifiziert werden, die direkt oder indirekt problemverschärfend oder -reduzierend auf das Auftreten, die Ausweitung und Aufrechterhaltung des Problemverhaltens einwirken. Dabei ist immer auch die Rolle des erweiterten sozialen Systems wie das der Schulleitung, der Lehrer*innen, Gruppenleiter*innen in Vereinen, Ausbilder*innen in Betrieben, der Eltern und der Freund*innen zu beachten.

Mobbing vs. entwicklungsfördernde Konflikte. Konflikte gehören zum Alltag jedes Menschen dazu und treten regelmäßig im Leben von Kindern und Jugendlichen auf. Im Unterschied zu (Cyber-)Mobbing handelt es sich bei vielen Konflikten um »entwicklungsfördernde Konflikte«. Diese Konflikte stellen ein Übungsfeld zum Aufbau interpersonaler Kompetenzen dar. Kinder/Jugendliche lernen hierbei, verschiedene Perspektiven wahrzunehmen, und können ihre sozialen Fertigkeiten und Fertigkeiten zum wirkungsvollen Problemlösen weiter ausbilden. Entwicklungsfördernde Konflikte lassen sich anhand folgender Punkte von Mobbing abgrenzen:

Wichtig

Mobbing vs. entwicklungsfördernde Konflikte

Bei entwicklungsfördernden Konflikten
- besteht ein ungefähres *Machtgleichgewicht* zwischen den Konfliktparteien,
- kommen die Konflikte *nicht wiederholt* und über einen längeren Zeitraum vor,
- zielen *nicht* darauf ab, einer Person/Personengruppe zu schaden.

Cybermobbing. Für Cybermobbing gelten ähnliche Kriterien (vgl. Tokunaka et al., 2010). Das absichtliche Beleidigen, Bedrohen, Bloßstellen oder Belästigen erfolgt hierbei jedoch mithilfe der digitalen Medien (z. B. in sozialen Netzwerken, WhatsApp-Gruppen, Anrufe) und findet ebenfalls über einen längeren Zeitraum statt. Es kann sich bei Cybermobbing jedoch auch um ein einmaliges Ereignis handeln, das durch die in den digitalen Medien ständige mögliche Wiederholung (z. B. durch erneutes Aufrufen, Verschicken) das Wiederholungskriterium erfüllt. Auch hier fällt es den Betroffenen schwer, sich zu wehren, es besteht ein Machtungleichgewicht. Bei Cybermobbing handelt es sich, so Fawzi (2015), um »eine andere Macht als in der realen Welt«. Problematisch für die Betroffenen ist,
- dass Akteur*innen hier anonym bleiben können,
- dass das Cybermobbing unabhängig von Ort und Zeit auftreten kann,
- dass Akteur*innen und Betroffene nicht in einem direkten Kontakt stehen müssen und letztlich
- dass das Publikum für die viktimisierten Personen unüberschaubar ist.

Betroffenen von Cybermobbing fehlt ein Rückzugsort, da das Cybermobbing sie zu jeder Uhrzeit und an jedem Ort erreichen kann. Viele viktimisierte Jugendliche werden sowohl in der realen als auch in der virtuellen Welt gemobbt. Kinder sind seltener von Cybermobbing betroffen als Jugendliche, da sie deutlich seltener Medien nutzen und konsumieren und diese in ihrem sozialen Leben eine geringere Rolle spielen. Sehr oft, so zeigen Studien (z. B. Wolke et al., 2017), überschneiden sich die Betroffenen/Akteur*innen in der realen und in der virtuellen Welt, nur 1 % der viktimisierten Personen sind reine Cybervictims. Auch wenn aufgrund der Entkontextualisierung (Betroffene und Akteur*innen müssen sich nicht kennen) »jede*r« Akteur*in bei Cybermobbing sein kann, ist dies häufig so nicht der Fall. Akteur*innen von Cybermobbing kommen überwiegend aus dem sozialen Umfeld der Betroffenen. Die viktimisierten Personen haben häufig einen Verdacht, um wen es sich bei den Akteur*innen handeln könnte.

Risikofaktoren für das Auftreten von Mobbing

Das komplexe Zusammenspiel verschiedener Faktoren erklärt das Auftreten von (Cyber-)Mobbing.

Risikofaktoren in der Gruppe. Verschiedene Gruppenfaktoren begünstigen das Auftreten von Mobbing. Dazu gehört, wenn in einer Gruppe eine hohe Aggressionsbereitschaft herrscht, ein abwertender Verhaltensstil vorkommt und Betroffene von Mobbing insgesamt abgewertet werden. Verstärkend wirkt auch, wenn keine klaren Einstellungen/Werthaltungen zu Mobbing bestehen und weder Betroffene noch Außenstehende oder Bezugspersonen über Handlungsstrategien und Ansprechpartner*innen informiert sind.

Individuelle Risikofaktoren, in Mobbing involviert zu sein. Belastungen in der Beziehung zu den Bezugspersonen oder psychische Vulnerabilität können dazu führen, dass Kinder und Jugendliche sich sozial auffällig verhalten. Dabei wird dysfunktionales, abwertendes und vernachlässigendes Elternverhalten als Prädiktor für die Einnahme einer Betroffenen- oder einer Akteur*innen-Betroffenen-Rolle beschrieben (Hahlweg & Schulz, 2020).

Sowohl internale als auch externale Verhaltensprobleme sowie emotionale Störungen erhöhen das Risiko, eine Opfer- oder Täterposition innerhalb der Gleichaltrigengruppe einzunehmen. Manche Kinder/Jugendliche sind Zielscheibe von Mobbing, schikanieren andere aber auch (Position der »Täter*innen-Opfer« in einer Gruppe).

Nicht nur soziale Kompetenzdefizite, sondern auch negative interpersonale Schemata erhöhen das Risiko, dass Kinder und Jugendliche in Mobbingprozesse involviert werden. Durch interpersonale Schemata werden die soziale Informationsverarbeitung und das Verhalten in spezifischen Situationen gesteuert. Interpersonale Schemata, die durch Erfahrungen mit den Bezugspersonen entstanden sind, können sozial inkompetente Reaktionen gegenüber Gleichaltrigen begünstigen, obwohl das Kind oder der/die Jugendliche über ausreichende soziale Fertigkeiten verfügt (Dresbach & Döpfner, 2020). Die Auswahl von Reaktionen ist dabei nicht an den Anforderungen der sozialen Situation orientiert, sondern dient der Vermeidung weiterer Schemaaktivierung. Interpersonale Schemata können einen Risikofaktor für die Einnahme der Rolle als Betroffene oder Akteur*innen darstellen.

Folgen. Von Mobbing betroffen zu sein, ist eine schmerzhafte soziale Erfahrung und kann negative Langzeitfolgen auf die seelische Gesundheit haben (Calvete et al., 2016; Hahlweg & Schulz, 2020; McDougall & Vaillancourt, 2015; Swearer & Hymel, 2015). Langzeitstudien weisen darauf hin, dass (Cyber-)Mobbing bei Betroffenen in der Kindheit/Jugendzeit – vor allem, wenn es über einen längeren Zeitraum vorkommt – weitreichende psychosoziale Folgen haben kann und vor allem die Entwicklung internalisierender Symptomatik begünstig (Hahlweg et al., 2020). Beobachtet werden depressive Entwicklungen, somatische Einschränkungen, Ängste, teilweise sogar Symptome einer Posttraumatischen Belastungsstörung, Selbstverletzung und suizidale Gedanken, aber auch schlechtere schulische und berufliche Entwicklungen (z. B. aufgrund von Fehlzeiten und Leistungseinschränkungen). (Cyber-)Mobbing wirkt sich auch auf den Selbstwert und die Gestaltung von Beziehungen aus. Auf der Seite der Akteur*innen sind ebenfalls depressive Symptome, aber auch eine erhöhte Aggressivität in späteren Lebensphasen erkennbar.

Negative Erfahrungen mit Gleichaltrigen im Kindes- und Jugendalter können zudem zur Entwicklung und Festigung negativer interpersonaler Schemata beitragen, wenn emotionale Bedürfnisse verletzt und dysfunktionale Botschaften der Gleichaltrigen internalisiert werden. Negative interpersonale Schemata erhöhen das Risiko interpersonaler Probleme im Jugend- und Erwachsenenalter, welche einen häufigen Vorstellungsanlass für Psychotherapie in späteren Lebensphasen darstellen.

Wichtig

Verwendung von Begrifflichkeiten

In diesem Tools-Band verwenden wir die Begriffe »Mobbing« und »Bullying« (engl.) synonym. Wir verstehen unter Mobbing eine Viktimisierung unter Gleichaltrigen durch Bullying.

Wir möchten vermeiden, dass Kinder/Jugendliche, die in einem Mobbingprozess über eine gewisse Dauer eine bestimmte Rolle einnehmen, als »Opfer« oder »Täter*in« stigmatisiert werden, deshalb vermeiden wir diese Begriffe im weiteren Text. Wir sprechen von Betroffenen oder viktimisierten Personen und Akteur*innen oder Kindern/Jugendlichen, die andere schikanieren. An wenigen Stellen benutzen wir die Begriffe »Opfer« und »Täter*innen«, aber nur, wenn wir explizit darauf verweisen, dass dies bestimmte Rollen in einem Gruppengeschehen sind.

In dieser Einführung haben wir auf Überschneidungen zwischen Mobbing und Cybermobbing beim Auftreten, bei der Entstehung und Aufrechterhaltung und in Bezug auf die psychosozialen

Folgen hingewiesen. Die im weiteren Verlauf beschriebenen Interventionen sind sowohl beim Vorkommen von Mobbing, wie auch von Cybermobbing anwendbar. Darüber hinaus gibt es spezielle Interventionen bei Cybermobbing (z. B. Blockieren von Kontakten). Zu einer Vertiefung der spezifischen Interventionen bei Cybermobbing möchten wir auf Felnhofer et al. (2020) verweisen.

Psychotherapeutische Behandlung

Zur Leidensreduktion, zum Abbau dysfunktionaler und Aufbau funktionaler Verhaltens- und Erlebensmuster und letztlich zur Veränderung der komplexen Gruppendynamik ist es wichtig, dass Psychotherapeut*innen und psychologische Berater*innen wirkungsvolle Interventionsstrategien zum Umgang mit Mobbing kennen und individualisiert anwenden können. Dabei ist es neben der Arbeit mit den betroffenen Kindern/Jugendlichen und deren Eltern notwendig, engmaschig und relativ zeitnah auch mit Bezugspersonen aus dem sozialen Umfeld zu arbeiten, in dem das Mobbing auftritt, z. B. Lehrkräfte.

Behandlungselemente. Bei der psychotherapeutischen Arbeit im Umgang mit Mobbing gibt es verschiedene Elemente, die in jedem Fall durchgeführt werden sollten. Dazu zählen eine fundierte Diagnostik (Kap. 2), die Psychoedukation (Kap. 4), Ressourcenaktivierung (Kap. 5), die Formulierung eines gemeinsamen Entstehungs- und Aufrechterhaltungsmodells und daraus abgeleitet das Spezifizieren von Zielen für die beteiligten Personengruppen (Kap. 2). Teilweise wird es auch wichtig sein, die Veränderungsmotivation zu stärken (Kap. 3). Da es sich bei Mobbing um ein Gruppengeschehen handelt, kommt der Analyse des sozialen Umfelds eine besondere Bedeutung zu. Weitere Behandlungselemente und Schwerpunkte können je nach Problemlage, Gegebenheiten und Zielvorstellung passgenau im Anschluss an die Diagnostik ausgewählt werden.

Aufbau von Ressourcen und Resilienz. In Kapitel 5 werden Interventionen beschrieben, mit denen Betroffene und Akteur*innen ihre persönlichen Stärken und sozialen Ressourcen wahrnehmen und aktivieren können. Weitere Interventionen dienen dem Erkennen und dem Aufbau balancierter sozialer Beziehungen. In diesem Kapitel werden kognitiv-verhaltenstherapeutische und schematherapeutische zum Aufbau positiver Schemata und adaptiver Modi kombiniert. Mit Betroffenen und Akteur*innen kann Selbstregulation (im adaptiven Modus) aufgebaut werden, ein innerer Helfer(modus) wird aufgebaut und in schwierigen Situationen aktiviert. Die Interventionen aus diesem Kapitel können mit allen Patient*innen durchgeführt werden, auch wenn keine weiteren schematherapeutischen Interventionen geplant sind.

Kognitiv-verhaltenstherapeutische Behandlung

Indikation für die KVT bei Mobbing. Kognitiv-verhaltenstherapeutische Interventionen sind bei Kindern und Jugendlichen indiziert, wenn sie in irgendeiner der vorgestellten Rollen (z. B. Akteur*innen, Verstärker*innen der Akteur*innen, Freund*innen der Betroffenen) in einen Mobbingprozess involviert sind oder waren und ein Leidensdruck in diesem Zusammenhang bei ihnen entstanden ist. Die kognitiv-verhaltenstherapeutischen Interventionen zielen darauf ab, dass Kinder/Jugendliche zunächst lernen, ihre Gefühle und die von anderen Personen angemessen wahrzunehmen und zu interpretieren. Das Erkennen von persönlichen Grenzen ist ein weiterer wesentlicher Schwerpunkt der Interventionen. Für alle Kinder und Jugendliche bietet es sich an, die oft subtile Dynamik im Mobbingprozess genauer zu analysieren und die Gefühle der beteiligten Personen konkreter zu verstehen. Hierbei wird reflektiert, wann aus »Spaß« eine für einzelne Beteiligte »ernste« Situation entsteht. Anschließend werden verschiedene weitere Aspekte zur Stärkung sozialer Kompetenzen vertieft: Veränderung dysfunktionaler Kognitionen, adäquate Strategien zum Thema Zivilcourage/Helfen, es werden sozial sicheres und schlagfertiges Verhalten trainiert, Mitgefühl vertieft, eine Stärkung des Selbstwerts mit sozial angemessenen Mitteln eingeübt und letztlich ein Krisen- und Handlungsplan erstellt, damit alle beteiligten Personen effektiv reagieren können, um einen Mobbingprozess aufzulösen.

Schematherapeutische Behandlung

Indikation für Schematherapie bei Mobbing. Viktimisierung durch Gleichaltrige wird von Young et al. (2008) als mögliche Entstehungsbedingung von frühen maladaptiven Schemata beschrieben. Schematherapeutische Interventionen nach Mobbingerfahrungen sind in folgenden Konstellationen indiziert: Zum einen, wenn bereits bestehende Schemadispositionen/Schemata und Modi der Kinder und Jugendlichen dazu beigetragen haben, dass sie die Rolle als Betroffene oder Akteur*innen eingenommen haben. Besonders bei Betroffenen, die schon vor der Mobbingerfahrung Schemadispositionen/Schemata entwickelt hatten, besteht ein erhöhtes Risiko für weitere Viktimisierungserfahrungen. Zum anderen können sowohl bei Betroffenen als auch Akteur*innen durch Mobbingerfahrungen negative interpersonale Schemata entstehen oder verstärkt werden. Die betroffenen und involvierten Jugendlichen und jungen Erwachsenen beschreiben häufig auch Jahre später noch Belastung durch die Erfahrungen. Daher sind die Interventionen indiziert, wenn durch Mobbingerfahrungen Schemata verstärkt wurden oder weitere Schemadispositionen bzw. Schemata entstanden sind. Aus schematherapeutischer Perspektive stellt Mobbing durch Gleichaltrige eine Frustration emotionaler Bedürfnisse nach Zugehörigkeit und Verbundenheit dar, die sich negativ auf das Selbstwertgefühl auswirken kann. Durch Mobbing entsteht Ambivalenz zwischen dem Bedürfnis nach Verbundenheit und Nähe zu engen Freund*innen und dem Ziel, sich vor erneuter Ablehnung oder vor Mobbing zu schützen. Auch bei den Akteur*innen werden die Bedürfnisse nach Verbundenheit und balancierten Freundschaften frustriert. In beiden Konstellationen sind die Ziele der schematherapeutischen Behandlung, die positiven Schemata und adaptiven Modi der Patient*innen zu stärken und dysfunktionale Schemata und Modi zu reduzieren, welche durch Mobbingerfahrungen entstanden sind, und die weiterhin unbalancierte Beziehungen begünstigen.

Im Kapitel 7 werden spezifische schematherapeutische Interventionen vorgestellt, die für die Arbeit mit von Mobbing Betroffenen und mit Akteur*innen adaptiert wurden. Dazu gehören das imaginative Überschreiben der Mobbingsituationen, Stuhldialoge mit dem Peermodus und modusgeleitete Rollenspiele. Spezifische Interventionen für die beiden Gruppen – Betroffene und Akteur*innen – werden dargestellt. Durch die emotionsaktivierenden Methoden sollen maladaptive Schemata mit den entsprechenden dysfunktionalen Selbst- und Fremdbewertungen reduziert werden. Automatische, sozial inkompetente Reaktionen in den dysfunktionalen Modi sollen wahrgenommen und begrenzt werden. Durch die Aktivierung adaptiver Modi sollen sozial kompetentere Reaktionen aufgebaut werden, die zum Aufbau balancierter Beziehungen beitragen können.

Arbeit mit den Eltern und anderen Bezugspersonen

Im Zusammenhang mit Mobbing ist es sehr wichtig, dass Bezugspersonen bei Kindern/Jugendlichen merken, wenn Veränderungen im Verhalten stattfinden. Zur Veränderung von Mobbingprozessen benötigen die Beteiligten oder betroffenen Kinder/Jugendlichen die Unterstützung ihres sozialen Umfelds. In Kapitel 8 gehen wir deshalb darauf ein, wie Bezugspersonen Energie tanken können, um ihren Kindern helfen zu können. Darüber hinaus werden Möglichkeiten besprochen und eingeübt, wie Bezugspersonen mit den anderen Beteiligten zusammenarbeiten können und die Situation effektiv zu verbessern.

Aufbau des Buches

In diesem Therapie-Tools finden sich Arbeitsmaterialien zu den nachfolgenden, für die Therapie wichtigen Bereichen:

- Diagnostik
- Aufbau von Veränderungsmotivation, Therapievereinbarungen
- Psychoedukation
- Ressourcenstärkung
- Verhaltenstherapeutische Interventionen
- Schematherapeutische Interventionen

- ▶ Zusammenarbeit mit den Eltern/Bezugspersonen

Es ist stets angegeben, ob sich das jeweilige Material für Kinder oder für Jugendliche oder für alle Altersgruppen eignet. Der Kinderbereich umfasst dabei eine Altersspanne von Schulbeginn bis ca. elf Jahre, der Jugendbereich von 12 bis ca. 18/19 Jahre (Schneider & Lindenberger, 2012). Bei Kindern im Kindergartenalter empfehlen wir, schwerpunktmäßig mit den Eltern/Bezugspersonen zu arbeiten.

Die Arbeitsmaterialien dieses Buches eignen sich auch für die Anwendung bei jungen Erwachsenen. Das »junge Erwachsenenalter« definieren wir unter Verwendung des Begriffs »Emerging Adulthood« nach Arnett (2000) zwischen 18 und 25 Jahren. In diesem Entwicklungskonzept bildet die Phase des späten Teenageralters bis Mitte Zwanzig (18 bis 25 Jahre) einen wichtigen Zeitraum tiefgreifender Veränderungen (z. B. viele junge Menschen befinden sich in diesem Zeitraum in ihrer Aus- und Weiterbildung oder im Studium, um sich für konkrete Berufe zu qualifizieren). In diesem Altersbereich sollten ebenfalls Bezugspersonen aus dem sozialen Umfeld – bei vorliegendem Einverständnis der jungen Erwachsenen – in die Interventionen einbezogen werden.

Aufbau und Gestaltung. Die Kapitel beginnen jeweils mit einer Einführung. Das Ziel und die konkrete Durchführung von Übungen werden beschrieben und Bezug auf die Arbeitsmaterialien genommen, die in der Therapie eingesetzt werden können.

Die Materialien und Arbeitsblätter sind mit verschiedenen Icons ausgestattet. Diese verdeutlichen, an wen sich das Arbeitsblatt richtet (Therapeut*in, Kind, Jugendliche*r, Eltern, Lehrer*innen/Ausbilder*innen) und beinhalten Instruktionen zur Durchführung.

T Mit diesem Zeichen werden Arbeitsblätter gekennzeichnet, die von Psychotherapeut*innen bearbeitet werden können.

K Für die Bearbeitung durch jüngere Kinder sind Materialien vorgesehen, die mit diesem Zeichen versehen wurden.

J Materialien mit diesem Zeichen sind speziell für die Bearbeitung durch Jugendliche/junge Erwachsene konzipiert.

E Mit diesem Zeichen versehene Arbeitsblätter können zur Bearbeitung an Eltern oder andere Bezugspersonen ausgegeben werden.

Darüber hinaus werden die Materialien auch noch mit weiteren Zeichen versehen, die einzelne Abschnitte der Materialien kennzeichnen:

»Ran an den Stift«: Dieses Icon fordert auf, die Arbeitsblätter an den entsprechenden Stellen mit einem Stift zu bearbeiten. Falls der Platz nicht reicht, können leere Zusatzblätter benutzt werden.

»Hier passiert etwas«: Mit diesem Icon markierte Abschnitte enthalten Aufgabenhinweise für die weitere Bearbeitung.

»Input fürs Köpfchen«: Hier sind weitergehende Informationen und Anregungen zum Weiterdenken zu lesen.

»Wie sag ich's?«: Mit diesem Icon sind Stellen gekennzeichnet, in denen ein Wording für Therapeut*innen vorgeschlagen wird.

2 Diagnostik

Bei Mobbing handelt es sich nicht um ein klinisches Störungsbild, sondern um einen lang andauernden Stressfaktor in der Interaktion mit anderen Menschen. Die von Mobbing betroffenen oder in Mobbing involvierten Patient*innen stellen eine heterogene Gruppe dar. Sie unterscheiden sich zunächst bezüglich des Vorstellungsanlasses. Mobbing kann ein

- direkter Anlass zur Kontaktaufnahme sein,
- einer der Stressfaktoren, der zur Auslösung einer psychischen Problematik beiträgt/beigetragen hat,
- ein Risikofaktor in der Entwicklung dysfunktionaler sozialer Interaktionsmuster/dysfunktionaler Schemata sein.

Außerdem kann die Zugehörigkeit zu einer Personengruppe im Mobbingprozess verschieden sein. Bei den Patient*innen handelt es sich um:

- viktimisierte Kinder/Jugendliche = vom Mobbing Betroffene
- Kinder/Jugendliche, die andere schikanieren = Akteur*innen« oder »Helfer*innen/Verstärker*innen der Akteur*innen
- Kinder/Jugendliche, die sowohl viktimisiert werden als auch andere schikanieren = Betroffene – Akteur*innen

Manche Inhalte, die in diesem Buch vorgestellt werden, sind für alle Personengruppen relevant (z. B. Psychoedukation, Ressourcenaktivierung), andere wiederum richten sich spezifisch an eine der Personengruppen (z. B. Akteur*innen – Entwicklung von Mitgefühl).

Darüber hinaus kann das berichtete Mobbing aktuell noch vorkommen oder sich aber in der Vergangenheit ereignet haben und sich auf die aktuelle Situation auswirken. Klinische Störungsbilder können entweder bereits vor dem Beginn des Mobbings vorgelegen haben, komorbid zum Mobbing auftreten oder aber eine Folge der stressreichen Interaktionen bei Mobbing sein.

Im Rahmen der Diagnostik verfolgt der/die Therapeut*in somit zwei Zielsetzungen:

(1) Zum einen ist es wichtig, das Auftreten von Mobbing in all seinen Facetten in der Entstehung und Aufrechterhaltung genau zu verstehen.
(2) Zum anderen sollen psychische Verhaltensauffälligkeiten und klinische Störungsbilder fundiert erfasst werden.

Dies ist für die Therapieindikation unerlässlich, um neben der Mobbingproblematik die erfassten psychischen Symptombilder leitliniengetreu (z. B. anhand der AWMF-Leitlinien Kinder- und Jugendpsychiatrie) zu behandeln.

Vorgehen

Für den diagnostischen Prozess werden folgende Schritte vorgeschlagen:

Exploration. In einem ersten Schritt sollte im Rahmen der Exploration abgeklärt werden, ob es sich bei dem geschilderten Problemverhalten/der Problemsituation um Mobbing handelt und wenn ja, welcher Personengruppe im Interaktionsprozess die/der Patient*in momentan zugeordnet werden kann. Der/Die Therapeut*in kann erste Hypothesen über die vorliegenden klinischen Störungsbilder entwickeln. Außerdem sollte er/sie sich einen Überblick über das soziale System, in dem Mobbing auftritt mit seinen Strukturen, Ansprechpartner*innen, möglichen Kooperationspartner*innen und Werthaltungen verschaffen. Wenn es sich bei dem/der Patient*in um einen jungen Erwachsenen handelt, dann sollte die Exploration mit dem/der Patient*in durchgeführt werden, ggf. können bestimmte Fragestellungen mit Bezugspersonen besprochen werden, wenn der/die Patient*in sein/ihr Einverständnis dazu gibt.

Zusätzlich sollten hier bereits relevante Kooperationspartner*innen (z. B. Schulsozialarbeiter*innen, Auszubildendenvertreter*innen), Strukturen und Gegebenheiten im sozialen System (z. B. gibt es einen Klassenrat, ein festgelegtes Vorgehen im Betrieb/an der Schule beim Auftreten von Mobbing) erfragt werden.

Fragebögen. Darüber hinaus empfehlen wir zur kategorialen Erfassung der psychischen Symptomatik zunächst Screeningverfahren (z. B. CBCL/6 – 18R; *Deutsche Schulalter-Form der Child Behavior Checklist*; Döpfner et al., 2014), anschließend ein strukturiertes klinisches Interview (z. B. *Kinder-DIPS*, Schneider et al., 2017; *KIDDIE-SADS*). Je nach Symptombild bieten sich zur dimensionalen Diagnostik symptomorientierte Fragebogen an (z. B. DISYPS-III, *Diagnostiksystem für psychische Störungen nach ICD-10 und DSM-5 für Kinder und Jugendliche*; Döpfner & Görtz-Dorten, 2017). Somatische Befunde müssen erfasst und in Bezug zur Entstehung der Problematik gestellt werden. Wie bei jedem Kind/Jugendlichen sollte bei Hinweisen auf schulische Unter- oder Überforderung ein kognitiver Leistungstest (z. B. WISC-V; *Wechsler Intelligence Scale for Children – Deutschsprachige Adaptation der WISC-V*; Petermann, 2017) erhoben werden. Diese Informationen sollen im Sinne der Verhaltensdiagnostik durch Verhaltensbeobachtungen und -analysen, Erfassung des sozialen Netzes/familiärer Dynamiken, die Erhebung der Entwicklungsgeschichte sowie die Analyse psychosoziale Belastungsfaktoren und Ressourcen ergänzt werden. Verschiedene hilfreiche Instrumente werden in diesem Buch konkreter vorgestellt:

- eine ausführliche Anamnese mit den Eltern/Bezugspersonen
- die Erhebung einer Lebenslinie
- das soziale und das familiäre Netz
- Fragebogen zum Vorkommen von Mobbing
- Vorgehen zur Schema-Diagnostik
- verhaltensnahe Selbst- und Fremdbeobachtungen
- kreative Übungen zur Erhebung von Ressourcen
- Kontaktaufnahme mit Ansprechpartnern*innen in der Schule/im Ausbildungsbetrieb/im Verein

Die erhobenen Informationen werden gesammelt, verdichtet, analysiert und eingeordnet.

Am Ende der Diagnostik sollte der/die Behandler*in innerhalb von vier bis sechs Sitzungen (je nach Versichertenverhältnis des/der Patient*in) die Fragen in Tabelle 2.1 mithilfe der vorgeschlagenen Methoden beantworten können.

Komplementäre Beziehungsgestaltung. Vom Erstkontakt an ist der Aufbau einer tragfähigen therapeutischen Beziehung ein wesentliches Element der Psychotherapie. Zahlreiche Studien belegen die Bedeutung der therapeutischen Beziehung für die Wirksamkeit von Psychotherapien (z. B. Caspar et al., 2008; Ackerman & Hilsenroth, 2003), sie erklärt ca. 30 % der Effektivität einer Psychotherapie. Folgende Merkmale einer tragfähigen Therapiebeziehung werden gefunden (Grawe & Grawe-Gerber, 1999):

- Der/Die Patient*in soll sich emotional angenommen, verstanden und akzeptiert fühlen.
- Eine Basis für das Einlassen auf den Veränderungsprozesse soll vorhanden sein.
- Der/Die Therapeut*in soll die wesentlichen Bedürfnisse des/der Patient*in anerkennen und angemessen befriedigen.
- Eine Ressourcenaktivierung soll erfolgen (z. B. Erfolgserlebnisse schaffen, Kompetenzen bestärken, Akzeptanz vermitteln).

Ein konstruktives und professionelles Arbeitsbündnis ist durch gegenseitiges Vertrauen und Verständnis gekennzeichnet (Wampol & Imel, 2015). Nach Caspar (2018) bedeutet »komplementäre Beziehungsgestaltung«, dass sich ein*e Therapeut*in komplementär zur Planstruktur eines/einer Patient*in verhält. Im diagnostischen Prozess erhält der/die Therapeut*in immer spezifischere Informationen über den/die Patient*in und kann somit die in der Interaktion für die/ den Patient*in relevanten Motive befriedigen. Die Motive sind:

(1) Anerkennung
(2) Wichtigkeit
(3) Verlässlichkeit
(4) Solidarität
(5) Autonomie
(6) Grenzen/Territorialität

Wenn ein*e Therapeut*in sich komplementär zu den zentralen Beziehungsmotiven des/der Patent*in verhält, dann bedeutet das, dass der/die Therapeut*in durch sein/ihr interaktionelles Handeln das jeweilige Patient*innenmotiv im Rahmen der therapeutischen Regeln »füttern« und zeitgleich Handlungen vermeiden sollte, die das Beziehungsmotiv des/der Patient*in frustrieren.

Verhaltensanalytisches Störungsmodell. Die Erstellung einer verhaltenstheoretischen Problem- und Verhaltensanalyse auf der Basis von lernpsychologischen Erkenntnissen ist ein Kernstück der verhaltenstheoretischen Diagnostik (Neudeck & Mühlig, 2020). Dieses wird – basierend auf den erhobenen Informationen – gemeinsam mit dem Kind/dem/der Jugendlichen und den Bezugspersonen entwickelt. Dieses Störungsmodell ist eine wesentliche Grundlage für die Festlegung der Behandlungsziele und die Auswahl der zugehörigen Methoden. Es muss altersgerecht erhoben und formuliert werden.

Zunächst wird festgelegt, welche Problematik erklärt werden soll. Zum einen handelt es sich um das Vorkommen von Mobbing, zum anderen aber natürlich auch um die Erklärung der primären und komorbiden psychischen Symptomatik. Bei der Problem- und Verhaltensanalyse wird zwischen der Makro- und der Mikroanalyse unterschieden. Die *Makroanalyse* hilft, die übergeordneten Rahmenbedingungen, den sozialen Kontext für die Erstauslösung und die Aufrechterhaltung von Problemverhalten zu verstehen und verdeutlicht die intra- und die interpersonelle Funktionalität des Problemverhaltens. Die *Mikroanalyse* umfasst die aktuell auslösenden Bedingungen, Häufigkeit, Dauer und die Intensität des Problemverhaltens und dessen Konsequenzen im Verhalten der Person, aber auch die Konsequenzen des sozialen Umfeldes für die betreffende Person oder die Interaktionspartner*innen.

Ziele und Prognose. Beim Mobbing handelt es sich um ein systemisches Geschehen. Es entsteht in einer Gruppe und kann nicht von einer einzelnen Person aufgelöst werden. Noch stärker als beim Vorliegen anderer psychischer Probleme sollte deshalb der systemische Gedanke auch bezüglich Veränderungen verfolgt werden. Grundsätzlich sollten deshalb Ziele für alle beteiligten Personengruppen formuliert und auch die Eischätzung der einzelnen Personengruppen bei der Prognose berücksichtigt werden.

Tabelle 2.1 Überblick über die zu erhebenden Informationen und Materialien im Diagnostikprozess (in Anlehnung an Ubben, 2015)

Schritt	Zu erhebende Information	Vorgeschlagenes Vorgehen/ Instrument	Vorgeschlagene Sitzung
1	Um wen geht es? Therapieanliegen? Handelt es sich um Mobbing/Cybermobbing? Welcher Personengruppe im Mobbingprozess kann der/die Patient*in zugeordnet werden? Welche Verhaltensauffälligkeiten liegen vor? Wurden rechtliche Schritte eingeleitet?	▶ **AB 1** »Exploration« ▶ ggf. **AB 9** »Juristische und versicherungsrechtliche Befunde«	1, 3
2	Wie sieht eine komplementäre Beziehungsgestaltung in der Interaktion mit dem/der Patient*in aus? Wie ist die Veränderungsmotivation der beteiligten Personengruppen einzuschätzen?	▶ **AB 1** »Exploration« ▶ **AB 2** »Komplementäre Beziehungsgestaltung« ▶ **AB 4** »Anamnese«	fortlaufend, 1, 2

Schritt	Zu erhebende Information	Vorgeschlagenes Vorgehen/ Instrument	Vorgeschlagene Sitzung
3	Wie läuft der Mobbingprozess genau ab? Wann und wie kommen Verhaltensauffälligkeiten vor, mit welchen Folgen? → Mikroanalysen zu Symptomepisoden/zu Mobbingepisoden	▶ **AB 1** »Exploration« ▶ **AB 3** »Problematische Situationen und Verhaltensweisen beobachten«	1, 2
4	Wie verlief die Lebensgeschichte/ Entwicklungsgeschichte des/der Patient*in? → Ableitung von Hypothesen zu prädisponierenden Bedingungen, Familiendynamik, sozialer Dynamik	▶ **AB 4** »Anamnesebogen« ▶ **AB 5** »Inseln des Lebens« ▶ **AB 6** »Meine Lebenslinie« ▶ **AB 7** »Soziales Netz«	2, 3
5	Haben sich ungünstige interpersonale Schemata gebildet?	▶ Fragebogen zur Erfassung von Schemata, Kartensets	2, 3
6	Welche psychischen, psychopathologischen, testdiagnostischen Befunde können erhoben werden?	▶ Testdiagnostik ▶ **AB 8** »Psychopathologischer und somatischer Befund und Testdiagnostik«	4, zusätzlich Durchführung Tests
7	Welche somatischen Befunde liegen vor? Welche Relevanz haben sie für die geschilderte Problematik/die geplante Behandlung?	▶ **AB 1** »Exploration« ▶ **AB 4** »Anamnesebogen« ▶ Vorbefunde, Konsiliarbericht ▶ **AB 9** »Juristische und versicherungsrechtliche Befunde«	Mitbringen lassen
8	Wie können das Auftreten und die Aufrechterhaltung der Probleme verstanden werden? → Verhaltensanalytisches Störungsmodell formulieren	▶ **AB 10** »Verhaltensanalytisches Störungsmodell«	5
9	Welche klassifikatorische Diagnose(n) können bestimmt werden?	▶ **AB 12** »Klassifikatorische Diagnose«	5
10	Welche Ziele für den Behandlungsprozess werden abgeleitet? Mit welcher Prognose? Wie können Fortschritte evaluiert werden?	▶ **AB 13** »Mein Bergbild: Festlegung von Veränderungszielen« ▶ **AB 15** »Zwischenbilanz: Was hat sich verändert?«	6
11	Wie soll der Behandlungsplan aussehen?	▶ **AB 14** »Behandlungsplan«	6

Erhebung zum Vorkommen von Mobbing. Das Auftreten von Mobbing kann mithilfe von Fragebögen erhoben werden. Im deutschsprachigen Raum sind bisher allerdings erst wenige Fragebogen entwickelt und auch evaluiert worden, für die Gütekriterien vorliegen. Folgende Fragebögen liegen vor:

Tabelle 2.2 Deutschsprachige Fragebogen zum Thema »Mobbing«

Name	Inhalt
Der Bullying- und Viktimisierungsfragebogen (BVF-K + BVF-L) von Marees und Petermann (2021)	▶ Deutschsprachiges Instrument, das eine ökonomische Erfassung von Mobbing im Kindergarten- und Grundschulalter ermöglicht. ▶ Selbstbericht (Bullying- und Viktimisierungsfragebogen für Kinder: BVF-K) und einem Lehrerbericht (Bullying und Viktimisierungsfragebogen für Erzieher*innen/Lehrer*innen: BVF-L) ▶ Reliabilität beider Maße erwies sich als akzeptabel bis sehr gut (Bereich der internen Konsistenz: 0,76 bis 0,91), die Retest-Reliabilität des BVF-L war gut (rs = 0,78 bis 0,88). Kriteriums- und Konstruktvalidität akzeptabel.
Revised Olweus Bully/Victim Questionnaire (OBVQ) von Olweus (1996) Die »Ursprungsversion« von Olweus wird viel genutzt und zitiert.	▶ Einsatz in Schulen, erhebt physische, verbale, indirekte, rassistische und sexuelle Formen von Mobbing, Frequenz und Form von Mobbing sowie des Kontextes, in dem Mobbing stattfindet. ▶ Erfassung der Mobbingprävalenz und zur Evaluation von Maßnahmen gegen Mobbing. ▶ Nachteil: erfordert hohe Konzentration und auch Motivationsleistung sowie gute Lesefähigkeiten
Fragebogen für Lehrpersonen – Erfassung von Bullying von Perren und Alsaker (2006)	▶ Erfassung von Mobbing im Kindergarten ▶ 4 Items zu Viktimisierung einschätzen ▶ interne Konsistenz der Skalen Bullying und Viktimisierung mittelmäßig bis hoch (Cronbach's α = ,83 bzw. ,78)
Kinderinterview von Perren und Alsaker (2006)	▶ Kindern wird der Begriff »Plagen« anhand von Bildern erklärt → Bilder zeigen verschiedene Formen von Mobbing (physisch, verbal oder relational). ▶ Kinder sollen die Kinder aus ihrer Gruppe nominieren, die andere plagen oder die Opfer sind. ▶ Peernominierungen weisen signifikante Zusammenhänge auf (p = ,203**)
Participant Role Questionnaire von Schäfer et al. (2006)	▶ 20 Items – gekürzte Version für den deutschen Sprachraum für Kinder von sieben bis zwölf Jahren entwickelt ▶ Kinder beschreiben was sie und ihre Mitschüler in Situationen, in denen jemand schikaniert wird, tun. ▶ Interne Konsistenz der Subskalen der deutschen Version ist moderat bis gut (Cronbach's α = ,70 – ,88) ▶ Außenstehenden-Skala hat eine geringere Reliabilität (α = ,34)

Name	Inhalt
Cybermobbing	
European Cyberbullying Intervention Project Questionnaire (ECIPQ; Del Rey et al., 2015)	▶ 11 Selbstbericht-Items zu eigenen Viktimisierungserfahrungen bezüglich Cybermobbing in den letzten zwei Monaten ▶ 7 Selbstbericht-Items zu traditionellen Viktimisierungserfahrungen in den vergangenen zwei Monaten ▶ einfache Mittelwertsbildung über die einzelnen Items hinweg für die Viktimisierungswerte für Cybermobbing und traditionelles Mobbing

Schema-Diagnostik. Therapeut*innen, die mit ihren Patient*innen die Folgen von Mobbing schematherapeutisch bearbeiten möchten, finden ausführliche Beschreibungen zur Diagnostik von Schemata und Modi bei Graaf et al. (2021), Loose et al. (2013) sowie Dresbach (in Vorbereitung).
Aktuell stehen einige Fragebögen zur Verfügung, die bei Kindern, Jugendlichen und jungen Erwachsenen genutzt werden können:

- YSQ-3R (*Young Schema Questionnaire* – erfasst die Schemakognitionen; Young et al., 2003, 2010) – für Erwachsene, kann bei Jugendlichen ab 16 eingesetzt werden
- SMI (*Schema Mode Inventory* – erfasst Modi; Young et al, 2007) – für Erwachsene, kann bei Jugendlichen ab 16 eingesetzt werden
- DISC (*Düsseldorf Illustrated Schema Questionnaire for Children*; Loose et al., 2018)
- YPSQ (Young *Positive Schema Questionnaire*; Louis et al., 2018) – für Erwachsene und Jugendliche ab 16 Jahren, aktuell nur englische Version

Weiterhin können Kartensets genutzt werden (Graaf, 2016; Dresbach, 2021), um die Modi des/der Patient*in zu erarbeiten und individuelle Modusmodelle zu entwickeln. Materialien für Therapeut*innen zur schematherapeutischen Diagnostik und Behandlungskonzeption werden bei Dresbach (in Vorbereitung) zur Verfügung stehen.

Arbeits- und Informationsmaterialien

AB 1 Exploration

Ziel ist es, zunächst die Problematik zu erfassen, die Anliegen an die Psychotherapie und wichtige Hintergrundinformationen. Es ist hier bereits relevant, dass der/die Behandler*in beurteilt, ob es sich bei den geschilderten Problemsituationen um Mobbing handelt, welcher Personengruppe im Mobbingprozess der/die Patient*in zuzuordnen ist und ob komorbide Verhaltensauffälligkeiten (ggf. auch als Folge des Mobbings) vorliegen. Die Exploration sollte mit allen Beteiligten durchgeführt werden.

AB 2 Komplementäre Beziehungsgestaltung

Der/Die Therapeut*in kann dieses Arbeitsblatt zur komplementären Beziehungsgestaltung von Anfang an nutzen und fortlaufend im Therapieprozess ergänzen. Zentral ist der Aufbau einer komplementären Beziehung zum/zur Patient*in, jedoch auch zu den relevanten Bezugspersonen.

AB 3 Problematische Situationen und Verhaltensweisen beobachten

Ein Kernstück der Verhaltensdiagnostik ist es, verhaltensnahe Selbst- und Fremdbeobachtungen durchzuführen und durchführen zu lassen. Der/Die Therapeut*in sollte dazu die relevanten Problemverhaltensweisen festlegen und den/die Patient*in und die Bezugspersonen bitten, das Auftreten der Problemverhaltensweisen bis zur nächsten Sitzung zu beobachten.

AB 4 Anamnesebogen
Mithilfe des Anamnesebogens wird die Entwicklungsgeschichte des/der Patient*in mit allen relevanten Begleitumständen und die gesundheitliche Vorgeschichte erhoben. Wenn die Bezugspersonen bei jungen Erwachsenen nicht in die Diagnostik/Therapie integriert werden, wird die Anamnese mit den jungen Erwachsenen erhoben.

AB 5 Inseln des Lebens
Ziel dieser Übung ist es, Informationen über den Alltag des Kindes / des/der Jugendlichen zu bekommen. Es sollen die relevanten Lebensbereiche erfasst werden. Diese werden in schöne/hilfreiche, neutrale und belastende Lebensbereiche eingeteilt. Durch diese Einteilung erfährt der/die Therapeut*in auch, welche Ressourcen vorliegen. Gleichzeitig ist dies bereits eine erste kognitive Intervention: Der/Die Patient*in visualisiert, dass es neben den Belastungen auch hilfreiche Lebensbereiche gibt.

AB 6 Meine Lebenslinie
Die Erhebung der Lebenslinie dient dazu, dass der/die Jugendliche bedeutsame Erfahrungen/Ereignisse in seinem/ihrem Leben chronologisch ordnet. Anschließend werden diese Erinnerungen bezüglich ihrer Bedeutung für den Jugendlichen ausgewertet. Aufgrund der kognitiven Entwicklung (Möglichkeit, über sich nachzudenken, zu vergleichen, Ist-Soll-Zustände abzugleichen) ist es sinnvoll, diese Auswertung der Biografie erst mit Jugendlichen ab elf oder zwölf Jahren zu machen. Typischerweise beziehen sich bei Menschen die ersten Erinnerungen meist auf die Kindergartenzeit. Es fällt Menschen bei Erinnerungen aus der Kindheit oft schwer zu trennen, ob es sich um eigenständige Erinnerungen handelt oder um Berichte von Bezugspersonen. Dies spielt jedoch für die Erhebung der Lebenslinie keine Rolle. Interessant ist es deshalb auch immer, die Jugendlichen nach der Zeit vor ihren ersten Erinnerungen zu fragen, im Sinne von »erzählter Geschichte« (Was wird in der Familie über die Schwangerschaft/Geburt erzählt, über das Temperament des Kindes, weshalb trägst du genau diesen Vornamen?); dieses subjektive Wissen prägt Kinder in ihrer Identitätsentwicklung.

AB 7 Soziales Netz
In dieser Übung soll das soziale Netz der Patient*innen aus deren Perspektive erfasst werden. Der/Die Therapeut*in erhält Informationen darüber, wie das Kind bzw. der/die Jugendliche sich über verschiedene Lebensbereiche eingebunden oder isoliert fühlt oder ob Vertrauenspersonen vorhanden sind. Dies spielt im Zusammenhang mit Mobbing eine wesentliche Rolle, da es ein Schutzfaktor für den Selbstwert des Kindes bzw. des/der Jugendlichen ist – vor allem in der viktimisierten Rolle und bei Opfer-Täter*innen –, wenn sie Vertrauenspersonen haben oder sich in mindestens einem Lebensbereich sozial integriert wahrnehmen.

AB 8 Psychopathologischer und somatischer Befund und Testdiagnostik
Auf diesem Arbeitsblatt kann der/die Therapeut*in den psychopathologischen Befund notieren und die Ergebnisse der Diagnostik zusammenfassen. Es ist sehr wichtig, die primäre psychische Störung des in der Praxis vorgestellten Kindes/Jugendlichen zu erfassen und differenzialdiagnostische Überlegungen zu untersuchen. Mit Hilfe des Arbeitsblatts sollen außerdem somatische Befunde gesichtet und ggf. in einen Zusammenhang mit vorliegender Symptomatik gebracht werden.

AB 9 Juristische und versicherungsrechtliche Aspekte
Da im Zusammenhang mit Mobbing auch teilweise gegen Recht (Strafgesetzbuch, z. B. durch Beleidigung, Körperverletzung, Nötigung, üble Nachrede, Verletzung des höchstpersönlichen Lebensbereichs durch Bildaufnahmen) verstoßen wird bzw. Kinder/Jugendliche geschädigt werden oder andere schädigen, sollte auch anhand dieses Arbeitsblatts erhoben werden, inwieweit gegen Gesetze verstoßen wurde/wird.

AB 10 Verhaltensanalytisches Störungsmodell
Es ist sehr wichtig, ein fundiertes Störungsmodell, basierend auf den erhobenen Informationen, gemeinsam mit dem Kind / dem/der Jugendlichen und den Bezugspersonen zu entwickeln. Dieses Stö-

rungsmodell ist eine wesentliche Grundlage für die Festlegung der Behandlungsziele und die Auswahl der zugehörigen Methoden. Dieses Störungsmodell muss altersgerecht erhoben und formuliert werden. In jeder Altersgruppe ist es wichtig, dass zunächst festgelegt wird, welche Problematik erklärt werden soll. Therapeut*innen sollten sich hierzu erst informieren, um dann die relevanten Ansätze und Fragestellungen in das Störungsmodell einzubauen. Wesentlich zur Ableitung sinnvoller Ziele ist auch immer, die Ressourcen hier nochmals zu benennen. Worauf kann aufgebaut werden? Bei Jugendlichen sind bei der Entstehung von Mobbing immer der gruppendynamische Aspekt, aber ggf. auch individuelle Veränderungen im Interaktionsverhalten und in den Einstellungen zentral.

AB 11 Plananalyse

Dieses Arbeitsblatt dient Therapeut*innen dazu, die im diagnostischen Prozess gesammelten Informationen zu einer verhaltensanalytischen Plananalyse zu verdichten. Therapeut*innen können hierbei entweder »bottom up« vorgehen, d. h. auf der Basis von konkreten Situationen (Verhalten in Situationen) die Pläne/Verhaltensregeln (z. B. »Ziehe dich zurück, um Ablehnung zu vermeiden!«) und Oberpläne ableiten, die diese Verhaltensweisen erklären, oder aber »top down« von den Oberplänen zum Verhalten in Situationen. Auf der Ebene der Oberpläne handelt es sich dabei um Grundbedürfnisse (z. B. Bindung). Systemregeln sind entweder explizit bewusst oder implizit wirksam in einem sozialen Bezugssystem (z. B. Familie, Schulklasse).

AB 12 Klassifikatorische Diagnose

Auf diesem Arbeitsblatt kann der/die Therapeut*in die klassifikatorische Diagnose festhalten. Wesentlich ist, dass diese psychischen Krankheitsbilder zunächst den Patient*innen und Bezugspersonen erklärt werden. Dazu ist es hilfreich, altersgerechtes Material zu nutzen. Als Alltagsaufgabe empfiehlt es sich, dass das Kind bzw. der/die Jugendliche und die Eltern nochmals notieren, was sie nun über die Erkrankung wissen, und offene Fragen stellen.

AB 13 Mein Bergbild: Festlegung von Veränderungszielen

Im Rahmen der Exploration wurden bereits erste Ziele benannt. Diese sollen nun differenzierter formuliert werden. Dies ist durch die im diagnostischen Prozess erfolgten Analysen und Erkenntnisse möglich. Es hat sich als sehr hilfreich zur Zielformulierung erwiesen, wenn Kinder/Jugendliche zunächst mithilfe einer Imaginationsübung Zielvorstellungen entwickeln, ohne ggf. befürchtete Grenzen in der Realität zu berücksichtigen.

AB 14 Behandlungsplan

Am Ende des diagnostischen Prozesses sollte der/die Therapeut*in auf der Basis der erhobenen Informationen, der klinischen Urteile und der festgelegten Ziele einen individuellen Behandlungsplan festlegen. Dabei sollten vorhandene Störungsbilder auf der Grundlage der aktuellen wissenschaftlichen Leitlinien behandelt werden. Wichtig ist es, diesen Behandlungsplan dann mit Patient*innen und Bezugspersonen zu besprechen, aber auch auf Risiken und Nebenwirkungen einer Behandlung hinzuweisen.

AB 15 Zwischenbilanz: Was hat sich verändert?

Die Therapiefortschritte sollten im Rahmen der therapeutischen Arbeit kontinuierlich mit Patient*innen und Bezugspersonen überprüft werden. Mit diesem Arbeitsblatt soll eine erste Auswertung der Ziele stattfinden. Dabei ist es wichtig, dass der/die Therapeut*in einen Extrempol formuliert, der negativer ist als der aktuelle Zustand/die Situation. Dies dient zum einen einer kognitiven Umstrukturierung (»Es geht noch schlimmer«), aber bildet auch die Grundlage dafür, Patient*innen und Eltern zu verdeutlichen, dass es im therapeutischen Prozess durchaus auch Rückschläge geben kann.

Exploration

Persönliche Angaben
Name des Kindes / des/der Jugendlichen: ....

Sorgeberechtigte*r? ....

Welche(r) Klasse/Schule/Ausbildungsbetrieb/Berufsschule/Bildungsmaßnahme wird besucht?

....

Wer wird exploriert? ....

Weshalb wird Hilfe/Unterstützung gesucht? Schilderung der Problematik:

....

....

....

....

Abklärung zum Vorliegen von Mobbing
Handelt es sich bei den geschilderten Problemen um Mobbing oder um einen entwicklungsfördernden Konflikt?

- ▶ Mobbing ☐ Ja ☐ Nein?
- ▶ Entwicklungsfördernder Konflikt ☐ Ja ☐ Nein?
- ▶ Liegt beides vor? ☐ Ja ☐ Nein?
- ▶ Notizen dazu: ....

....

....

Wenn es sich um Mobbing handelt:
Welche Person(en) sind betroffen?

....

Welche Person(en) sind Akteur*innen im Mobbingprozess?

....

Exploration

Welche negativen Handlungen werden von den Akteur*innen ausgeführt?

....

....

Kommen diese Handlungen wiederholt vor?
☐ Ja ☐ Nein

Kommen die negativen Handlungen über einen längeren Zeitraum hinweg vor? Wenn ja, seit wann ungefähr?
☐ Nein ☐ Ja, seit ....

Besteht ein Ungleichgewicht der Kräfte zwischen Betroffenen/Akteur*innen?
☐ Ja ☐ Nein

Wenn ja, weshalb? ....

....

Was wurde bereits versucht, um das Mobbing zu stoppen?

....

....

Durch wen?

....

....

Mit welchem Erfolg? ....

....

Spezifikation von Faktoren im Zusammenhang mit dem Umgang mit Mobbing
Wo ereignet sich das Mobbing?

....

....

Exploration

Gibt es spezielle Werthaltungen zum Umgang mit Mobbing an dem Ort, an dem Mobbing vorkommt? Wenn ja, welche?

....

....

Gibt es festgelegte Vorgehensweisen zur Problemlösung? Wenn ja, welche?

....

....

Gibt es konkrete Ansprechpartner*innen? Wenn ja, welche?

....

....

Wer könnte zusätzlich Kooperationspartner*in zur Problemlösung sein?

....

....

Folgen von Mobbing
Hat sich das Verhalten des betroffenen Kindes bzw. des/der Jugendlichen im Zusammenhang mit dem Mobbing verändert? Wenn ja, wie?

....

....

Wer will was durch die Psychotherapie erreichen?

- ▶ Patient*in: ....
- ▶ Vater: ....
- ▶ Mutter: ....
- ▶ andere Bezugspersonen: ....
- ▶ Ansprechpartner*in in der Institution: ....

Exploration

Motivation für die Psychotherapie

Wie hoch ist die Motivation der einzelnen beteiligten Personen(-gruppen) für die Psychotherapie? (0 % = keine Motivation; 100 % = sehr starke Motivation)

- Patient*in: ....
- Vater: ....
- Mutter: ....
- andere Bezugspersonen: ....
- Ansprechpartner*in in der Institution: ....

Gibt es Vorerfahrungen mit Psychotherapie? ☐ Ja ☐ Nein

Unterstützende Maßnahmen, Begleit- und Vorbehandlungen, somatische Befunde

Wird Ihr Kind in einer Maßnahme unterstützt, ist es zusätzlich in einer anderen Behandlung, bzw. war es früher in Behandlung?

Behandler*innen	**Wo? Bei Wem?**	**Aktuell (ja/nein)**	**Früher? Wenn ja, wann?**	**Wegen derselben Problematik?**
Beratungslehrer*in				
Schulpsycholog*in/-sozialarbeiter*in				
Schulpsychologische Beratungsstelle				
Kinder- und Jugendpsychiater*in				
Kinder- und Jugendpsychotherapeut*in				
Ergotherapeut*in/Physiotherapeut*in				
Kinderärztin/Kinderarzt				
Erziehungsberatungsstelle				
Logopäde/Logopädin				
Frühförderung				
Sozialpädiatrisches Zentrum (SPZ)				
Heilpraktiker*in				
Osteopath*in				
Sonstiges:				

Exploration

Liegen Vorbefunde vor? ☐ Ja ☐ Nein
Wenn ja, bitte mitbringen!

Gab es stationäre Behandlungen? ☐ Ja ☐ Nein
Wenn ja, wo? Wann?

....

Gibt es körperliche Vorerkrankungen? ☐ Ja ☐ Nein
Wenn ja, welche?

....

Nimmt Ihr Kind regelmäßig Medikamente ein? ☐ Ja ☐ Nein
Wenn ja: Präparat, Dosierung, seit wann, wer verschreibt? Weshalb?

....

....

Wünsche an die Psychotherapie?

....

....

Wie soll diese durchgeführt werden?

....

....

Was ist in der Interaktion mit dem/der Therapeut*in wichtig?

- für Patient*in: ....
- für Vater: ....
- für Mutter: ....
- für andere Bezugspersonen: ....
- für Ansprechpartner*in in der Institution: ....

Komplementäre Beziehungsgestaltung

Therapeutische Haltung

- Selbstreflexion (im Therapieprozess kontinuierlich wiederholen): Inwieweit gelingt es mir, mich in der Interaktion mit dem/der Patient*in, den Bezugspersonen
  - den/die Patient*in/die Bezugspersonen bedingungsfrei zu akzeptieren?

    ....

    ....
  - Beispiel für positives Gelingen?

    ....

    ....
  - Was verbessern?

    ....

    ....
- mich empathisch/mitfühlend zu verhalten?
  - Beispiel für positives Gelingen?

    ....

    ....
  - Was verbessern?

    ....

    ....
- mich echt/kongruent zu verhalten?
  - Beispiel für positives Gelingen?

    ....

    ....
  - Was verbessern?

    ....

    ....

Komplementäre Beziehungsgestaltung

Komplementäre Beziehungsgestaltung auf Basis der Beziehungsmotive

Was fällt im Erstkontakt auf in der Interaktion Patient*in – Bezugspersonen?

....

....

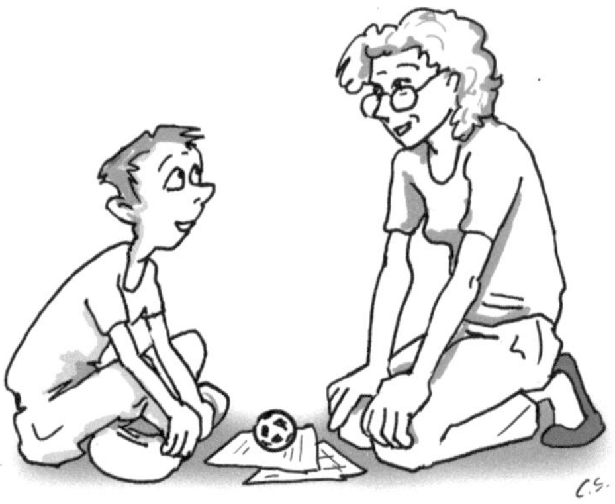

Was fällt im Erstkontakt auf in der Interaktion Patient*in – Therapeut*in / Bezugspersonen – Therapeut*in?

....

....

Welche Beziehungsmotive stehen für den/die Patient*in bzw. die Bezugspersonen im Vordergrund?

	Wenn ja, woran merke ich das?	**Was ist folglich wichtig?**
Anerkennung (z. B. loben)		
Wichtigkeit (z. B. Aufmerksamkeit ganz bei dem/der Patient*in)		
Verlässlichkeit (z. B. Absprachen einhalten)		
Solidarität (z. B. Patient*in unterstützen)		
Autonomie (z. B. Patient*in entscheiden lassen)		
Grenzen/Territorialität (z. B. Patient*in begrenzen)		

Komplementäre Beziehungsgestaltung auf Basis der Plananalyse

Welche Oberpläne »verfolgt« der/die Patient*in implizit/explizit? Welche die Bezugsperson? Was bedeutet dies für ein komplementäres Handeln?

....

....

....

AB 3 • K J E

Problematische Situationen und Verhaltensweisen beobachten

Name: ....

Beobachtungszeitraum: ....

Diese Situation/Verhaltensweise beobachte ich:

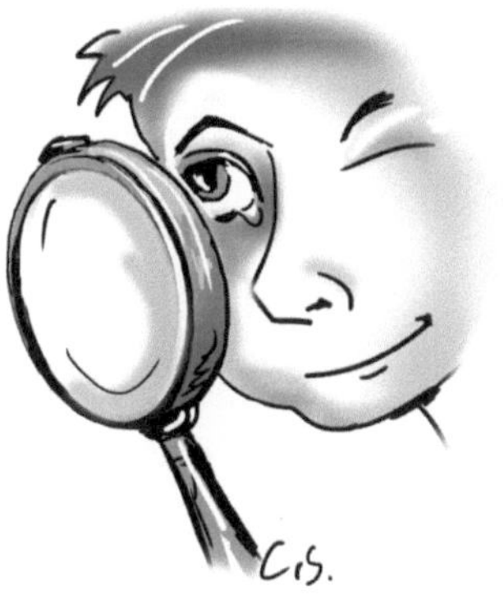

....

Am ☐ Mo ☐ Di ☐ Mi ☐ Do ☐ Fr ☐ Sa ☐ So konnte ich die oben beschriebene Situation beobachten (bitte ankreuzen).

Das hilft mir, mich zu erinnern (mein Stichwort):

....

Was war los? (Situation wird beschrieben)	**Was habe ich gedacht?**	**Was habe ich gefühlt?**	**Was habe ich getan?**	**Was ist dann passiert? (Bei mir? Wie haben andere reagiert?)**

Anamnesebogen

(1) Entwicklung des Problemverhaltens

Konkrete Schilderung des Vorstellungsanlasses (Problem, wegen dem es zur Vorstellung kommt) oder Übernahme der Informationen aus der Exploration:

....

....

....

....

....

....

....

Wann ist das beschriebene Verhalten erstmals aufgetreten?

Vor .... Tagen/Wochen/Monaten

Gab es besondere Ereignisse, die damit zusammenfielen?

☐ Nein ☐ Ja:

....

....

....

....

Wo und wie häufig zeigt sich das Problemverhalten?

☐ Familie: ....

☐ Freizeit: ....

☐ Freunde: ....

☐ Schule: ....

Anamnesebogen

(2) Ziele und Wünsche an eine Therapie
Was müsste sich verändern, damit sich das Problemverhalten Ihres Kindes bessert? Wer kann etwas dazu beitragen? Was können Sie dazu beitragen?

....

....

....

....

....

....

....

....

....

....

(3) Entwicklung des Kindes / des/der Jugendlichen
Schwangerschaft und Geburt

Wie verlief die Schwangerschaft?
☐ unauffällig
☐ Komplikationen: ....

....

☐ Risikofaktoren (z. B. Alkohol, Nikotin, Drogenmissbrauch, Medikamenteneinnahme, Krankenhausaufenthalte, Infektionen, seelische, psychosoziale Belastungen):

....

....

....

Anamnesebogen

Wie verlief die Geburt?
☐ komplikationslos
☐ mit Komplikationen: ....

....

Das Kind wurde in der .... Schwangerschaftswoche geboren.

Gewicht: .... g; Größe: .... cm; Apgar-Werte: .... / .... / .... (s. gelbes Heft).

Bestanden irgendwelche Auffälligkeiten bei Ihrem Kind nach der Geburt?
☐ Nein ☐ Ja:

....

Frühkindliche Entwicklung

Bestanden bei Ihrem Kind Auffälligkeiten im Säuglingsalter?
☐ Nein ☐ Ja:
- ☐ exzessives Schreien
- ☐ Ein-/Durchschlafstörungen
- ☐ Futter-/Gedeihstörung
- ☐ schwer zu beruhigen
- ☐ Körperkontakt abweisend
- ☐ leicht irritierbar
- ☐ Blickkontakt vermeidend
- ☐ andere: ....

....

Wann hat Ihr Kind die folgenden Meilensteine beherrscht?

Motorik	**Monat/Jahr**	**Sauberkeitsentwicklung**	**Monat/Jahr**	**Sprache**	**Monat/Jahr**
Krabbeln	....	ohne Windeln am Tag	....	erste Worte	....
freies Laufen	....	ohne Windeln in der Nacht	....	erste Sätze	....

Gab es in einem der oben genannten Bereiche Auffälligkeiten oder Fördermaßnahmen?
☐ Nein ☐ Ja:

....

Anamnesebogen

Kindergarten/Krippe

Gab es eine Fremdbetreuung vor dem Eintritt in den Kindergarten (Tagesmutter etc.)?
☐ Nein ☐ Ja:

....

Eintritt in den Kindergarten/Krippe mit .... Jahren.

☐ kein Eintritt

Betreuung im Kindergarten: ☐ ganztags ☐ halbtags

Ging/geht Ihr Kind ☐ gern ☐ ungern in den Kindergarten?

Gab es Verhaltensauffälligkeiten während der Kindergartenzeit? Wenn ja, welche?

....

....

....

Wie kam Ihr Kind im Kindergarten mit andren Kindern aus? Wie mit den Erzieher*innen?

....

....

Schule

Eintritt mit .... Jahren

Gab es einen Schulwechsel?
☐ Nein ☐ Ja:

....

Wurde eine Klasse wiederholt?
☐ Nein ☐ Ja:

....

Anamnesebogen

Gab/gibt es besondere Schwierigkeiten oder Verhaltensauffälligkeiten in der Grundschulzeit?
☐ Nein ☐ Ja:

....

....

....

Wie kommt/kam Ihr Kind in der Grundschule mit anderen Kindern aus? Wie mit den Lehrkräften?

....

....

Weiterführende Schulen/Ausbildung

Schulform: ....

Hat Ihre Tochter/Ihr Sohn einen Schulabschluss? ☐ Nein ☐ Ja:

....

Falls nein, welcher Schulabschluss wird angestrebt?

....

Gab/gibt es besondere Schwierigkeiten oder Verhaltensauffälligkeiten in der weiterführenden Schule?
☐ Nein ☐ Ja:

....

....

....

Wie kommt/kam Ihr Kind in der weiterführenden Schule mit anderen Kindern aus? Wie mit den Lehrkräften?

....

....

Anamnesebogen

Ausbildung

Hat Ihr Sohn/Ihre Tochter eine berufliche Ausbildung?
☐ Nein

☐ begonnen: ....

☐ abgeschlossen: ....

Gab/gibt es besondere Schwierigkeiten oder Verhaltensauffälligkeiten in der Ausbildung?
☐ Nein ☐ Ja:

....

....

....

Wie kommt/kam Ihr Kind in der Ausbildung mit Kolleg*innen und Vorgesetzten aus? Wie mit den Lehrkräften?

....

....

Studium/Erwerbstätigkeit

Hat Ihr Sohn/Ihre Tochter ein Studium begonnen oder ist erwerbstätig?
☐ Nein ☐ Ja:

....

Gab/gibt es besondere Schwierigkeiten oder Verhaltensauffälligkeiten im Studium/Beruf?
☐ Nein ☐ Ja:

....

....

....

Wie kommt/kam Ihr Kind im Studium/Beruf mit Kolleg*innen und Vorgesetzten bzw. Kommiliton*innen/Dozent*innen aus?

....

....

(4) Soziales und Aktivitäten

Soziale Integration

Mein Kind …

☐ hat viele Freund*innen

☐ hat eher wenige Freund*innen

☐ hat wenige, aber sehr enge Freund*innen

☐ hat keine Freund*innen

☐ hat häufig Streit/Konflikte mit ☐ Gleichaltrigen ☐ Erwachsenen

☐ ist in eine Clique/Gruppe integriert? ☐ Ja ☐ Nein

Kennen Sie die Freund*innen Ihres Kindes? ☐ Ja ☐ Nein

Wie werden soziale Kontakte zu Gleichaltrigen meist gestaltet?

....

....

....

Was ist Ihnen wichtig bezüglich der Sozialkontakte Ihres Kindes?

....

....

....

Anamnesebogen

Wie gestalten Sie Ihre sozialen Kontakte?

....

....

....

Haben Sie Kontakte zu anderen Familien?

....

....

....

Wie beschäftigt sich Ihr Kind in seiner Freizeit?

☐ lieber allein

☐ lieber mit Erwachsenen

☐ lieber mit Gleichaltrigen

☐ lieber mit Jüngeren

☐ lieber mit Älteren

AB 93 Hobbys

Freizeit, Interessen, Sport:

....

....

Verein:

....

....

Medien:

Medienkonsum .... Stunden pro Tag

- Fernseher .... Stunden
- PC, Spielkonsole .... Stunden
- Smartphone, Tablet .... Stunden

Finden Sie, dass Ihr Kind übermäßig viel Zeit mit den o. g. Medien verbringt?
☐ Nein ☐ Ja
☐ Wenn ja, ist der Medienkonsum dann ein häufiges Streitthema in der Familie?
Welche Regelungen gibt es? Wissen Sie über die Online-Aktivitäten Ihres Kindes Bescheid?

Schränkt Ihr Kind andere Interessen aufgrund des Medienkonsums ein?
☐ Nein ☐ Ja

Findet Medienkonsum gewalthaltiger Inhalte statt (z. B. Gewaltspiele)?
☐ häufig ☐ manchmal ☐ selten/gar nicht

(5) Familienanamnese

Alter der Mutter: ....

Schulbildung: ....

Beruf: ....

Alter des Vaters: ....

Schulbildung: ....

Beruf: ....

Familienkonstellation (zusammenlebend, getrennt, geschieden, neue Familienmitglieder)?

....

Geschwister? Alter der Geschwister? Schule/Ausbildung?

....

....

Anamnesebogen

War Ihr Kind von Ihnen über eine längere Zeit getrennt? Wenn ja, wann und warum?

....

....

....

Wer kümmert sich vorwiegend um das Kind/den Jugendlichen?

....

....

....

Wie würden Sie die Erziehungsstile von Mutter und Vater beschreiben?

Mutter: ....

Vater: ....

Welche Konsequenzen gibt es für problematische Verhaltensweisen? Welche Fertigkeiten soll Ihr Kind entwickeln oder von Ihnen lernen?

....

....

....

Wird Ihr Kind geschlagen?
☐ Nein ☐ Ja:

▶ Von wem? ....

▶ Wie oft? ....

Erzählt das Kind/der Jugendliche, wie es ihm geht?
☐ Nein ☐ Ja:

....

Anamnesebogen

Merken Sie, wie sich Ihr Kind fühlt?
☐ Nein ☐ Ja:

....

Wie zeigen Sie Ihrem Kind, dass Sie es mögen?
☐ Nein ☐ Ja:

....

Was machen Sie gern mit Ihrem Kind?

....

....

....

Finden gemeinsame Mahlzeiten statt?
☐ Nein ☐ Ja

Welche Regeln gibt es allgemein in der Familie?

....

....

....

Wie wurden die Regeln vereinbart?

....

....

....

Wie wird darauf geachtet, dass die Regeln eingehalten werden?

....

....

Anamnesebogen

Familienbeziehungen
Wie würden Sie die verschiedenen Familienbeziehungen beschreiben?

Mutter – Kind:	☐ besonders gut	☐ gut	☐ angespannt	☐ sehr belastet
Vater – Kind:	☐ besonders gut	☐ gut	☐ angespannt	☐ sehr belastet
Vater – Mutter:	☐ besonders gut	☐ gut	☐ angespannt	☐ sehr belastet
Kind – Geschwister:	☐ besonders gut	☐ gut	☐ angespannt	☐ sehr belastet

Gibt es psychosoziale Belastungen in der Familie (chronische Krankheiten, psychische Störungen, Abhängigkeit/Sucht, Suizidversuch …)?
☐ Nein ☐ Ja

Falls ja, wer in Ihrer Familie ist betroffen und welche Problematik liegt vor?

....

....

....

[*Optional:*] Wie sind die Besuchskontakte zu dem nicht in der Familie wohnendem Elternteil geregelt (Feste Regelung? Werden Vereinbarungen eingehalten? Wie oft gibt es Kontakt?)?

....

....

....

(6) Ressourcen und Stärken
Welche Stärken sehen Sie bei Ihrem Kind?

....

....

....

Anamnesebogen

Was ist schön an Ihrer Familie?

....

....

....

Was unternehmen Sie gern als Familie zusammen?

....

....

....

Anmerkungen/Ergänzungen:

....

....

....

(7) Ergänzung im Falle eines Migrationshintergrunds

- Mutter: Herkunftsland .... Seit wann in Deutschland? ....
- Vater: Herkunftsland .... Seit wann in Deutschland? ....

Hintergrund der Migration (z. B. freiwillig oder unfreiwillig, geplant, aus wirtschaftlichen oder politischen Gründen, Verfolgung, Familienzusammenführung)?

....

....

....

Anamnesebogen

[*Optional:*] Wie hat Ihr Kind auf die Migration reagiert?

....

....

....

Leidet das Kind Ihrer Einschätzung nach unter der Migration?
☐ Nein ☐ Ja

Werden Werte, Traditionen oder Haltungen des Herkunftslandes vermittelt oder gelebt? Wenn ja, welche?

....

....

....

Mit welcher Kultur fühlen Sie sich verbunden?

....

....

....

Mit welcher Kultur fühlt sich Ihr Kind verbunden?

....

....

Beeinflusst der Migrationshintergrund die Kontakte zu Freund*innen?
☐ Nein ☐ Ja, wenn ja, wie?

....

....

VIELEN DANK FÜR IHRE MITARBEIT!

AB 5 • K J

Inseln des Lebens

Bitte zeichne hier die Inseln deines Lebens. Jede Insel steht für einen Lebensbereich, der dir wichtig ist. Bitte schreibe ihn auf (z. B. Handball, Familie).

Bitte schraffiere …

- die schönen, spaßigen, kraftgebenden Inseln grün
- die stressigen, belastenden, kraftraubenden Inseln rot
- die neutralen (weder noch) Inseln orange

Inseln können auch verschiedene Farben haben, dann überlege, was überwiegt.

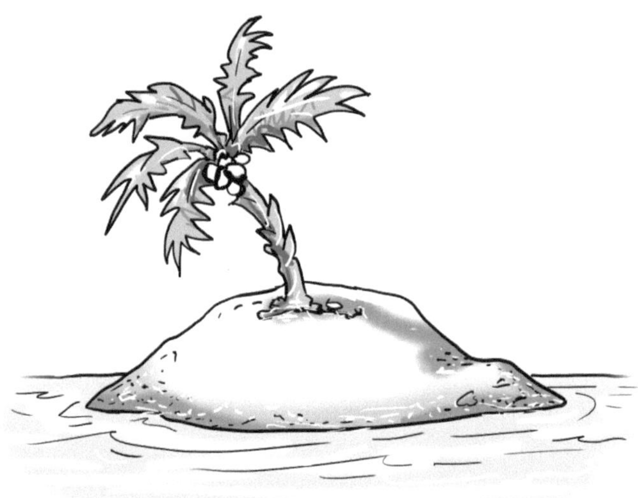

AB 6 • J

Meine Lebenslinie

Bitte notiere hier – ausgehend von deiner Geburt – die wichtigen Meilensteine deines Lebens. Mit »Meilensteinen« sind wichtige Ereignisse/Erfahrungen (z. B. Einschulung, Geburt eines Geschwisters, Umzug, erster Sieg im Sportwettkampf, erster Liebeskummer) gemeint. Wie alt warst du jeweils? Schreibe jeweils auf, welche Erfahrungen du bei einem bestimmten Meilenstein gemacht hast.

Beispiel: Umzug in das neue Haus in der Stadt, neue Grundschule; 8 Jahre; viele neue Kinder, habe mich unwohl gefühlt, sie haben mich nicht mitmachen lassen

Alter

Meilensteine der Entwicklung

Soziales Netz

Kinder

Das Vorgehen mit Kindern unterscheidet sich von dem mit Jugendlichen. Kinder sind noch nicht zuverlässig in der Lage, abstrakt zu denken. Von daher empfiehlt es sich hier, mit Fingerpuppen, kleinen Figuren, Holzfiguren oder Ähnlichem zu arbeiten. In einem ersten Schritt darf das Kind eine Figur/Puppe für sich auswählen.

»Schau … hier habe ich ganz viele Figuren/Puppen. Bitte suche eine für dich aus. Diese darfst du in die Mitte stellen. Wir wollen jetzt zusammen anschauen, welche Menschen eigentlich wichtig sind in deinem Leben, die du magst, die dich mögen, denen du vertraust, mit denen du gerne Zeit verbringst. Bitte überlege gut, suche für jede Person eine Puppe heraus und erzähle mir kurz etwas über sie.«
Das Kind sucht Personen aus, der/die Therapeut*in kann ggf. Hilfestellungen geben. Manchen Kindern fällt die Übung leichter, wenn der/die Therapeut*in ein Beispiel gibt: »Ich mache mal ein Beispiel: Du kommst ja immer mit deiner Mama und ich habe schon gesehen, dass ihr euch sehr gerne habt, nicht? Wenn das so ist, könntest du also für deine Mutter eine Figur heraussuchen. Ich weiß aber auch, dass das Nachbarskind mit dir öfters spielt. Vielleicht ist es ja auch wichtig für dich? Wenn ja, dann suche auch für das Nachbarskind eine Figur heraus. Wen gibt es noch?«
Wenn alle Figuren ausgesucht sind, dann kann die/der Therapeut*in das Kind bitten, die Figuren um die Selbst-Figur herum anzuordnen. Dabei stehen die Personen näher, die dem Kind näherstehen, andere sind ggf. weiter entfernt.
Am Ende betrachten Therapeut*in und Kind gemeinsam das entstandene Bild, das Kind kann ein Foto machen (z. B. mit einem Handy). Dann fragt der/die Therapeut*in, ob das Kind damit zufrieden ist oder sich Änderungen wünscht (z. B. sollen einzelne Personen näher/entfernter sein, sollen weitere dazukommen?).

Jugendliche

Mit Jugendlichen können Therapeut*innen prinzipiell ähnlich vorgehen, dieselben Fragen stellen. Man kann bei Jugendlichen abwägen, ob Figuren genutzt werden sollen oder ob sie eine Zeichnung auf der nächsten Seite des Arbeitsblatts erstellen wollen/können. Die/Der Therapeut*in bittet die Jugendlichen in diesem Fall, das soziale Netz aufzuzeichnen, das heißt, alle Personen, die im Leben des/der Jugendlichen eine wichtige Rolle spielen, um das eigene »Ich« herum anzuordnen je nach empfundener emotionaler Nähe bzw. Wichtigkeit. Dazu schreibt er/sie jede einzelne Person auf einen Post-it und kann die einzelnen Personen anordnen. Möglich ist durch diese Darstellung auch, eine Veränderungsvorstellung zu entwerfen, d. h. darzustellen, ob derjenige sich eine Veränderung des sozialen Netzes wünscht (z. B. dass einzelne Personen sich ihm/ihr annähern oder andere wiederum distanzierter sein sollen).
Wichtig im Zusammenhang mit Mobbing ist es natürlich, dass zuletzt ein Bezug zu dem Thema hergestellt wird:

Bei Kindern und Jugendlichen

»Wem hast du vom Mobbing erzählt? Wer hilft dir, die Situation zu lösen, unterstützt dich gut usw.? Mit wem könntest du reden? Wer könnte dich unterstützen?«

Soziales Netz

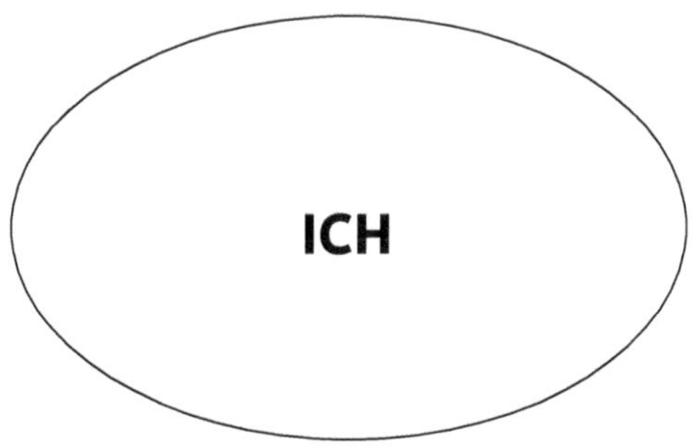

Psychopathologischer und somatischer Befund und Testdiagnostik

Da die Kinder/Jugendlichen, die sich im Rahmen von Mobbing vorstellen, ganz unterschiedliche Symptome zeigen können, kann an dieser Stelle keine vollständige Liste aller relevanter Testverfahren gezeigt werden. Wichtig ist es aber, zunächst ein strukturiertes Interview durchzuführen. Es empfiehlt sich, hier das *Kinder-DIPS* oder das *KIDDIE-SADS* zu verwenden. Vorab können Screeningfragebogen wie die *CBCL* eingesetzt werden oder der *SDQ*. Zur Erhebung des psychopathologischen Befunds empfiehlt es sich, die *CASCAP Psychopathologisches Befundsystem für Kinder und Jugendliche* (Döpfner et al., 1999) einzusetzen.

Stichworte Symptomschilderung:

....

....

....

Auffälligkeiten im psychopathologischen Befund (für eine detaillierter Beschreibung s. *CASCAP*)

....

....

....

An welche primäre/n psychischen Störung(en) wurde gedacht?

....

....

....

Wie wurde das überprüft?

....

....

....

Psychopathologischer und somatischer Befund und Testdiagnostik

Ergebnisse der Testdiagnostik?

....

....

....

....

....

....

....

Liegen somatische Vorbefunde/Befunde vor?

Wann erhoben?	**Durch wen?**	**Was wurde untersucht?**	**Ergebnis?**	**Beurteilung der Relevanz für die aktuelle Fragestellung**

Fazit: Welche psychischen Erkrankungen liegen vor? Was kann differenzialdiagnostisch ausgeschlossen werden?

....

....

....

Juristische und versicherungsrechtliche Aspekte

Wurde beim Auftreten von (Cyber-)Mobbing gegen den das geltende Recht verstoßen?

....

....

....

Wenn ja, wie wurde das erfasst? Wie wurden/werden Beweise gesammelt?

....

....

....

Erfolgte eine Meldung an die Unfallversicherung? (Kann im schulischen Rahmen erforderlich sein.)

....

....

....

Wurden rechtliche/juristische Schritte überlegt/durchgeführt?

....

....

....

Wenn ja, wer wurde involviert?

....

....

....

Verhaltensanalytisches Störungsmodell

Gehen Sie mit Ihrem/Ihrer Patient*in dieses Störungsmodell durch und notieren Sie die Ideen zur Entstehung und Aufrechterhaltung der Problematik.

»Wir wollen uns jetzt gemeinsam überlegen, weshalb die geschilderten Schwierigkeiten ausgelöst wurden und welche Faktoren/Bedingungen der Problematik vorausgingen. Diese Vorausbedingungen, auch »Prädisposition« genannt, unterteilen wir in den Einfluss der Veranlagung oder Vererbung (z. B. das Temperament), den Einfluss des sozialen Umfelds (z. B. in der Schule gibt es bisher keine Ansprechpartner*innen bei Mobbing) und der Einfluss des familiären Umfelds (z. B. in der Familie holen wir uns nie Unterstützung). Darüber hinaus werden wir Ideen sammeln, die uns helfen zu verstehen, weshalb die Problematik bleibt. Natürlich haben wir für unsere Ideen keine Beweise, sondern bilden Annahmen über den Einfluss von unterschiedlichen Faktoren. Wir tragen zuerst ein, welche Verhaltensweisen wir erklären wollen. In einem nächsten Schritt notieren wir, über welche Stärken/ Ressourcen du verfügst, die dir helfen können, die Problematik zu verändern.«

Was ist schwierig? Worunter leide ich bzw. Personen aus meinem Umfeld? (Stichworte zum Problemverhalten)

....

....

....

....

....

....

Verhaltensanalytisches Störungsmodell

Vorausbedingungen (Prädisposition)	**Warum ist das Problem/sind die Probleme entstanden (Auslösung)**	**Warum bleibt es/bleiben sie? (Aufrechterhaltende Bedingungen)**
Einfluss Veranlagung/Vererbung: Einfluss soziales Umfeld: Einfluss familiäres Umfeld:		
Darauf kann ich aufbauen: Ressourcen/Stärken		

AB 11 • T

Plananalyse

Hier können die Informationen im Sinne einer verhaltensanalytischen Plananalyse eingetragen werden.

Systemregeln

(z. B. Probleme dürfen nicht mit Außenstehenden besprochen werden!)

Pläne/Oberpläne

(z.B. Ordne dich unter, um gemocht zu werden!)

Verhalten in Situationen

(z. B. Tina widerspricht der Freundin nicht.)

AB 12 • T

Klassifikatorische Diagnose

Folgendes Krankheitsbild/folgende Krankheitsbilder wurden festgestellt und liegen vor:

....

....

....

Der/Die Therapeut*in hat dieses Material (z. B. Buch, Film, Beispiele) eingesetzt, um uns das Krankheitsbild/die Krankheitsbilder zu erklären:

....

....

....

Wir (Eltern und Kind) haben uns folgende Informationen gemerkt:

....

....

....

Wir haben verstanden, dass folgender Zusammenhang zum Auftreten von Mobbing besteht:

....

....

....

....

Das müssen wir nochmals nachfragen/ist uns immer noch unklar:

....

....

....

Mein Bergbild: Festlegung von Veränderungszielen

Stell dir vor, dieser Berg, den du hier siehst, ist ein Zauberberg. Ein Zauberberg deshalb, weil du dir völlig frei wünschen kannst, welche Ziele du bezüglich der hier vorgestellten Probleme erreichen möchtest. Die Ziele kannst du jeweils an den Gipfeln notieren. Formuliere die Ziele dabei *konkret, verhaltensnah, positiv, realistisch und messbar* (z. B. Ich möchte ruhiger reagieren, wenn ich gehänselt werde).

Das ist allerdings nicht so leicht, dein*e Therapeut*in hilft dir dabei.

Überlege dann auch, was andere Personen verändern sollen, damit du deine Ziele erreichen kannst (z. B. Meine Klassenkamerad*innen sollen mich mitmachen lassen; mein Vater soll mir ruhig zuhören, wenn ich ein Problem erzähle).

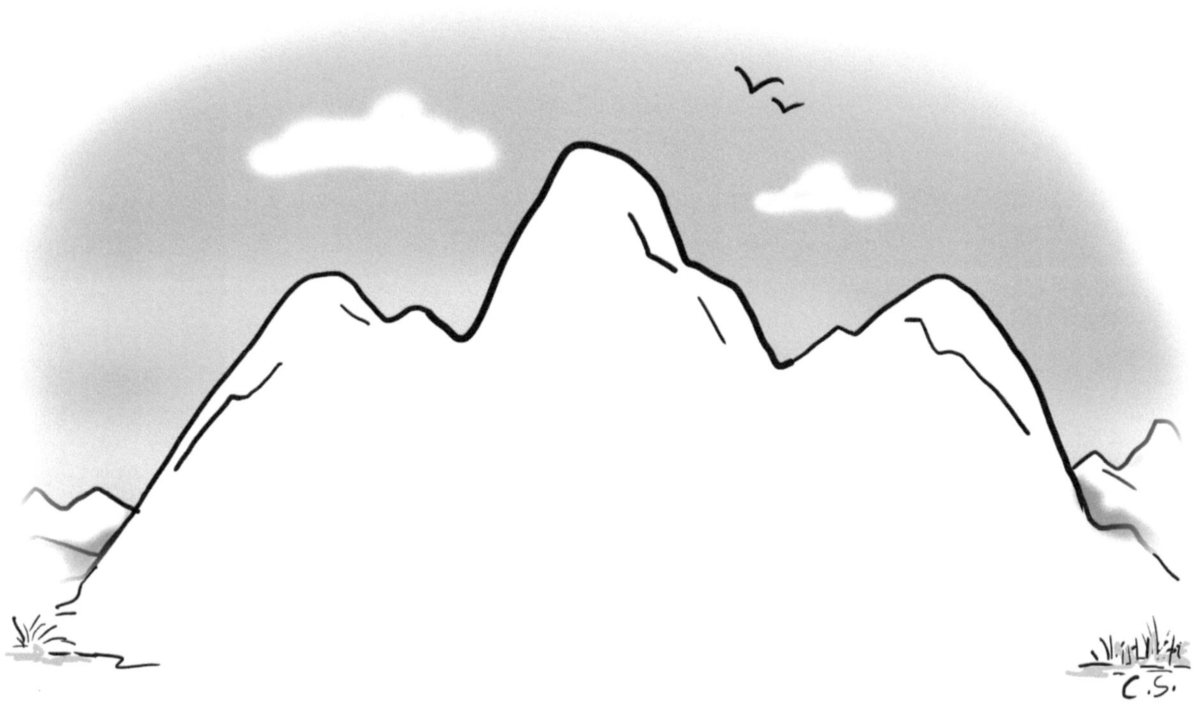

Mein Bergbild: Festlegung von Veränderungszielen

Ziel 1

……………………………………………………………………………………

……………………………………………………………………………………

……………………………………………………………………………………

……………………………………………………………………………………

Ziel 2

……………………………………………………………………………………

……………………………………………………………………………………

……………………………………………………………………………………

……………………………………………………………………………………

Ziel 3

……………………………………………………………………………………

……………………………………………………………………………………

……………………………………………………………………………………

……………………………………………………………………………………

Wünsche für Verhaltensänderungen von relevanten Personen

……………………………………………………………………………………

……………………………………………………………………………………

……………………………………………………………………………………

……………………………………………………………………………………

Behandlungsplan

»Die Psychotherapie wird ca. .... Wochen/Monate dauern. Also werden wir schätzungsweise .... [*hier einen Zeitraum wie »kurz vor Weihnachten« nennen, da Kinder mit Ankerpunkten besser zeitliche Einschätzungen verstehen können*] fertig sein.«

So gehen wir insgesamt vor (Behandlungsschritte notieren):

....

....

....

....

....

....

Das sind unsere ersten konkreten Schritte:

....

....

....

....

....

AB 15 • K J E

Zwischenbilanz: Was hat sich verändert?

Bitte nimm das Bergbild nochmals zur Hand.

Die drei wichtigsten Ziele werden an den Gipfel geschrieben.
Schätze ein, wo du heute auf dem Weg zum Gipfel stehst [*Datum angeben*].
Zeichne für jedes deiner Ziele in dein Bergbild mit aktuellem Datum ein, wo du heute auf dem Weg zur Zielerreichung stehst.
Wie wäre es, wenn es noch schlimmer wäre als heute? Schreibe diese Beschreibungen zu den drei Gipfeln.

3 Aufbau von Veränderungsmotivation und Therapievereinbarungen

Im Rahmen der Diagnostik wird die Motivation zur Psychotherapie bei Patient*in und Eltern/Bezugspersonen initial eingeschätzt. Durch die Interventionen in diesem Kapitel sollen die Veränderungsmotivation vertieft und konkrete Therapievereinbarungen getroffen werden. Motivation leitet sich aus dem lateinischen Wort »movere« (sich bewegen) ab. Menschen mit einer hohen Veränderungsmotivation sind folglich dazu bereit, sich »zu bewegen«. Allein die Tatsache, dass sich jemand in Psychotherapie begibt, bedeutet jedoch noch nicht, dass er oder sie dazu bereit oder in der Lage ist, sich zu »bewegen« oder zu verändern. Menschen, die sich verändern wollen, benötigen dazu Energie und ein Ziel, auf das sie zusteuern. Darüber hinaus müssen sie wissen, wie sie dieses Ziel erreichen können, und benötigen ausreichend Kompetenzen/Mittel zur Veränderung. Bei Kindern und Jugendlichen ist zu bedenken, dass sie sich nur in seltenen Fällen von sich aus – und das auch erst ab dem Jugendalter – in Psychotherapie begeben. Die Zugangswege für Kinder und Jugendliche sind typischerweise, dass sie von Dritten – meist den Eltern/Sorgeberechtigten – zur Psychotherapie angemeldet werden. Manchmal bestehen auch Zwangskontexte (z. B. Kind verweigert den Schulbesuch), weshalb eine Psychotherapie von anderen Bezugspersonen (z. B. Schulleitung) dringend empfohlen wird; die Anmeldung muss jedoch immer über die Sorgeberechtigten erfolgen. Erst ab dem vollendeten 15. Lebensjahr dürfen Jugendliche selbstständig, ggf. auch ohne Unterstützung oder ohne das Einverständnis der Sorgeberechtigten, eine Psychotherapie aufnehmen.

Im Rahmen der Diagnostik (s. Kap. 2) wurden bereits auf der Basis eines sehr ausführlichen diagnostischen Prozesses Veränderungsziele für alle beteiligten Personengruppen festgelegt. Da nicht alle beteiligten Personen im Mobbingprozess in der Psychotherapie anwesend sind und ggf. zunächst noch nicht darüber informiert sind, welches Ziel für sie festgelegt wurde, sind diese Ziele unterschiedlich bewusst und nicht für alle transparent. Im Rahmen von Mobbing wird es auch vorkommen, dass einzelne Beteiligte (z. B. Gruppe der Akteur*innen) zunächst keine eigenständige Veränderungsmotivation haben. Veränderungen ihres Verhaltens können meist nur über die Einbeziehung Dritter (z. B. Klassenlehrer*in) erreicht werden.

Therapeut*innen müssen daher die Veränderungsmotivation der direkt Beteiligten (Patient*innen und Bezugspersonen) und der indirekt Beteiligten (Lehrer*innen, Gleichaltrige) einschätzen und aufbauen. Ein wesentlicher Schritt kann und sollte es zunächst sein, die für die Veränderungen relevanten Personengruppen zu informieren und Veränderungsziele zu kommunizieren. Das wird in den Therapievereinbarungen/im Behandlungsplan festgelegt.

Extrinsische und intrinsische Motivation

Veränderungen benötigen Energie und sind für die Person, die sie umsetzt, anstrengend. Um die Veränderungen dennoch durchzuführen und auch durchzuhalten, ist es deshalb wichtig, sich selbst zu motivieren oder sich motivieren zu lassen. Grundsätzlich kann man zwischen extrinsischer und intrinsischer Motivation unterscheiden. Die intrinsische Motivation ist die natürliche Tendenz, Herausforderungen zu suchen und die eigenen Fähigkeiten unter Beweis zu stellen (Deci & Ryan, 2000). Extrinsische Motivation erfolgt »von außen«, es werden z. B. Belohnungen für das Zeigen eines bestimmten Verhaltens gegeben (z. B. Kind erhält 10 Minuten Computerzeit) oder negative Konsequenzen reduziert (z. B. Kind muss keine Hausaufgaben machen). Auf der anderen Seite können Bestrafungen (z. B. Kind muss in der Schule dem Hausmeister beim Kehren helfen) oder Belohnungsentzug (z. B. Kind darf nicht am Sportunterricht teilnehmen) zu einer Reduktion von negativem Verhalten führen.

Da sich die Interventionen in diesem Tools-Band an verschiedene Altersgruppen richten, sollten auch die Strategien zum Aufbau von Veränderungsmotivation auf die verschiedenen Entwicklungsphasen abgestimmt sein.

Deci und Ryan (1993, 2000) machten die Beobachtung, dass bei interessanten Tätigkeiten, für die intrinsische Motivation besteht, durch extrinsische Belohnungen die Motivation nicht gesteigert, sondern eher abgesenkt wird. Sie entwickelten in der Selbstbestimmungstheorie das Konzept von drei universellen psychologischen Grundbedürfnissen, die Anpassungsmechanismen des Einzelnen an sein sozio-kulturelles Umfeld repräsentieren. So haben Menschen folgende Bedürfnisse im Zusammenhang mit Veränderungen:

- Streben nach Kompetenz (Anerkennung)
- Streben nach sozialer Eingebundenheit
- Streben nach Autonomie

Studien zeigen, dass speziell im Jugendalter oft eine Diskrepanz zwischen Zielen und gezeigtem Verhalten besteht; wenn Ziele für Verhaltensänderungen jedoch an den Grundbedürfnissen ausgerichtet werden, dann sind Jugendliche eher zu zielgerichtetem Verhalten motiviert (z. B. Schär & Steinebach, 2015; Walter et al., 2007).

Was bedeutet dies in unserem Zusammenhang? Wenn Kinder und Jugendliche sich aufgrund von Mobbing, komorbider Probleme oder Folgen des Mobbings in Psychotherapie begeben, werden im Rahmen des diagnostischen Prozesses individuelle Ziele für Verhaltensänderungen festgelegt; notwendige Veränderungen durch Bezugspersonen werden ebenfalls besprochen und avisiert.

Veränderungen benötigen jedoch Zeit, Ausdauer und Energie. Ein wichtiger Baustein, damit Patient*innen und Bezugspersonen an den Veränderungen »dranbleiben«, sind die Zwischenevaluationen (s. **AB 15** »Zwischenbilanz: Was hat sich verändert?«); diese können auch helfen, ggf. Veränderungen hinsichtlich der Zielerreichung einzuleiten. Darüber hinaus sollten auch passgenau Motivationsmöglichkeiten festgelegt werden. Bei jüngeren Kindern erfolgt die Motivation zum Großteil extrinsisch. Bei erfolgreicher Bewältigung einer Situation spüren Kinder automatisch auch intrinsisch motivierende Prozesse (z. B. ich fühle mich wohl, ich bin stolz). Bis zum Alter von ca. elf bis zwölf Jahren sind Kinder jedoch aufgrund der kognitiven Entwicklung noch nicht in der Lage, solche intrinsischen Motivationsquellen zielgerichtet einzusetzen. Sehr häufig entwickeln Bezugspersonen mit Kindern sog. Verstärker- oder Punktepläne. Ab dem Jugendalter sind eine bewusste intrinsische Motivation und Selbstverstärkung von positiven Verhaltensweisen immer mehr möglich.

Das **AB 18** »Welcher Motivationstyp bist du?« soll dazu dienen, dass Kinder mit ihren Bezugspersonen Möglichkeiten der extrinsischen Motivation, sog. Verstärker, festlegen. Jugendliche haben die Möglichkeit, ebenfalls extrinsische Verstärker mit Bezugspersonen zu besprechen, können jedoch auch für sich herausfinden, wie sie sich am besten intrinsisch motivieren. Dazu beurteilen sie, welche Grundbedürfnisse für sie im Vordergrund stehen.

Stärke der Veränderungsmotivation

An vielen Stellen im Therapieprozess wird es für den/die Therapeut*in relevant sein zu analysieren, wie hoch die Veränderungsmotivation der Einzelnen ist, um deren Motivation ggf. zu stärken. Wichtig ist, dass Personen unterschiedlich stark zur Erreichung unterschiedlicher Ziele motiviert sein können und dass die Veränderungsmotivation im Laufe eines Therapieprozesses zu-, aber auch abnehmen kann.

Die Stärke der Veränderungsmotivation wird von unterschiedlichen Faktoren beeinflusst:

- Ein Element ist die Quelle der Motivation: Diese kann intrinsisch, extrinsisch, instrumentell oder aber an der Norm orientiert sein.
- Darüber hinaus werden unterschiedlich starke Hoffnungen auf Erfolg vorliegen.
- Entscheidend dafür, ob eine Person daran glaubt, dass sich etwas ändert, ist natürlich das Ziel an sich. Ziele sollten »smart« (= specific, measurable, attractive, reachable, timely limited) formuliert werden. Gerade in der Arbeit mit Kindern und Jugendlichen sollten Zwischenziele definiert werden.

- Außerdem spielt die Evaluation der Fortschritte eine wesentliche Rolle, da Patient*innen nur dann Veränderungsmotivation beibehalten, wenn sie merken, dass sich der Einsatz ihrer Energie letztlich lohnt (s. Kap. 2).

Wir haben bereits geschildert, dass im Mobbingprozess die unterschiedlichen Personengruppen voreinander abhängen, dass einzelne Personen das Mobbinggeschehen nicht deutlich reduzieren können. Es ist immer wieder wichtig, dies realistisch zu betrachten, zu analysieren und sehr bewusst ggf. Ziele zu verändern, wenn deutlich wird, dass bestimmte Personengruppen nur wenig Veränderungsbereitschaft zeigen. Dies bedeutet auch, dass der Veränderungsprozess stets ein flexibler sein sollte und muss. Der/Die Therapeut*in muss diesen wachsam im Blick behalten, analysieren, und seine/ihre Methoden danach ausrichten.

Ambivalente Ziele. Bei der Besprechung der Ziele wird manchmal deutlich, dass Patient*innen oder Bezugsperson ambivalent bezüglich der Erreichung bestimmter Ziele sind. So ist es denkbar, dass Jugendliche auch viele Vorteile bei der Beibehaltung von dysfunktionalen Verhaltensweisen sehen. Wenn z. B. ein*e Patient*in als Ziel hat, sich zu wehren, für sich einzustehen, aber auch Angst hat, dann noch mehr zur Zielscheibe von Spott zu werden, wird das Ziel »Ich behaupte mich/Ich setze Grenzen« ggf. ambivalent verfolgt werden. Oder ein Jugendlicher, der den/die Akteur*in unterstützt, hat Angst, seine Machtposition zu verlieren, wenn er nicht mehr mitmacht.

Auf der Seite der Akteur*innen/Helfer*innen/Verstärker*innen der Akteur*innen wird ggf. zunächst wenig Motivation zur Veränderung vorliegen. Die-/Derjenige leidet vordergründig oftmals zunächst nicht, sondern hat eine vermeintlich starke Position in einer Gruppe inne. Manchmal kann hier im Rahmen des Erklärungsmodells der Störungen eine erste Motivation angebahnt werden; es könnte einem/einer Patient*in, der/die der Akteur*innenseite zugerechnet wird, beispielsweise deutlich werden, dass er/sie durch sein/ihr aggressives Verhalten längerfristig bei Gleichaltrigen Ablehnung auslösen wird, wodurch seine/ihre eventuell vorliegende depressive Störung verstärkt würde. Oder es wird verdeutlicht, dass jemand bei Weiterführung der Verhaltensweisen z. B. Konsequenzen erfahren wird (z. B. Schulausschluss = extrinsische Motivationsquelle). In der Psychotherapie sollte anhand des Plananalyse-Modells verdeutlicht werden, welche Motive ein*e Patient*in auf der Akteur*innenseite durch das Mobbing befriedigt; alternative, nicht-aggressive Verhaltensweisen zur Befriedigung dieser Motive müssen aufgebaut werden.

Insgesamt ist immer im Blick zu behalten und fortlaufend neu zu bewerten, in welche Richtung Energie zur Veränderung gesteckt werden soll. Hilfreich kann es sein, eine belastende Situation/Verhaltensweise hinsichtlich folgender Fragen zu bewerten:

- Love it? Yes, okay ... If no: ...
- Change it? Yes, okay ... If no: ...
- Accept it? Yes, okay ... If no: ...
- Leave it.

Grundsätzlich bedeutet dies, dass nicht immer konkrete Veränderungen einer Situation/einer Verhaltensweise das Ziel sind. Manchmal geht es darum, einen Zustand zu akzeptieren oder aber – wenn dies nicht möglich oder sogar schädigend ist – die Situation zu verlassen oder klare Grenzen zu ziehen. Im Zusammenhang mit Mobbing spielt dieser Gedankengang eine wichtige Rolle, da es teilweise für Betroffene von Mobbing sinnvoll sein kann, als Veränderungsziel einen Umgebungswechsel (z. B. Schulwechsel, Wechsel der Ausbildungsstelle) vorzunehmen. Sehr häufig entsteht dadurch ein spontanes Gefühl von empfundener Ungerechtigkeit (»Die/Der Betroffene muss gehen, der/die Akteur*in bleibt hingegen!«). Man sollte allerdings immer das langfristige Wohl der/des Betroffenen im Blick haben. Und wenn sich eine Situation als belastend (»Love it? – Nein«), veränderungsresistent (»Change it? – Nein«) und schädigend (»Accept it? – Nein«) herausstellt, ist es wichtig, die/den Betroffene*n zu unterstützen, eine neue, förderlichere Umgebung für die weitere Entwicklung zu finden (»Leave it!«).

Arbeits- und Informationsmaterialien

AB 16 Wofür brennst du?

iese Übung dient der kognitiven Umstrukturierung. Es soll auch festgelegt werden, wie lange die Zielerreichung ungefähr dauern wird und ob es Hindernisse auf dem Weg der Zielerreichung geben kann. Dafür bearbeitet der/die Therapeut*in mit den Kindern/Jugendlichen das Bergbild von **AB 13** weiter. Die Ziele werden gewichtet, mit Jugendlichen werden Hindernisse auf dem Weg zur Zielerreichung antizipiert.

AB 17 Ziele genauer im Blick

Dieses Arbeitsblatt soll helfen, Ziele genauer zu analysieren und konkreter festzulegen, worum es bei dem Ziel geht: um eine Beibehaltung, Veränderung, Akzeptanz eines Zustandes/Verhaltens/einer Situation oder darum, diesen Zustand/das Verhalten/die Situation zu beenden. Mit Kindern sollte diese Übung noch nicht durchgeführt werden, da sie dies kognitiv überfordern würde.

AB 18 Welcher Motivationstyp bist du?

Kinder und Jugendlichen können die für sie relevanten Motivationsarten auf diesem Arbeitsblatt festlegen.

AB 19 Sei dein Motivationscoach!

Therapeut*innen können auf diesem Arbeitsblatt mit Kindern, Jugendlichen und Eltern/Bezugspersonen konkrete Schritte zur Motivierung der Kinder und Jugendlichen festlegen. Sie können dafür die Überlegungen von **AB 18** »Welcher Motivationstyp bist du?« einbeziehen.

AB 16 • T K J

Wofür brennst du?

Mithilfe dieser Übung soll eine Gewichtung der Ziele vorgenommen werden:

- Welches Ziel ist aktuell am wichtigsten?
- Welches Ziel soll zuerst angegangen werden?

Diese Übung dient auch der kognitiven Umstrukturierung. Es soll auch festgelegt werden, wie lange die Zielerreichung ungefähr dauern wird und ob es Hindernisse auf dem Weg der Zielerreichung geben kann.

Vorgehen
Vorbereitung: roter, oranger, grüner Stift
Die auf dem Arbeitsblatt 13 »Mein Bergbild: Festlegung von Veränderungszielen« festgelegten Ziele werden herangezogen und dienen als Grundlage für diese Übung.

»Schau, wir nehmen nochmals das Bergbild mit den Zielen. Deine Ziele sind … [*Ziele werden nochmals benannt*]. Jetzt kannst du dir sicher vorstellen, dass diese Ziele zusammenhängen und dennoch sind sie nicht ganz gleich. In unserem Bergsteigerbild entspricht das der Idee, dass der Bergsteiger verschiedene Ziele am Gipfel erklimmen möchte. Hierzu muss er natürlich festlegen, welches Ziel, welchen Weg er zuerst beschreiten will. Alle hängen ggf. zusammen, aber es gibt auch Unterschiede. Versetze dich in den Bergsteiger, schließe die Augen und überlege dir, wenn du die Ziele anschaust: Für welches Ziel brennst du, welches ist dir am wichtigsten? Male diesen Weg rot, den zweitwichtigsten orange, den anderen Weg grün.

Nur für Jugendliche (mit Kindern werden diese Überlegungen nicht mehr angestellt): »Es ist gut, dass wir eine Gewichtung der Ziele vorgenommen haben und du deine Schwerpunkte festgelegt hast. Beim Thema ›Ressourcen‹ werden wir uns damit beschäftigen, welche Stärken du als Bergsteiger mitbringst. Ein paar kannst du schon hier notieren. Wir wollen uns aber auch anschauen, was die Zielerreichung eventuell erschweren könnte, welche sogenannten Hindernisse (z. B. Gedanken, aber auch Gefühle oder Belastungen aus dem Umfeld) es geben kann. Gib den Steinen Namen (Was liegt im Weg?). Jeder Mensch kennt solche ›Hindernisse‹ in sich, z. B. ›Ich halte nicht durch‹ oder ›Ich weiß nicht wie‹ oder ›Ich glaube nicht an Erfolg‹. Bitte notiere die Hindernisse, die in dir liegen, dafür kannst du Steine einzeichnen. Es gibt aber auch Hindernisse von außen, z. B. ›In der Schule habe ich keine Ansprechpartner*innen‹ oder ›Meine Mutter glaubt nicht an mich‹. Schreibe diese äußeren Hindernisse ebenfalls auf ›Steine‹ und lege sie auf den Weg.«

Wenn bei der Übung festgestellt wurde, dass ein Jugendlicher zwar für einen Weg »brennt«, aber auch viele Hindernisse auf dem Weg zur Zielerreichung vorhanden sind, dann ist es sinnvoll, weitere Zwischenziele hinzuzufügen. Beispiel: Ein Jugendlicher möchte selbstsicher Grenzen setzen können, als Hindernis formuliert er aber, dass er sich »nichts zutraut«. Der/Die Therapeut*in sollte nun die Arbeit am Vertrauen in die eigenen Fähigkeiten als Ziel für Veränderungen mit aufnehmen.

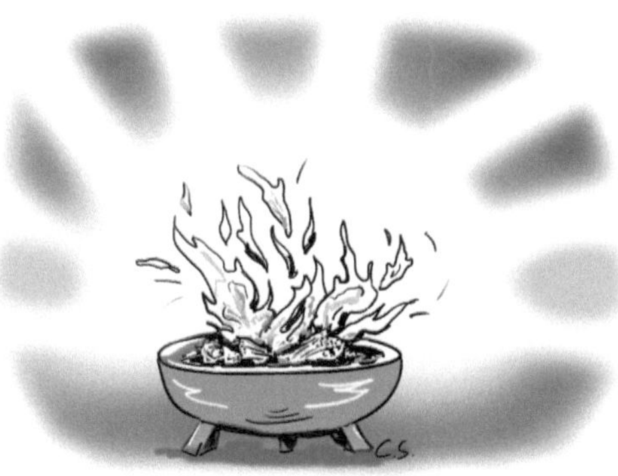

Ziele genauer im Blick

Über dieses Ziel/diese Verhaltensweise denke ich genauer nach:

....

»Du hast gesagt, dass du …

....

Aber irgendwie hast du auch gezögert. Das ist normal, denn unser Verhalten hat meist verschiedene Aspekte und Seiten. Wir wollen uns hier in Bezug auf dein oben genanntes Ziel konkreter überlegen, worum es dir eigentlich geht. Vielleicht müssen wir das Ziel dann nochmals differenzierter aufschreiben.

Wie ist der Zustand/das Verhalten/die Situation jetzt im Moment? Beschreibe genau:

....

(1) Love it? – Magst du den Zustand/das Verhalten/die Situation aktuell? Wenn ja, was magst du daran?	(2) Wenn du den Zustand/das Verhalten/die Situation nicht magst: Change it? – Kannst du den Zustand/das Verhalten/die Situation ändern? Wenn ja, wie?
....	....
....	....
....	....
....	....
....	....
....	....
....	....
....	....

Ziele genauer im Blick

Wenn du den Zustand/die Situation nicht magst, nicht verändern kannst:

(3) Accept it? –Kannst du den Zustand/das Verhalten/ die Situation aktuell akzeptieren? Wenn ja, wie?

....

....

....

....

....

....

....

....

Wenn du den Zustand/die Situation nicht magst, nicht verändern oder akzeptieren kannst:

(4) Leave it? – Kannst du den Zustand/das Verhalten/die Situation beenden? Wenn ja, wie?

....

....

....

....

....

....

....

....

Betrachte deine Bewertungen: Welches Fazit ziehst du aus allem? Wie soll das Ziel genauer formuliert werden? Welche Schritte sind zu unternehmen?

Mein Fazit:

....

....

....

AB 18 • K J

Welcher Motivationstyp bist du?

Bitte notiere hier, zu welchem Verhalten du motiviert werden möchtest, bzw. was du tun willst:

Ich will ....

Wer kann helfen, dich zu motivieren?

....

Was kann derjenige tun, um dich zu motivieren?

☐ Mir etwas schenken. Wenn ja, was?

....

☐ Zeit mit mir verbringen. Wenn ja, wie?

....

☐ Mit mir etwas unternehmen. Wenn ja, was?

....

☐ Mich loben. Wenn ja, wie?

....

Für Jugendliche

Bitte lies folgende Sätze durch und überlege, inwieweit du diesen zustimmst (1 = stimme gar nicht zu; 10 = stimme voll und ganz zu).

Wenn ich .. [*Zielverhalten eintragen, also was willst du tun? Schaue auf deine Ziele!*], dann ist es mir wichtig,

☐ dass andere dies beachten und anerkennen (z. B. durch Lob, Bewunderung)
☐ dass ich stolz sein kann, weil ich dies nun kann, ich mich kompetent fühle
☐ dass ich dadurch von anderen nicht mehr so stark abhänge, ich die Situation selbst meistere

Fazit

Was ist also wichtig, um dich zu motivieren? → Fülle AB 19 »Sei dein Motivationscoach!« dazu aus.

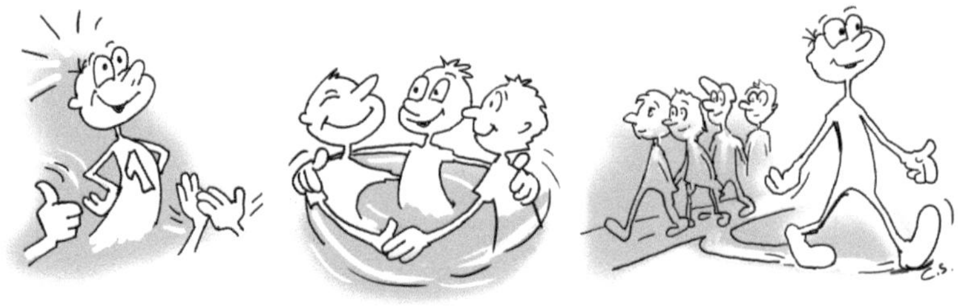

AB 19 • J

Sei dein Motivationscoach!

Folgendes Verhalten soll erreicht werden [*Zielverhalten eintragen*]:

....

....

Dazu legen wir folgenden Motivationsplan fest:

Finde Motivationssätze
Motivation von außen:
Was motiviert mich?

....

Wer belohnt wie?

....

Wann?

....

Motivation von innen:
Was motiviert mich?

....

....

Wie setze ich dies im Alltag um?

....

....

....

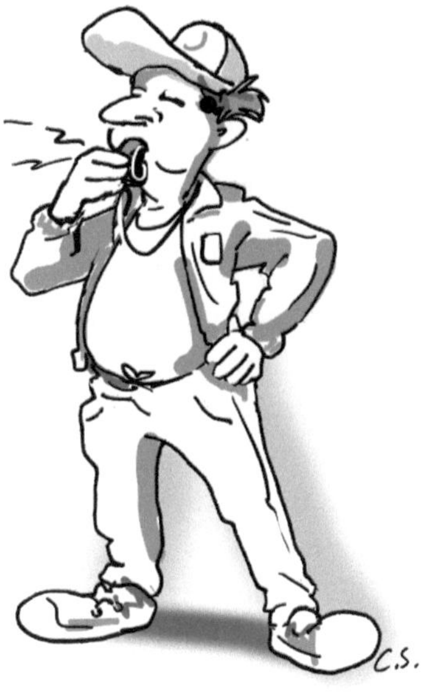

4 Psychoedukation

Ziel der Psychoedukation ist die Wissensvermittlung über die Zusammenhänge von Mobbing als Gruppenprozess und den individuellen Risikofaktoren und Folgen. Der/Die Patient*in und die Bezugspersonen sollen erfahren,

- was man unter Mobbing und Cybermobbing überhaupt versteht,
- wie es zu Mobbing kommt,
- weshalb diese aggressiven Dynamiken oft über einen längeren Zeitraum erfolgen und
- was helfen könnte, um die Situation zu verändern und aggressive Interaktionen zu beenden.

Darüber hinaus sollen Patient*in und Eltern/Bezugspersonen auch die Bedeutung dysfunktionaler Schemata im Zusammenhang mit Mobbing kennenlernen. Materialien zur Psychoedukation zu Schemata und Modi in Zusammenhang mit Mobbing sind in Kapitel 5 und 7 zu finden.

Vorgehen

Im Rahmen der Psychoedukation werden zuerst allgemeine Informationen über Mobbing und Cybermobbing interaktiv erarbeitet. Die Betroffenen sollen verstehen, dass es sich bei Mobbing grundsätzlich um gruppendynamische Prozesse handelt, die zur Entstehung und Aufrechterhaltung von Mobbing führen. Diese Prozesse und Erfahrungen hinterlassen natürlich »Spuren« auf emotionaler, kognitiver und Verhaltensebene. Im »Participant Role«-Ansatz, der auf Salmivalli et al. (1996) zurückgeht, werden die unterschiedlichen Rollen analysiert, die Kinder und Jugendliche im Mobbingprozess einnehmen können. Risikofaktoren für die Einnahme von Akteur*innen- und Betroffenenrollen werden besprochen. Die Gemeinsamkeiten von Mobbing und Cybermobbing werden herausgearbeitet, aber auch spezielle Informationen zu Mobbing und Cybermobbing sowie deren Folgen gegeben.

Folgen von Mobbing. In Studien (z. B. Wolke et al., 2017) konnte gezeigt werden, dass vor allem bei längerem Vorkommen von Mobbing bei den betroffenen Kindern und Jugendlichen später ein allgemein geringerer Wohlstand zu verzeichnen ist, dass mehr soziale und physische Probleme vorliegen. Bei der Gruppe der Akteur*innen konnte hier kein relevanter Zusammenhang gefunden werden, wenn psychische Auffälligkeiten zum ersten Messzeitpunkt berücksichtigt wurden. In anderen Studien konnten sowohl auf Seiten der Betroffenen wie auch der Akteur*innen erhöhte Depressionswerte gefunden werden, auch eine erhöhte Suizidalität.

Ob Mobbing tiefe Spuren hinterlässt, hängt jedoch von verschiedenen Faktoren ab. Es wird moderiert durch:

- den Auftretenszeitpunkt von Mobbing in der Entwicklung. (Es gibt sensible Entwicklungsphasen – z. B. das Jugendalter – in denen Mobbing besonders belastend für die Identitätsentwicklung sein kann.)
- die Dauer des Mobbings
- die Anzahl der von Mobbing betroffenen Lebensbereiche
- zusätzlich vorliegende Belastungsfaktoren
- die Attribuierung (Ursachenzuschreibung) des Mobbings. Belastend für den Selbstwert ist, wenn Betroffene sich die »Schuld« am Vorkommen von Mobbing geben oder z. B. Helfer*innen der Akteur*innen für sich keine Handlungsalternativen als das Mobbing sehen, um in der Gruppe von Gleichaltrigen akzeptiert zu werden.
- die Wahrnehmung, ob eigene Handlungen zu gewünschten Ergebnissen führen (Selbstwirksamkeit)
- die wahrgenommene soziale Unterstützung in verschiedenen Lebensbereichen

Arbeits- und Informationsmaterial

INFO 1 Wann sprechen wir eigentlich von Mobbing oder von Cybermobbing?
Auf diesem Infoblatt werden die wichtigsten Informationen zum Thema Mobbing und Cybermobbing für Therapeut*innen dargestellt. Eine Definition wird gegeben, anschauliches Material zum Einsatz in der Praxis wird beispielhaft genannt und die die verschiedenen Formen von Mobbing und Cybermobbing im Alltag werden vertieft.

AB 20 Was kommt vor?
Zur Psychoedukation wird der Einsatz von Buch- und Filmmaterial empfohlen (s. **INFO 1**). Anhand dieses Arbeitsblattes werden die im Buch/Film dargestellten Informationen gesammelt und analysiert. Eine Übertragung auf den Alltag des/der Patient*in erfolgt.

INFO 2 Wie oft kommt Mobbing/Cybermobbing vor?
Auf diesem Infoblatt werden den Therapeut*innen Hintergrundinformationen zum Vorkommen von Mobbing und Cybermobbing gegeben. Dabei wird auch auf die Entwicklung der Mobbingdynamik über die Zeit hinweg eingegangen.

AB 21 Genaueres zu Mobbing
Patient*innen werden dazu angeregt, sich mit dem Vorkommen von (Cyber-)Mobbing in ihrem Umfeld und Alltag genauer auseinanderzusetzen.

INFO 3 Mythos und Wahrheit: Weshalb wird jemand gemobbt?
Auf diesem Infoblatt werden die gruppendynamischen Prozesse genauer beleuchtet, die zur Entstehung und Aufrechterhaltung von Mobbing führen können. Entscheidend ist, dass vor allem von Mobbing betroffene Kinder und Jugendliche verstehen, dass sie nicht »schuld« daran sind, dass sie gemobbt werden. Oft werden von Täter*innen als Begründung für das Mobbing Eigenschaften/Merkmale des Kindes/des/der Jugendlichen genannt, die »stören«. Dies ist jedoch eher als Anlass, aber nicht als die Begründung dafür zu sehen. Niemand wird per se gemobbt, weil sie/er anders ist!

AB 22 Ich schaue mir meine Gruppe genau an!
Das im Arbeitsblatt dargestellte Schaubild der Gruppendynamik hilft Patient*innen, ihre Gruppe detaillierter zu analysieren. Zum einen wird verdeutlicht, dass nicht alle Personen einer Gruppe am Mobbing beteiligt sind oder dies gut finden; zum anderen kann daraus abgeleitet werden, welche Kontakte/Beziehungen innerhalb der Gruppe eher hilfreich oder aber auch dysfunktional sind.

AB 23 Folgen von Mobbing
Die Patient*innen überlegen sich, welche Folgen Mobbing haben kann und welche sie selbst kennen.

AB 24 Was kann getan werden?
Aus dem bisher Erarbeiteten werden hilfreiche Strategien für die verschiedenen Personengruppen in einer Gruppe abgeleitet.

Wann sprechen wir von Mobbing oder von Cybermobbing?

Ziele und Vorgehen in der Psychotherapie

In einem ersten Schritt sollte anhand von Beispielen – passend zur Altersgruppe – verdeutlicht werden, worum es sich bei Mobbing und Cybermobbing handelt. Dazu kann unterschiedliches Material verwendet werden, es bieten sich Bilderbücher für jüngere Kinder oder einfache Zeichentrickfilme an, für Jugendliche oder Eltern können auch Sequenzen aus Spielfilmen und Videofilmen eingesetzt werden, die zu fachlichen Zwecken hergestellt wurden.

Beispiel

Für Kinder

- Allison, C. & Geyer, K. (2014) Nils wird gehänselt. Bath: Parragon Books Ltd.
- Schopf, S. & Tophoven, M. (2014) Mit dem spielen wir nicht! Berlin: Annette Betz.
- Szillat, A. & Goedelt, M. (2019) Du gehörst nicht dazu! Münster: Coppenrath.
- Geisler, D. (2020). Wie ist das mit dem Ärgern? Bindlach: Löwe.

Für Jugendliche

Medienpädagogisches Material:

- Medienprojekt Wuppertal e. V. (2016). Gewalt macht Schule 2. Eine Filmreihe über Mobbing. Wuppertal: Medienprojekt Wuppertal e. V.
- Polizeiliche Kriminalprävention für Bund und Länder (Hrsg.). (o. J.). Abseits?! Ein Film zur Gewaltprävention. Zentrale Geschäftsstelle der Polizei, Stuttgart: Polizeiliche Kriminalprävention für Bund und Länder.

Im Internet finden sich ebenfalls hilfreiche Seiten:

- Childnet. »Let's fight it together!« http://old.digizen.org/cyberbullying/fullfilm_de.aspx.

Therapeut*innen können mit den Patient*innen zunächst eine Sequenz des ausgewählten Materials anschauen. Dann wird gemeinsam überlegt, weshalb es sich bei dem gezeigten Fall um Mobbing bzw. Cybermobbing handelt. Dabei sollten folgende Begrifflichkeiten genannt werden:

- Es handelt sich um aggressive Verhaltensweisen.
- Die aggressiven Handlungen können entweder direkt oder indirekt, körperlich oder verbal ausgeführt werden. Zu *direkten Handlungen* gehören z. B. schlagen, auslachen, Gegenstände wegnehmen oder beschädigen, demütigen, beleidigen; zu *indirekten Handlungen* gehören z. B. sozialer Ausschluss, Gerüchte verbreiten, jemanden ignorieren.
- Diese Handlungen können von einer einzelnen Person oder einer Personengruppe ausgehen.
- Sie zielen wiederholt und über einen längeren Zeitraum auf eine bestimmte Person/Personengruppe ab.
- Das Ziel der Handlungen ist es, die Zielperson/-personen zu schädigen.
- Dabei besteht ein körperliches, psychisches oder soziales Ungleichgewicht der Kräfte zwischen Akteur*innen und Betroffenen.

Wann sprechen wir von Mobbing oder von Cybermobbing?

Gemeinsamkeiten und Unterschiede von Mobbing und Cybermobbing

Unter Cybermobbing werden ebenfalls aggressive Handlungen verstanden, die wiederholt und über einen längeren Zeitraum mittels digitaler Medien ausgeführt werden. Allerdings kann hier die Person bzw. die Personengruppe der Akteur*innen der Betroffenen/den Betroffenen unbekannt sein. Die Betroffenen haben ebenfalls – wie beim Mobbing in der realen Welt – Schwierigkeiten, sich zu verteidigen. Cybermobbing kann zu jeder Zeit und an jedem Ort erfolgen (Entzeitlichung/Enträumlichung; vgl. Tokunaga, 2010).

Problematisch an Cybermobbing ist für die Betroffenen oft auch, dass auch die Gruppe der Zuschauer*innen, das sogenannte Publikum, unbekannt ist und sich stark vergrößern kann, auch noch lange Zeit nach dem eigentlichen Geschehen, da Personen sich die Inhalte abspeichern und auch mit zeitlichem Abstand verbreiten können.

Darüber hinaus ist bei Cybermobbing noch zu beachten, dass durch die Medien eine »Entkörperlichung« stattfindet, das heißt, dass non-verbale Zeichen nicht eingesetzt werden können (Misoch, 2010). Die Reaktionen des Publikums und auch der Betroffenen auf die durch digitale Medien verbreiteten aggressiven Inhalte erfolgen nicht direkt und unmittelbar. Nach der Lerntheorie geht man davon aus, dass Konsequenzen von Verhalten das zukünftige Auftreten der Verhaltensweisen steuern. Da für Akteur*innen zunächst keine unmittelbaren Konsequenzen erfolgen, können sie weder erkennen, inwieweit sie jemanden verletzen, noch ob das Publikum ihre Handlungen überhaupt positiv verstärkt. Darüber hinaus kann Cybermobbing über jedes Alter, jeden Status hinweg stattfinden, weil Anonymität bestehen kann und die Akteur*innen sogar die Möglichkeit haben, sich eine andere Identität zuzulegen. Akteur*innen und Betroffene müssen sich nicht einmal kennen (Entkontextualisierung).

Ein weiterer Unterschied zum Mobbing ist bei Cybermobbing, dass die Handlungen gespeichert werden können, was ein Vorteil für die Betroffenen sein kann: Wenn sie sich wehren oder Handlungen zur Anzeige bringen, können sie die Sachverhalte meist nachweisen. Beim traditionellen Mobbing ist die meist nicht der Fall.

Wann sprechen wir von Mobbing oder von Cybermobbing?

Verhaltensweisen, die unter Cybermobbing subsummiert werden, können vielfältig sein, wie der folgende Überblick zeigt (vgl. Hinduja & Patchin, 2009).

Ausschluss	Ausschluss aus »In-Groups«; Löschen aus Gruppen/Freundeslisten
Belästigung/Beleidigungen	wiederholte anstößige Nachrichten, Außenstehende werden überzeugt, sich zu beteiligen
Verleumdung	Texte/Ton/Bilder, die schädlich/unwahr sind; Ziel: den Ruf des/der Betroffenen oder Freundschaften zu zerstören
Identitätsdiebstahl	Akteur*in verschafft sich Zugang zum Account des/der Betroffenen, gibt sich als Opfer aus, um Material zu versenden/zu veröffentlichen, das ein negatives Licht auf den/die Betroffene*n wirft, der Ruf/Freundschaften des/der Betroffenen werden zerstört.
Verrat/Betrug	öffentliches Posten/Versenden von persönlichen Informationen, Täuschen im Rahmen von Freundschaft
Cyberstalking	wiederholte, anstößige, einschüchternde Nachrichten, Drohungen, Erpressung, Verleumdung, Identitätsdiebstahl, kombinierte Formen sind möglich; meist Beziehungswunsch/gescheiterte Beziehung
Happy Slapping	spontanes Zugehen auf fremde Personen, Schlagen, Filmen; Videos von schweren Schikanen
Photoshopping	Verwendung moderner Bildbearbeitungssoftware, Fotos retuschieren (z. B. zum Erstellen einer pornografischen Abbildung), versenden, Ziel: Verleumdung oder Bedrohung/Belästigung/Cyberstalking

Abgrenzung weiterer aggressiver Handlungen in den Medien
In den letzten Jahren sind verschiedene andere aggressive Verhaltensweisen in den Medien bekannt geworden. Diese sollen hier zur Abgrenzung von Cybermobbing definiert werden:

Hatespeech	Der »Hass« richtet sich gegen ganze Gruppen (auch wenn Vertreter*innen und Fürsprecher*innen dieser Gruppen mitunter einzeln und persönlich angegriffen werden); kann gezielt von Gruppierungen ausgehen, die z. B. rassistische Botschaften verbreiten wollen.
Cybercrime	Internetkriminalität, z. B. Kreditkartenbetrug, Virenangriffe
Cybergrooming	gezieltes Ansprechen von Personen im Internet mit dem Ziel der Anbahnung sexueller Kontakte
Shitstorm	massenhafte öffentliche Entrüstung mit einem Kommunikationsmedium, zum Teil beleidigende Äußerungen

Was kommt vor?

Gerade haben wir uns Folgendes angesehen/gelesen:

....

Von wem handelt das Buch/der Film?

....

....

....

....

Was ist passiert?

....

....

....

....

Was ist das Problem?

....

....

....

....

Wie geht es der Hauptperson im Buch/Film? Weshalb?

....

....

....

....

Was kommt vor?

Wie geht es den Kindern/Jugendlichen, die die Hauptperson mobben?

....

....

....

....

Was tun die anderen Personen, die das Mobbing mitbekommen? Wie geht es den einzelnen Personen wohl?

....

....

....

....

Was denkst du, weshalb mobben sie?

....

....

....

....

Wir fassen nochmals zusammen, was wir über Mobbing gehört haben:

Weshalb handelt es sich bei den dargestellten Handlungen um Mobbing und oder Cybermobbing?

Handelt es sich um aggressive Handlungen?	☐ Ja	☐ Nein
Werden diese Handlungen wiederholt durchgeführt?	☐ Ja	☐ Nein
Ist das Ziel der Handlungen, einer Person/Personengruppe Schaden zuzufügen?	☐ Ja	☐ Nein
Besteht ein Ungleichgewicht der Kräfte?	☐ Ja	☐ Nein

Was kommt vor?

Was kennst du von dir?

In welche Handlungen bist du verwickelt/von welchen Handlungen bist du betroffen?

....

....

....

....

Handelt es sich bei den von dir geschilderten Verhaltensweisen und Vorkommnissen um Mobbing und/oder Cybermobbing?

....

....

....

....

Wie oft kommt Mobbing/Cybermobbing vor?

Mobbing und Cybermobbing kommen häufig unter Kindern und Jugendlichen vor. Cybermobbing spielt jedoch bei Kindern noch weniger eine Rolle, als dies bei der Gruppe der Jugendlichen der Fall ist. In großen, international durchgeführten Studien (z. B. Modecki et al., 2014; Basis 80 internationale Studien, Altersgruppe 12 bis 18 Jahre) zeigte sich, dass

- Mobbing in der realen Welt/im direkten Kontakt doppelt so oft vorkommt wie Cybermobbing;
- es zwischen den beiden Formen jedoch hohe Zusammenhänge im Auftreten gibt;
- die Prävalenzraten bei 35 % für die Beteiligung an traditionellem und 15 % an Cybermobbing liegen, wobei die Prävalenzzahlen von Studie zu Studie geschwankt haben, da eine unterschiedliche Erfassung der Angaben zu Mobbing und Cybermobbing erfolgt ist.

Beispiel

In einer englischen Studie (Wolke et al., 2017), in der Schüler*innen im Alter von 11–16 Jahren mittels eines elektronischen Fragebogens zum Einbezug in Mobbing, Selbstwert und Verhaltensproblemen befragt wurden, gaben 29 % der Teilnehmer*innen an, schikaniert zu werden, nur 1 % davon waren reine »Cybervictims«. Die Folgen von Mobbing und Cybermobbing haben sich in ähnlicher Weise auf den Selbstwert und das Verhalten ausgewirkt. Am meisten belastet waren diejenigen, die sowohl über digitale Medien wie auch in der realen Welt schikaniert wurden. Die Autor*innen kommen zu dem Schluss, dass keine isolierten Strategien gegen Mobbing oder Cybermobbing sinnvoll sind, sondern Interventionen auf beides abzielen müssen.

Mobbing kommt sowohl bei Kindern wie auch bei Jugendlichen vor. Unter jüngeren Kindern kommt körperliches Mobbing häufiger vor als in weiterführenden Schulen. In der Grundschule werden von Mobbing betroffene Kinder weniger abgelehnt als in den höheren Klassen. Mädchen sind im Vergleich zu Jungen eher in indirekte Mobbingformen involviert. In höheren Schulklassen (ab ca. Klasse 10) nimmt Mobbing ab. Mobbing kann aber auch in Berufsschulen, in der Ausbildung und später am Arbeitsplatz vorkommen.
Cybermobbing hat seinen Höhepunkt ca. in der 7./8. Klasse, jüngere Kinder sind noch weniger davon betroffen, da sie aber auch weniger Medien ohne Aufsicht der Bezugspersonen konsumieren, weniger mittels digitaler Medien kommunizieren.

Haben Mobbing und/oder Cybermobbing in den letzten Jahren zugenommen?
Immer wieder wird in der Öffentlichkeit diskutiert, dass aggressive Verhaltensweisen in den letzten Jahren zugenommen hätten. Dies – so zeigen vielfältige Studien – ist nicht pauschal der Fall. Auch bei Mobbing und Cybermobbing trifft das nicht allgemein zu. In einer großen US-amerikanischen Studie (Kessel Schneider et al., 2015), in der Schüler*innen zwischen 2006 und 2012 zu vier Zeitpunkten zum Vorkommen von Mobbing und Cybermobbing befragt wurden, zeigte sich eine Zunahme von Cybermobbing von 15 % zu 21 %, 2006 kam Mobbing noch 1,7-mal häufiger vor als Cybermobbing , 2012 kamen beide Mobbingarten gleich häufig vor. Die Zunahme von Mobbing war nicht signifikant.

Wie oft kommt Mobbing/Cybermobbing vor?

Wo findet Mobbing, wo Cybermobbing vor allem statt?

Mobbing kommt meist an Orten vor, an denen die Kinder und Jugendliche unbeaufsichtigt sind. In Schulen können das der Pausenhof sein, die Toiletten oder Umkleidekabinen, Gänge. Mobbing kann sich aber auch auf dem Schulweg ereignen (z. B. an der Bushaltestelle, im Schulbus). In der Regel findet Mobbing in unstrukturierten sozialen Situationen statt, in denen Kinder und Jugendliche ohne klar vorgegebene Regeln oder den Einfluss von Erwachsenen miteinander interagieren.

Cybermobbing, so hat z. B. die regelmäßig durchgeführte Jugendmedienstudie (Medienpädagogischer Forschungsverbund Südwest, 2019) gezeigt, ereignet sich vor allem bei YouTube und Instagram, vereinzelt auch bei Facebook, WhatsApp, Twitter, bei Online-Spielen und im Kommentarbereich von Nachrichtenangeboten.

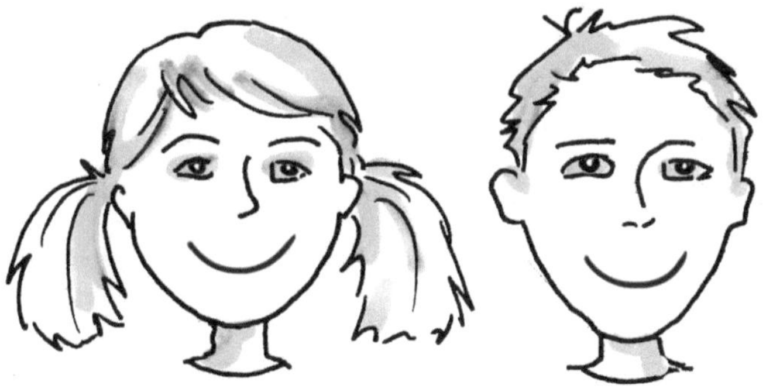

AB 21 • K J

Genaueres zu Mobbing

Mobbing und Cybermobbing kommen oft vor!

Wen kennst du, der oder die schon einmal gemobbt wurde?

....

....

....

....

Wen kennst du, der oder die schon einmal andere gemobbt hat?

....

....

....

....

Wo kommt das Mobbing und/oder Cybermobbing bei dir vor allem vor? Notiere die Orte in der realen oder in der virtuellen Welt. (Weißt du, was das bedeutet: die reale und die virtuelle Welt? Wenn nein, dann bespricht dein*e Therapeut*in das mit dir.)

....

....

....

....

Mythos und Wahrheit: Weshalb wird jemand gemobbt?

Rollen der Gruppenmitglieder

Mobbing ist grundsätzlich ein Gruppenphänomen. Nach dem »Participant Role«-Ansatz von Salmivalli et al. (1996) können Kinder und Jugendliche in einer Gruppe, in der gemobbt wird, unterschiedliche Rollen einnehmen. Sie können zu folgenden Gruppen gehören:

- Gruppe der Akteur*innen = Kinder/Jugendliche, die andere schikanieren
- Helfer*innen/Verstärker*innen der Akteur*innen = Kinder/Jugendliche, die beim Mobbing zwar nicht den »Ton« angeben, aber mithelfen oder aggressive Handlungen auch ausführen, lachen, klatschen, den Akteur*innen dafür Anerkennung und Aufmerksamkeit geben.
- Außenstehende = Kinder/Jugendliche, die nicht in Mobbing involviert sind, die aber oft dennoch vom Vorkommen wissen.
- Gruppe der Freund*innen/Verteidiger*innen der Betroffenen = Kinder/Jugendliche, die den Betroffenen beistehen, mit ihnen befreundet sind.
- Gruppe der Betroffenen = Kinder/Jugendliche, die von anderen schikaniert werden.

Merkmale der Gruppe

Folgende Merkmale der Gruppenstruktur begünstigen das Auftreten von Mobbing:

- Es kommt schwerpunktmäßig in Gruppen vor, die nicht selbstgewählt sind und eine feste Gruppierung darstellen (z. B. Schulklasse). Man kann hier auch von »Zwangsgruppen« sprechen, in frei gewählten Gruppen (z. B. Sportvereinen) tritt Mobbing seltener oder wenig andauernder auf, da die Gruppenmitglieder die Gruppe einfacher wieder verlassen können, wenn sie sich darin nicht wohlfühlen.
- Das neue Zusammensetzen oder Finden von Gruppen (z. B. Umschulung in die weiterführende Schule, Beginn Berufsschule) stellt immer eine Risikosituation für ein erhöhtes Vorkommen von Mobbing dar.
- Mobbing kommt dann verstärkt vor, wenn in einer Gruppe eine positive Einstellung gegenüber Aggressionen vorherrscht, wenn wenig wertschätzend miteinander umgegangen wird.
- Mobbing kommt häufiger vor, wenn es in einer Gruppe beachtet wird und die Akteur*innen Anerkennung dafür bekommen.
- Mobbing tritt auch dann in einem System/einer Gruppe häufiger auf, wenn von Autoritätspersonen prosoziales Verhalten wenig gefördert wird und/oder es für aggressive Verhaltensweisen inkonsequente, inkohärente oder keine negative Verstärkung erfolgt.

Gründe für das Mitmachen an Mobbing

Natürlich ist es auch wichtig, sich damit auseinanderzusetzen, weshalb manche Personen andere mobben. Als Motive werden in Befragungen oft genannt:

- Streben nach Macht/Dominanz
- Rache nehmen
- aus Langeweile
- Angst, selbst gemobbt zu werden
- weil es Spaß macht
- um zu einer Gruppe dazuzugehören

Mythos und Wahrheit: Weshalb wird jemand gemobbt?

Wording. »Wenn Kinder und Jugendliche unter Spannung sind, sich unsicher oder ungeschickt verhalten, dann nehmen Kinder und Jugendliche, die andere mobben wollen, das als Anlass. Sie könnten auch einfach auf Abstand gehen, wenn sie es nicht gut finden, wie andere sind oder wie sie sich verhalten. Manche mobben, weil sie es irgendwie lustig finden oder mal testen wollen, wie weit sie gehen können. Manche machen es auch, um andere in der Gruppe zu beeindrucken oder weil sie Angst haben, selbst mal gemobbt zu werden.«

Macht erleben als Motivation, andere zu mobben. Häufig ist die Übernahme einer Akteur*innenrolle Ausdruck einer Störung des Sozialverhaltens oder einer emotionalen Störung. Auch Impulsivität und Suche nach Aufmerksamkeit bei Dritten bei einer Aktivitäts- und Aufmerksamkeitsstörung kann dazu führen, dass Kinder in Mobbing involviert werden. Wenn die Motivation, sich an Mobbing zu beteiligen oder es zu initiieren das Erleben von Macht ist, sind verschiedene Abstufungen denkbar:

- Macht erleben 1: testen wollen, wie viel sich ein anderer »gefallen lässt«
- Macht erleben 2: sich überlegen fühlen wollen
- Macht erleben 3: einem anderen etwas zufügen, was mir selbst zugefügt wurde
- Macht erleben 4: sehen wollen, dass es dem anderen schlecht geht

Wording. »Wenn Kinder oder Jugendliche andere mobben, dann wollen sie sich in einem kurzen Moment stark fühlen oder sich über andere lustig machen. Wenn Kinder andere Kinder mobben, dann können sie meistens gar nicht einschätzen, wie sich das für die anderen anfühlt und wie lange das für die anderen ein Problem sein kann. Oder sie wollen es nicht einschätzen. Sie brauchen Erwachsene, die ihnen helfen, auf andere zu achten und fair mit ihnen umzugehen.«

Risikofaktoren

In der Mobbingforschung der vergangenen Jahrzehnte ist man auch der Frage nachgegangen, ob es bestimmte Merkmale/Eigenschaften gibt, die das Risiko des Einzelnen erhöhen, selbst andere zu mobben (Gruppe: Akteur*innen), gemobbt zu werden (Gruppe: Betroffene) oder sowohl gemobbt zu werden als auch andere zu mobben (Gruppe: Akteur*innen-Betroffene). Diese Merkmale lassen sich ausmachen:

Gruppe Akteur*innen. Akteur*innen sind oft älter als der Durchschnitt der Gruppe, fühlen sich anderen gegenüber überlegen, haben eine positive Einstellung gegenüber Gewalt (das heißt, sie finden es okay, wenn jemand sich aggressiv anderen gegenüber verhält), sie haben oft wenig Bindung zur Schule, teilweise ein idealisiertes Selbstbild, sind oft beliebt in der Gruppe, verhalten sich jedoch wenig empathisch, obwohl sie sich kognitiv durchaus in die Perspektive anderer hineinversetzen können.

Gruppe Betroffene. Betroffene haben oft eine ablehnende Haltung/Einstellung gegenüber Gewalt, sind in der Gruppe eher unbeliebt oder neu, verfügen über eine unzureichende Stressverarbeitung, sind eher ängstlich, haben ein negatives Selbstkonzept und fühlen sich der Schule – ähnlich wie die Akteur*innen – wenig zugehörig.

Gruppe Akteur*innen-Betroffene. Mitglieder dieser Gruppe leiden oft unter vielen psychosozialen Belastungen, erleben häufig Zurückweisungen, haben wenig Freund*innen, sind ängstlich, depressiv, oft auch impulsiv/hyperaktiv, »hitzköpfig«, es treten gehäuft Lernstörungen auf, sie verfügen über wenig prosoziales Verhalten und haben eine verzerrte Informationsverarbeitung.

Mythos und Wahrheit: Weshalb wird jemand gemobbt?

Familie. Auch familiäre Interaktionen können das Auftreten von Mobbing begünstigen. Es gibt Hinweise darauf, dass Kinder/Jugendliche,

- die gemobbt werden, eher überbehütend erzogen werden, dass die Eltern eher ängstlich sind, ggf. den Selbstwert/die Autonomie zu wenig fördern;
- die andere mobben, eher autoritär erzogen werden, teilweise auch vernachlässigend, bzw. den Kindern/Jugendlichen wenig Grenzen gesetzt werden.

Cybermobbing. Als Risikofaktoren für das Auftreten von Cybermobbing lassen sich weitere Merkmale benennen: Als Grundvoraussetzung kann hier ausgemacht werden, dass die Jugendlichen (bei Kindern tritt es ja noch seltener auf) viel Zeit im Internet verbringen und sich viel mit digitalen Medien beschäftigen. Darüber hinaus müssen sie ein Profil in sozialen Netzwerken haben. Und – egal ob von Mobbing betroffen oder ob selbst gemobbt wird – diese Jugendlichen zeigen ein ausgeprägtes Risikoverhalten im Internet (z. B. sind mit persönlichen Daten unvorsichtig).
Für die Gruppe der Betroffenen kann zusätzlich gefunden werden, dass sie eher sozial isoliert, einsam, ängstlich sind, als relevantes Risikoverhalten geben sie viele Daten raus, auch sehr persönliche.
Auf der Seite der Akteur*innen findet sich wiederum, dass sie eine erhöhte Aggressivität aufweisen und über eine geringe affektive und kognitive Empathie verfügen.

Wichtig

Individuelle Risikofaktoren erhöhen die Wahrscheinlichkeit, in Mobbing in irgendeiner Rolle involviert zu werden. Es ist jedoch ein Zusammenspiel vieler Faktoren, die das Mobbing dann tatsächlich vorkommen und über einen längeren Zeitraum auftreten lassen. Relevant ist immer die Reaktion der Umgebung, der Mitschüler*innen, der Lehrer*innen, der Schulleitung, aber auch der Eltern.
Mobbing benötigt ein interessiertes Publikum. Wenn niemand Mobbing gut findet, hört es rasch auf!

Implikationen für die Psychotherapie

In der psychotherapeutischen Arbeit mit Kindern und Jugendlichen sollte die Gruppendynamik herausgearbeitet werden, die das Auftreten von Mobbing beeinflusst. Betroffene Kinder/Jugendliche können so verstehen, dass es nicht ihre »Schuld« ist, dass sie gemobbt werden. Mobbende Kinder/Jugendliche realisieren, dass Mobbing nicht von allen Personen in der Umgebung positiv wahrgenommen wird, und lernen, die Folgen für die Betroffenen, für die Gruppe, aber auch für sich besser zu verstehen. Nach erfolgter Psychoedukation können die Kinder/Jugendlichen die Mitglieder ihrer Gruppe in das Schaubild in AB 22 »Ich schaue mir meine Gruppe genau an« eintragen. Dadurch entsteht eine Differenzierung der Gruppe. Betroffene und involvierte Kinder/Jugendliche nehmen wahr:

- *auf Betroffenenseite:* dass nicht alle Kinder/Jugendliche ihrer Gruppe Akteur*innen oder Helfer*innen der Akteur*innen sind, dass es mehr Betroffene gibt (das wirkt ebenfalls oft als Erleichterung), dass manche Kinder/Jugendliche nicht mitmachen oder sogar nett zu ihnen sind. Darauf aufbauend kann später erarbeitet werden, dass die schikanierten Kinder/Jugendlichen die Kontakte zu denen verstärken, die außenstehend sind oder aber ihnen wohl gesonnen, und die Kontaktmöglichkeiten zu den Akteur*innen und deren Helfer*innen reduzieren, wo es geht.
- *auf Akteur*innenseite:* Kinder/Jugendliche erkennen, dass nicht alle Mitglieder der Gruppe ihr Verhalten verstärken, anerkennen, dass es ggf. sogar Ablehnungen gibt.

AB 22 • K J

Ich schaue mir meine Gruppe genau an!

Bitte trage in das Schaubild unten ein, wer in deiner Klasse zu welcher Gruppe gehört.

- Gruppe der Akteur*innen = Kinder/Jugendliche, die andere schikanieren
- Helfer*innen/Verstärker*innen der Akteur*innen = Kinder/Jugendliche, die beim Mobbing zwar nicht den »Ton« angeben, aber mithelfen oder aggressive Handlungen auch ausführen, lachen, klatschen, den Täter*innen dafür Anerkennung und Aufmerksamkeit geben.
- Außenstehende = Kinder/Jugendliche, die nicht in Mobbing involviert sind, die aber oft dennoch vom Vorkommen wissen.
- Gruppe der Freund*innen/Verteidiger*innen der Betroffenen = Kinder/Jugendliche, die den Betroffenen beistehen, mit ihnen befreundet sind
- Gruppe der Betroffenen = Kinder/Jugendliche, die von anderen schikaniert werden

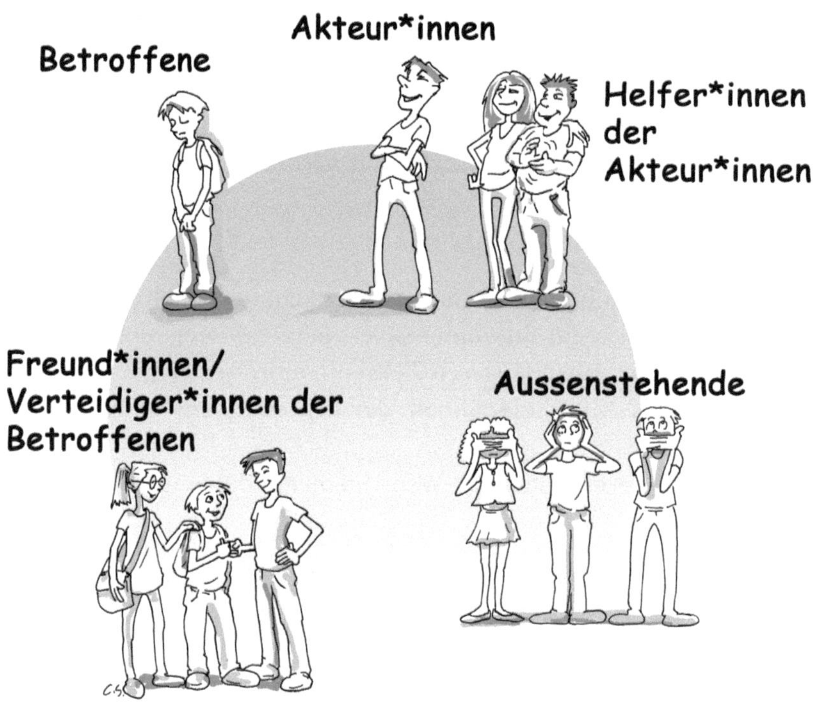

Was nehme ich mit?
Ich nehme mir vor, den Kontakt zu

.... [*Name von Gruppenmitgliedern*]

zu verstärken und zu schauen, dass ich zu

.... [*Name von Gruppenmitgliedern*]

möglichst viel Abstand halte. So kommt Mobbing seltener vor.

Folgen von Mobbing

Wenn Mobbing in einer Gruppe auftritt, dann hat das meist Folgen. Was hat sich durch das Mobbing für dich verändert? Kreuze an:

☐ Bauchschmerzen

☐ Kopfschmerzen

☐ kann mich schlechter konzentrieren

☐ habe Angst vor anderen

☐ fühle mich unwohl

☐ melde mich kaum mehr

☐ habe Fehlzeiten in der Schule

☐ fühle mich traurig

☐ bin wütend

☐ habe dadurch Macht

☐ will Rache nehmen

☐ habe ständig Bilder oder Erinnerungen im Kopf

☐ bin ich so traurig, dass mir gar keine Lösungen mehr einfallen

Gibt es weitere Folgen? Notiere sie:

....

....

....

....

....

....

....

....

Folgen von Mobbing

Nach allem, was du gehört hast: Was sind die Gründe für das Mobbing?

....

....

....

....

....

....

....

....

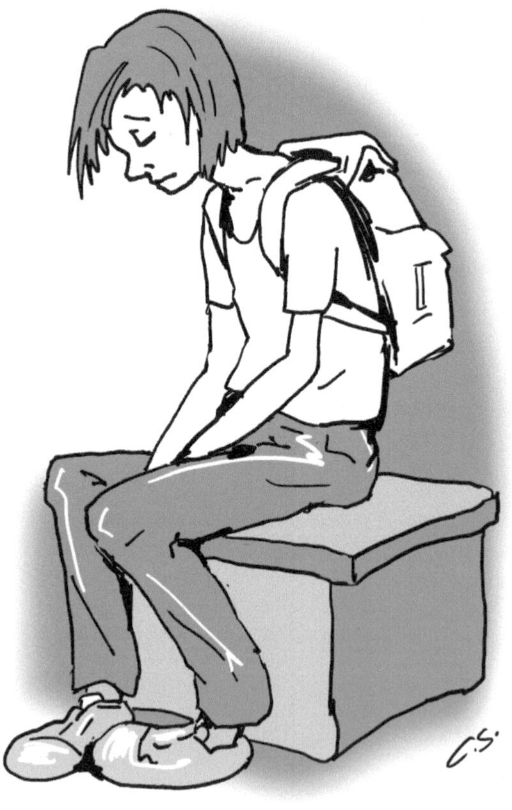

AB 24 • T J K

Was kann getan werden?

Da es sich bei Mobbing um ein Gruppengeschehen handelt, ist es wichtig, dass sich auch in der Gruppe etwas verändert, damit Mobbing nicht mehr auftritt. Eine einzelne Person kann zwar einen wichtigen Beitrag zur Veränderung leisten, aber sie wird den gesamten Prozess nicht verändern.

Schauen wir uns an, was die einzelnen Gruppen tun können, um Mobbing zu beenden:

Zuerst ist es wichtig, dass es insgesamt in der Gruppe **Regeln und Haltungen/Einstellungen** (das heißt grundlegende Überzeugungen) gibt zum Umgang miteinander:

- Wir behandeln uns mit Respekt!
- Wir helfen alle mit, dass Konflikte gelöst werden!
- Wir sagen »Stopp!«, wenn wir etwas nicht wollen!
- Wir achten die Grenzen anderer!
- Wir helfen anderen, wenn jemand unsere Hilfe braucht!

Wer kann diese Regeln/Werthaltungen umsetzen?

....

....

....

Was kann ich konkret tun, damit das Mobbing nicht mehr auftritt? Erste Ideen:

....

....

....

Eltern und Geschwister können ebenfalls mithelfen. Hier ist wichtig, dass …

....

....

....

....

....

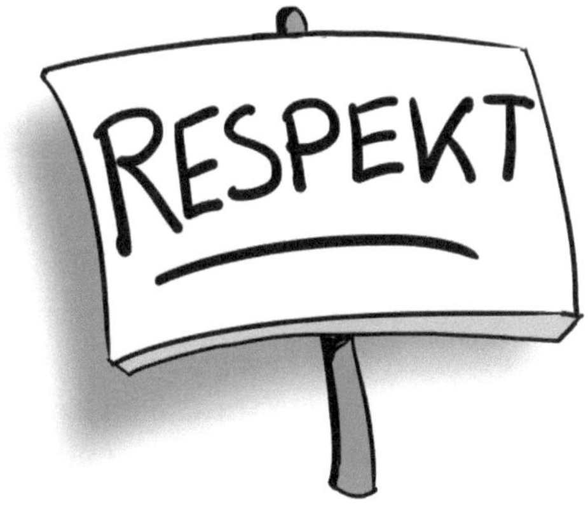

5 Aufbau von Ressourcen und Resilienz

Interventionen zur Ressourcenstärkung sind für alle Patient*innen sinnvoll, damit sie aktuelle Belastungen bewältigen und sich von ihrer Rolle im Mobbingprozess distanzieren können. Langfristig soll durch den Aufbau von Ressourcen und Resilienz das Risiko für weitere Viktimisierungserfahrungen oder weitere aggressive Verhaltensweisen gegenüber Gleichaltrigen reduziert werden.

5.1 Eigene Ressourcen erkennen und stärken

Mit den Interventionen in diesem Kapitel können Kinder und Jugendliche lernen, eigene Stärken und Fähigkeiten zu erkennen, zu aktivieren und aufzubauen. Dazu sollen die kompetenten Seiten oder adaptiven Modi der Kinder und Jugendlichen gestärkt sowie Selbstakzeptanz aufgebaut werden. Die Patient*innen werden angeleitet, soziale Unterstützung wahrzunehmen und zu aktivieren.

Hinweis

Einige der hier beschriebenen Interventionen dienen dem Aufbau adaptiver Modi. Dazu ist es nicht zwingend notwendig, dass mit den Patient*innen auch andere schematherapeutische Interventionen durchgeführt werden oder ein differenziertes Modusmodell erstellt wurde. Es ist ausreichend, wenn zwischen einem kompetenten inneren Anteil und einem schwierigen inneren Anteil unterschieden wird.

Ressourcenaktivierung. Grawe (2004) nennt Ressourcenaktivierung als einen wesentlichen Wirkfaktor für Therapien. Sie dient dem Aufbau einer akzeptierenden Haltung sich selbst gegenüber, der Stärkung der Selbstwirksamkeitserwartung und der Problemlösefähigkeit. Dies ist besonders für die von Mobbing betroffenen Kinder und Jugendlichen relevant. Auch die Bezugspersonen sollten dabei einbezogen werden (vgl. Kap. 8). Durch Ressourcenaktivierung erfolgt auch eine Stärkung der therapeutischen Beziehung durch die Erfüllung des Bedürfnisses nach Anerkennung und Selbstwert, gleichzeitig werden Stärken des/der Patient*in und Bewältigungskompetenzen aktiviert. Durch Interventionen zur Ressourcenaktivierung können auch in den Sitzungen unmittelbar positive Gefühle erzeugt werden. Kinder und Jugendliche öffnen sich dadurch rascher und kooperieren oft mehr, was bei der Bearbeitung später thematisierter Problemverhaltensweisen helfen kann. Die Interventionen zur Ressourcenaktivierung sollen jedoch nicht als »Türöffner« verstanden werden. Sie sind nicht Mittel zum Zweck, einen Zugang zu dem/der Patient*in zu bekommen, sondern dienen dem Aufbau von Resilienz.

Resilienz. Resilienten Menschen gelingt es, trotz Belastung oder Schicksalsschlägen psychisch gesund zu bleiben oder es nach einer Anpassungszeit wieder zu werden. Resilienz kann zudem als Fähigkeit verstanden werden, die eigene Persönlichkeit weiterzuentwickeln und neue Ressourcen aufzubauen (Wurstmann & Seiler, 2015). In der Literatur werden unterschiedliche Modelle von Resilienz beschrieben: Resilienz als Reaktion, als Trait und Resilienz als dynamischer Prozess. Happer et al. (2017) finden bei Jugendlichen gute Bestätigung für das Konzept der Resilienz als Prozess sowie einige Anhaltspunkte für Resilienz als Reaktion. Das Konzept von Resilienz als Trait findet geringere Bestätigung. Das dynamische Konzept der Resilienz als Prozess ist für die Psychotherapie besonders relevant. Wenn Resilienz als Prozess verstanden wird, dann kann ihr Aufbau gefördert und unterstützt werden. Psychotherapie kann das Ziel haben, dass Kinder und Jugendliche emotional »fitter« und »widerstandsfähiger« werden und dadurch Entwicklungsaufgaben besser bewältigen können. Die Stärkung von Resilienzfaktoren kann es Kindern und Jugendlichen ermöglichen, sich von der eingenommenen Rolle im Mobbingprozess zu distanzieren. Zudem kann der Aufbau von Ressourcen und Resilienz davor schützen, in Zukunft in Mobbing oder unbalancierte Beziehungen involviert zu werden.

Positive Schemata. Young et al. (2008) beschreiben neben maladaptiven auch adaptive oder positive Schemata. Diese entstehen durch ausreichende Erfüllung emotionaler Bedürfnisse in der Kindheit und Jugend, wenn das Kind oder der/die Jugendliche

- stabile Bindung, liebevolle Zuwendung, Zugehörigkeit und Sicherheit erlebt,
- ausreichende Autonomie gewährt bekommt, er/sie/es ermutigt wird, Probleme selbstständig zu lösen und den eigenen Weg zu gehen,
- Orientierung und gesunde Grenzen erlebt und zu gesunder (Selbst-)Disziplin angeleitet wird,
- sich selbst ausdrücken und zeigen darf, wie er/sie/es ist,
- ausreichend Freiraum für Spontaneität, Spaß und Spiel hat.

Dabei wird eine Erfüllung der Bedürfnisse beschrieben, die nicht perfekt, sondern »gut genug« ist. Positive Schemata stellen einen guten Ansatzpunkt in der Behandlung von Kindern, Jugendlichen und jungen Erwachsenen dar (Brüderl, 2020; Dresbach, 2021). Zur Erfassung positiver Schemata entsprechend des Konzeptes von Young et al. (2008) liegt mittlerweile ein englischsprachiger Fragebogen vor (Louis et al., 2018). Positive Schemata ermöglichen den Aufbau balancierter Beziehungen zu anderen, bei denen die eigenen Bedürfnisse und Grenzen genauso geachtet werden wie die Bedürfnisse und Grenzen anderer Menschen.

Positive Schemata als Schutzfaktoren. Positive Schemata begünstigen sozial kompetente Interaktionen mit anderen Menschen, wodurch Kinder und Jugendliche ausreichend Möglichkeiten haben, ihre sozialen Fertigkeiten zu entwickeln und zu differenzieren. Positive interpersonale Schemata und soziale Fertigkeiten ermöglichen wiederum den Zugang zu sozialen Ressourcen wie Freundschaften und Zugehörigkeit zu Gruppen. Wenn ein Kind oder ein*e Jugendliche*r ausreichend positive Schemata entwickeln konnte, ist er/sie/es emotional geschützt und kann negative Botschaften Gleichaltriger leichter zurückweisen.

Positive Schemata und die adaptiven Modi. Die schematherapeutischen Interventionen zur Aktivierung von Ressourcen dienen der Stärkung des kompetenten Modus, dem Aufbau des Helfer-Modus und der Stärkung des resilienten Modus. Um den kompetenten Modus zu stärken, sollen bereits vorhandene positive Schemata und soziale Fertigkeiten aktiviert werden. Durch die Aktivierung des Helfer-Modus werden Barrieren für Selbstmitgefühl abgebaut. Um den resilienten Modus aufzubauen und zu stärken, werden soziale Fertigkeiten unter Einsatz des Helfer-Modus trainiert, positive Schemata werden durch Bedürfniserfüllung und den Aufbau funktionaler Grundannahmen gestärkt. Dies ist bei allen Patient*innen relevant, die als Betroffene in eine Mobbingsituation involviert sind oder es waren. Der Aufbau der adaptiven Modi soll den/die Patient*in stärken, um sich mit den belastenden Erfahrungen auseinandersetzen und die dysfunktionalen Peermodi und Copingmodi begrenzen zu können.

Der kompetente Modus. Der kompetente Modus repräsentiert die positiven Schemata, die durch eine ausreichende Bedürfniserfüllung entstanden sind. Bei jungen Patient*innen befinden sie sich noch im Entstehungsprozess. Positive Schemata ermöglichen funktionale Grundannahmen über sich selbst, andere Menschen und über Beziehungen. Diesem Modus werden auch die Fähigkeiten und Fertigkeiten des Kindes oder des/der Jugendlichen zugeordnet. Im kompetenten Modus können Kinder und Jugendliche altersangemessen Gefühle regulieren und Lösungen für Probleme finden. Dabei nutzen sie innere und äußere Ressourcen.

Der glückliche Kindmodus. Im glücklichen Kindmodus können spontane, spielerische und kreative Impulse ausgelebt werden. Die emotionalen Bedürfnisse sind ausreichend gut erfüllt, die Person ist ausgeglichen und im Hier und Jetzt. Das Kind oder der/die Jugendliche fühlt sich ausreichend sicher und verbunden, akzeptiert, wie es oder er/sie ist, und ist frei genug, sich selbst auszudrücken.

Der Helfer-Modus. Der Helfer-Modus ist ein adaptiver Modus, in dem der/die Patient*in selbstfreundlich mit sich und seinen/ihren emotionale Bedürfnissen umgeht. Der Modus entspricht einem adaptiven Eltern- oder Peermodus. Der Helfer-Modus im Sinne des adaptiven Elternmodus begleitet das Kind oder die/den Jugendliche*n auf ruhige, wohlwollende Art. Er stellt verinnerlichte positive Botschaften von erwachsenen Bezugspersonen dar. Der Modus wird im Laufe der Entwicklung aufgebaut und ermöglicht eine zunehmende emotionale Selbstregulation. Patient*innen lernen in diesem Modus, sich selbst zu trösten, zu schützen, anzuleiten und zu ermutigen. Er tut das, was gute Eltern tun. Der Helfer-Modus im Sinne eines adaptiven Peermodus stellt verinnerlichte positive Botschaften der Gleichaltrigen dar. Im Peermodus lernen Patient*innen, mit sich selbst wie gute Freund*innen umzugehen, sich selbst aufzumuntern, abzulenken und Lösungen zu suchen. Der Helfer-Modus oder ein Helferteam sollten in das Modusmodell aufgenommen werden. Der oder die Helfer*innen können beim imaginativen Überschreiben, in Arbeit mit Stühlen, Puppen oder Figuren sowie beim modusgeleiteten sozialen Fertigkeitentraining genutzt werden. Der Helfer-Modus (oder das Helferteam aus »erwachsenem« und »gleichaltrigem« Helfer-Modus) ermöglicht Selbstfreundlichkeit und Selbstregulation.

Der resiliente Modus. Der adaptive Modus entsteht durch positive Erfahrungen mit Bezugspersonen und Gleichaltrigen. Auch alternative Bezeichnungen wie »Clevermodus« (Loose et al., 2013; Graaf et al., 2021), »fitter Modus« (Handrock et al., 2016) oder »kompetenter Modus« (Dresbach & Döpfner, 2020) implizieren einen bereits bestehenden positiven, ressourcenvollen Zustand oder vorhandene Kompetenz. In der klinischen Praxis sind diese Begriffe für Jugendliche und jungen Erwachsenen nicht immer anschlussfähig. Die Patient*innen betrachten sich selbst häufig nicht als »kompetent«, »clever« oder »fit«. Oder sie nehmen den adaptiven Modus als deutlich schwächer wahr als die dysfunktionalen Copingmodi. Bei Dresbach (2021) wird eine Differenzierung der adaptiven Modi in einen kompetenten und einen resilienten Modus vorgeschlagen. Diese erscheint bei der Arbeit an Schemata besonders relevant, die durch interpersonale Traumatisierung oder Mobbing entstanden sind oder verstärkt wurden. Neben dem genuin adaptiven Modus, der durch positive Erfahrungen entwickelt wurde, sollte ein resilienter Modus konzipiert werden, der sich *trotz* negativer Erfahrungen entwickeln kann.

Hinweis

Auf den Arbeitsblättern für Jugendliche und junge Erwachsene wird die Bezeichnung »fitter Modus« für den kompetenten/resilienten Modus genutzt. Weitere Modi werden in Kapitel 6 vorgestellt. Eine vollständige Übersicht finden Therapeut*innen bei Faßbinder et al. (2016), Dresbach (2021), Graaf et al. (2021) und Loose et al. (2013).

Arbeits- und Informationsmaterial

AB 25 Eine Reportage über deine Stärken

Auf dem Arbeitsblatt können Kinder ihre Stärken zusammentragen und notieren, welches positive Feedback sie von anderen bekommen haben. Das Arbeitsblatt wird mitgegeben, damit die einzelnen Schritte der Reportage zu Hause umgesetzt werden können. Dann werden die Notizen in der Therapiesitzung besprochen.

AB 26 Der Marienkäfer an der Wand

Kinder werden angeleitet, sich vorzustellen, dass ein Marienkäfer zu Hause »mithören« und beobachten kann, wie das Familienleben abläuft. Dann werden positive Erfahrungen im Familienalltag erfasst.

AB 27 Was an meiner Schule/Gruppe trotz allem gut ist

Kinder und Jugendliche können notieren, was sie an ihrer Schule oder in einer Gruppe trotz der Probleme mit dem Mobbing gut finden, um Ressourcen im Umfeld zu identifizieren, die in der Behandlung genutzt werden können.

AB 28 Gute Erfahrungen
Auf diesem Arbeitsblatt können die von Mobbing betroffenen Kinder und Jugendlichen gute Erinnerungen mit Erwachsenen und Gleichaltrigen festhalten, um Anhaltspunkte für Entstehungsbedingungen positiver Schemata zu erarbeiten.

AB 29 Meine Ressourcen
Jugendliche und junge Erwachsene können auf diesem Arbeitsblatt persönliche und soziale Ressourcen notieren. Dann wird erarbeitet, wie die Ressourcen im Alltag genutzt und erweitert werden können.

AB 30 Mein Stärkenbaum
Die Stärken, guten Erfahrungen und Träume des Kindes können anhand eines Baummodells visualisiert werden.

AB 31 Imagination: House of good things
Mit Jugendlichen/jungen Erwachsenen wird ein Haus imaginiert, in dem die Räume für verschiedene persönliche und soziale Ressourcen stehen. Dabei werden die verschiedenen emotionalen Bedürfnisse berücksichtigt. Durch die Imagination können aktuelle Ressourcen wahrgenommen und Ideen entwickelt werden, welche Ressourcen und Fähigkeiten weiter aufgebaut werden sollen. Die Imagination kann analog zur Übung »Der gute Ort« genutzt werden, um Selbstregulation zu fördern und Selbstwirksamkeit aufzubauen.

AB 32 Ressourcenübungen für Kinder
Ressourcenübungen für Kinder mit Ideen zur praktischen Umsetzung sind auf diesem Arbeitsblatt zusammengestellt. Die Kinder werden angeleitet, für sich in der Vorstellung einen guten Ort zu finden, eine Schatzkiste für ressourcenvolle Erinnerungen sowie eine Toolbox für Problemlösungen zu basteln.

AB 33 Good for me!
Auf diesem Arbeitsblatt für Jugendliche und junge Erwachsene werden Strategien zur Selbstfürsorge zusammengefasst.

AB 34 Enjoy yourself!
Auf diesem Arbeitsblatt können sich Jugendliche und junge Erwachsene Ressourcen in ihrem Alltag bewusst machen und Aktivitäten wählen, die ihnen Spaß machen und Unbeschwertheit ermöglichen.

AB 35 Innere Helfer
Verschiedene Schritte zum Aufbau und Einsatz einer Helferfigur werden für den/die Therapeut*in zusammengefasst. Dadurch soll der Helfer-Modus gestärkt werden.

AB 36 Sätze, die helfen
Hilfreiche Sätze zum Aufbau von Selbstmitgefühl und Selbstakzeptanz sind auf diesem Arbeitsblatt zusammengefasst. Die Formulierungen können von dem/der Therapeut*in oder von dem/der Patient*in selbst genutzt werden.

AB 25 • K

Eine Reportage über deine Stärken

Stell dir vor, du bist selbst Reporterin oder Reporter und sollst eine Reportage über deine Stärken machen!

Du darfst ganz kreativ sein!

Entwirf zuerst ein Logo, das zu dir und deinen Stärken passt. Weißt du, was ein Logo ist? Ein Logo ist ein Zeichen, das sich Firmen oder berühmte Personen geben, es wird auf ihre Visitenkarten und ihr Briefpapier gedruckt, es befindet sich auch auf ihrer Webseite. Schau dir im Internet ein paar Logos an, sodass du auf eine gute Idee für dich kommst. Du kannst zeichnen oder auch etwas ausschneiden.

Hier ist Platz für dein Logo.

Frage drei Personen, die dir nahe sind, was sie an dir mögen.
Hier ist Platz für ihre Antworten.

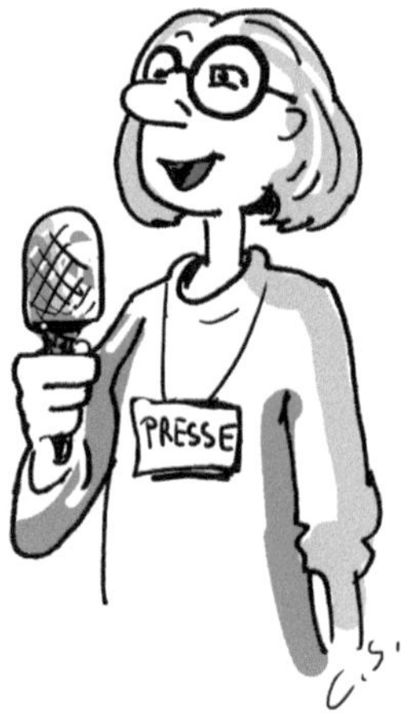

....

....

....

Worauf bist du stolz? Was kannst du gut?
Was hast du schon einmal toll geschafft?
Hier ist Platz für deine Antworten:

....

....

....

....

Der Marienkäfer an der Wand

Stelle dir gemeinsam mit deinen Eltern vor, dass ein Marienkäfer über einen längeren Zeitraum in eurer Wohnung / eurem Haus ist. Marienkäfer können überall hinkommen, sie sitzen manchmal lange an der gleichen Stelle, fliegen aber auch von Ort zu Ort.

An welchem Ort bekommt der Marienkäfer am meisten von eurer Familie mit?

Was sieht er? Du kannst gerne ein Foto von dieser typischen Familiensituation einkleben.

Was erzählt er an positiven Eigenschaften den anderen Marienkäfern über euch als Familie?
Über die einzelnen Familienmitglieder?

....

....

Schreibe auf, wer zu deiner Familie gehört und was der Marienkäfer über die einzelnen Personen sagt:

....

....

....

....

Der Marienkäfer an der Wand

Der Marienkäfer achtet sehr auf das Tolle bei euch. Was fällt ihm besonders auf?

....

....

Was habt ihr als Familie schon zusammen gemeistert?

....

....

Welche Stärken haben euch geholfen?

....

....

AB 27 • K J

Was an meiner Schule/Gruppe trotz allem gut ist

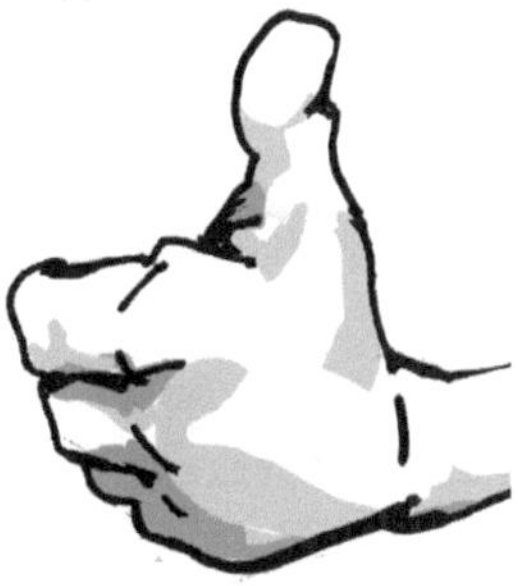

Du bist unter anderem hier, weil in .... [*Name vom Ort notieren*] Mobbing vorkommt.
Das kann sehr belastend sein. Viele Kinder und Jugendliche erleben dabei schlechte Gefühle und hoffnungslose Gedanken. Oft sehen sie dann gar nicht mehr, was in der Schule trotzdem gut ist. Und dann übersehen sie manchmal Möglichkeiten, etwas zu ändern.

Zeichne hier den Ort hin, an dem das Mobbing auftritt:

Male aus: Nutze eine rote Farbe, um zu skizzieren, wie groß die Anteile an dem Ort sind, die belastend / nicht gut sind. Nimm einen grünen Stift und markiere die Anteile, die gut sind.

Notiere auch, was trotz allem gut ist (z. B. Es gibt einen tollen Beratungslehrer; manche Kinder sind auch hilfsbereit) und wer dich unterstützen kann.

Was ist trotz allem gut und kann mir helfen?

....

....

....

Wer kann dir helfen oder dich unterstützen?

....

....

....

AB 28 • J

Gute Erfahrungen

Schreibe hier gute Erfahrungen mit Erwachsenen und Gleichaltrigen auf. Das können Freund*innen und Familie sein, aber auch Trainer*innen, Lehrer*innen, Mitschüler*innen, Leute aus einem Verein oder der Nachbarschaft …

Mit wem habe ich etwas Gutes erlebt?	**Was war die gute Erfahrung? Was hat die andere Person gemacht oder gesagt?**	**Wie fühle ich mich, wenn ich daran denke?**

Zum Weitermachen

- Du kannst in einem Buch oder in einer Datei auf deinem Smartphone Situationen mit anderen notieren, in denen jemand freundlich oder fair zu dir war oder in denen du mit anderen etwas Gutes erlebt hast.
- Wenn du willst, kannst du auch aufschreiben, wofür du anderen dankbar bist.
- Beides hilft, um mehr darauf zu achten, was mit anderen gut läuft.

Meine Ressourcen

Notiere in der Tabelle, welche wichtigen Menschen dir guttun oder dich unterstützen, was du gerne machst und was du gut kannst. Versuche, für so viele Bereiche wie möglich etwas zu finden.
Zu den Dingen, die du gut kannst, zählen Leistungen in der Schule, im Sport, bei Musik usw. Aber auch deine Fähigkeiten im Umgang mit anderen Menschen, z. B. zuhören können, hilfsbereit sein, ehrlich sein.

Lebensbereich	Menschen, die mir guttun oder mich unterstützen	Etwas, was ich gerne mache, mit anderen oder alleine	Etwas, was ich gut kann
Familie/befreundete Familie/hilfreiche Erwachsene	....	....	....
	....	....	....
	....	....	....
	....	....	....
Freundschaften/ Liebesbeziehungen/ Gruppen	....	....	....
	....	....	....
	....	....	....
	....	....	....
Schule/Ausbildung/Job	....	....	....
	....	....	....
	....	....	....
	....	....	....
Interessen/Ideen/ Projekte/Kreativität	....	....	....
	....	....	....
	....	....	....
	....	....	....

Meine Ressourcen

Lebensbereich	Menschen, die mir guttun oder mich unterstützen	Etwas, was ich gerne mache, mit anderen oder alleine	Etwas, was ich gut kann
Sport/Gesundheit/ Aussehen	....	....	....
	....	....	....
	....	....	....
	....	....	....
Hobby/Freizeit	....	....	....
	....	....	....
	....	....	....
	....	....	....
Vorbilder/Gruppen & Organisationen (z.B. politische Arbeit)	....	....	....
	....	....	....
	....	....	....
	....	....	....

Die Menschen, die Aktivitäten und die Eigenschaften, die du genannt hast, helfen dir, in dich selbst zu vertrauen. Es ist gut, regelmäßig Zeit mit diesen Menschen zu verbringen und regelmäßig das zu machen, was du magst.

Mein Stärkenbaum

Dieser Baum steht für dich!

Die Wurzeln sind die Menschen, die für dich da sind, die nett zu dir sind und mit denen du gerne zusammen bist. Schreibe zu den Wurzeln, was du mit den Menschen Gutes erlebst. Und auch, was die Menschen machen oder sagen, um dich zu trösten.
Der Stamm und die Äste sind das, was andere an dir mögen und was du gut kannst. Schreibe das zu dem Stamm und den Ästen dazu. Hier kannst du auch aufschreiben, was du mit anderen Kindern gut kannst, z. B. fair sein, dich wieder vertragen, andere mitmachen lassen. Und was du selber machen kannst, wenn du mal traurig, sauer oder wütend bist oder um dir Mut zu machen.
Die Baumkrone, das sind die Äste ganz oben, ist das, was du magst, was dir Spaß macht und was du gerne mal werden willst. Schreibe deinen Hobbys und deine Ideen zur Baumkrone. Und auch deine Träume, z. B. was sein soll, wenn du groß bist.
Deinen Stärkenbaum kannst du dir immer anschauen, wenn du mal traurig, sauer oder wütend bist. Vielleicht hast du dann eine Idee, was dir helfen kann.

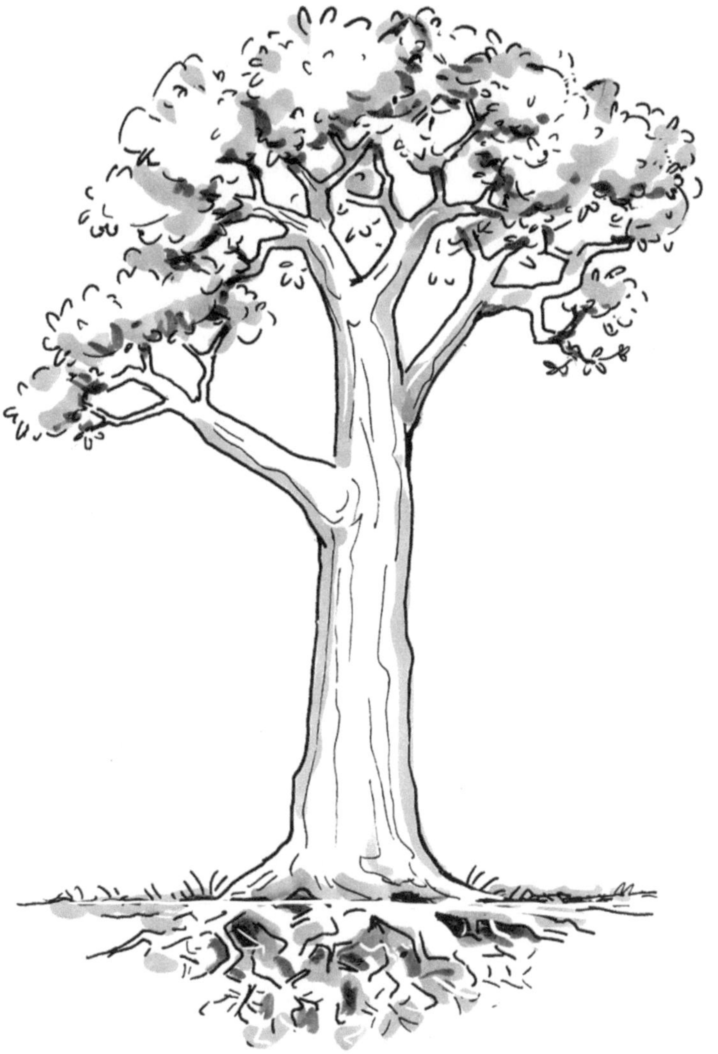

Imagination: House of good things

Ziel

Ressourcen der Jugendlichen oder jungen Erwachsenen sollen in der Imagination wahrgenommen, aufgebaut und miteinander verknüpft werden.

Vorgehen

Die angeleitete Imagination der einzelnen Räume des Hauses wird über mehrere Sitzungen verteilt. Die Räume werden benannt, ein Raum wird ausgewählt und imaginiert, wobei die Patient*innen die Augen geschlossen haben. Der Transfer auf den Alltag soll durch Übungen erfolgen.

Anleitung Imagination

In deiner Vorstellung kannst du dir ein Haus bauen. Das Haus sieht genauso aus, wie du es schön findest. Du fühlst dich dort ganz sicher. Du bist gerne dort, es ist dein Haus. Es hat genau die richtige Größe für dich. In deinem Haus gibt es einen Platz für alles, was dir guttut und hilft. Und du fühlst dich dort zu Hause, kannst dort gut allein sein. Wenn du dort zusätzlich gern ein oder mehrere Haustiere hast, können das Tier oder die Tiere dort mit dir wohnen. In deinem Haus gibt es verschiedene Räume. Innen drin gibt es genug von allem, was du brauchst.

Es gibt einen *Raum für Menschen, die dir guttun.* Dort hast du Fotos von den Menschen, die dir guttun, und Gegenstände, die du mit diesen Menschen verbindest. Oder von Helfer*innen, die du für dich gefunden hast. Es gibt auch Fotos oder Gegenstände als Erinnerung an schöne gemeinsame Momente oder an etwas, was du mit den Menschen oder Helfer*innen gerne zusammen machst. In dem Raum gibt es auch eine Briefbox, einen Laptop oder ein Tablet, da sind Sätze zu lesen, die andere dir mal gesagt haben und die dir wirklich geholfen oder gut getan haben … Richte es so ein, wie es für dich gut ist.

Es gibt einen *Raum, einen Platz, an dem du entspannen kannst*, wo alles so ist, dass du dich richtig wohlfühlst. Du hast dort einen gemütlichen, ruhigen Platz, so wie es sein soll, damit du dich geborgen fühlen kannst. Hier hast du Fotos und Gegenstände oder Tools für das, was dich ausgeglichen macht und was dich beruhigt … Richte es so ein, wie es für dich gut ist.

Es gibt einen *Raum, an dem du dich abreagieren kannst*, wo du Spannung loswerden kannst. Du kannst hier alles sagen, was du fühlst und denkst, so wie du es gerade fühlst und denkst. Du hast Tools, damit du etwas machen kannst, um dich abzureagieren. Du hast hier etwas, einen Gegenstand oder ein Bild, was dich daran erinnert, dass alle Gefühle dazugehören, weil alle Menschen Gefühle haben … Richte es so ein, wie es für dich gut ist.

Es gibt einen Raum für gute *Erfahrungen und erreichte Ziele.* Hier gibt es Fotos oder Gegenstände, die dich an gute Momente erinnern. Das können Erinnerungen an Orte sein, an denen du warst, an Feiern, bei denen du Spaß hattest, Sachen, die du gerne unternommen hast. In diesem Raum gibt es auch Erinnerungen an etwas, was du dich getraut hast. Und auch an Ideen, die du umgesetzt hast, Sachen, die du geschrieben, gemalt hast, Musik, die du gemacht hast, was du im Sport, in der Schule, in der Ausbildung geschafft hast … In dem Raum gibt es auch eine Briefbox, einen Laptop oder ein Tablet, da sind Sätze zu lesen von gutem Feedback oder von Komplimenten, die du mal bekommen hast … Richte es so ein, wie es für dich gut ist.

Imagination: House of good things

Es gibt einen *Raum, einen Garten, eine Terrasse für unbeschwerte Momente, für Hobbys und Interessen.* Hier kannst du Sachen haben, die dich an schöne Momente erinnern, in denen du dich unbeschwert und frei gefühlt hast. Das können Erfahrungen in der letzten Zeit sein oder als du kleiner warst. Hier kannst du das machen, was dir Spaß macht. Es kann ein Fitnessraum sein, ein Atelier, ein Proberaum, oder für Spiele/Games … Du hast in dem Raum das, was du für deine Hobbys brauchst … Richte es so ein, wie es für dich gut ist.

Es gibt eine *Werkstatt, ein Atelier, einen Raum, in dem du deine Tools hast, die dir weiterhelfen.* Deine Tools stehen für das, was du tun kannst, um gute Gedanken und Gefühle zu haben. Du hast einen Schrank oder Werkzeugkoffer mit Tools, die du nutzen kannst, wenn du eine Aufgabe lösen musst, und einen Schrank oder Werkzeugkoffer mit Tools, die du nutzen kannst, wenn du deine Gefühle wieder ins Gleichgewicht bringen willst … Außerdem hast du einen Schrank oder Werkzeugkoffer mit Tools, die du nutzen kannst, um mit anderen gut auszukommen … Richte es so ein, wie es für dich gut ist.

Es gibt einen *Raum für Erfahrungen, die du überwunden und überstanden* hast. Hier hast du Fotos, Symbole oder Gegenstände, die dir zeigen, dass du eine Herausforderung gemeistert hast, eine schwere Zeit überstanden hast. Und du hast ein Notizbuch, einen Laptop oder ein Tablet, wo festgehalten ist, wie du dich durch diese Erfahrungen im Guten weiterentwickelt hast und was du durch die Erfahrung dazugelernt hast … Richte es so ein, wie es für dich gut ist.

Es gibt einen *Raum für Träume und Ziele, die dir guttun.* Hier hast du einen Beamer und eine Wand, auf der du deine Träume und Ziele als Bilder vor dir sehen kannst. Du kannst sehen, was du in deinem Leben machen, erfahren und erreichen willst und dass es dir damit gutgeht. Es können Ziele sein, für die du dich auch anstrengst, aber mit denen du dich nicht überfordert fühlst. Und du hast ein Notizbuch, einen Laptop oder ein Tablet, wo du deine Ideen festhalten kannst, wie du deine Träume und Ziele gut erreichen kannst … Richte es so ein, wie es für dich gut ist.

Um zu Hause weiterzumachen

Die Patient*innen können diese Imaginationsübung mit konkreten Aktivitäten in ihrem Alltag verbinden.

- Reale Toolbox anlegen
  - Tools/Strategien, um deine Gefühle ins Gleichgewicht zu bringen
  - Tools/Strategien, um Probleme zu lösen
  - Tools/Strategien, um mit anderen gute Beziehungen zu haben
- Notizbuch, Dateien oder Foto-Ordner im Smartphone anlegen
  - gute Erfahrungen mit anderen Menschen
  - Sätze, die dir geholfen haben oder helfen
  - Erinnerungen an das, was du geschafft hast
  - Erinnerungen an unbeschwerte Momente
  - Mood-Board mit Bildern/Fotos und Notizen erstellen für Träume und Ziele in der Zukunft
- Tagebuch/Blog schreiben oder Foto-Ordner im Smartphone anlegen
  - Was an dem Tag gut war
  - Was andere gemacht/gesagt haben, was dir gutgetan hat
  - Was du geschafft hast
  - Was du schön fandest
  - Wofür du dankbar bist

Ressourcenübungen für Kinder

Ziel. Mit Kindern sollen altersgemäße Ressourcen durch Imagination und kreative Techniken aufgebaut werden.

Vorbereitung und Materialien. Die Eltern werden zu Ressourcen, positiven Erfahrungen und schönen Momenten befragt und gebeten, Fotos von schönen Erinnerungen auszudrucken. Für die Schatzkiste und die Toolbox wird jeweils ein Karton benötigt, farbiges Papier, Buntstifte, ggf. wasserlösliche Farben und Pinsel.

Anleitung »Der gute Ort«

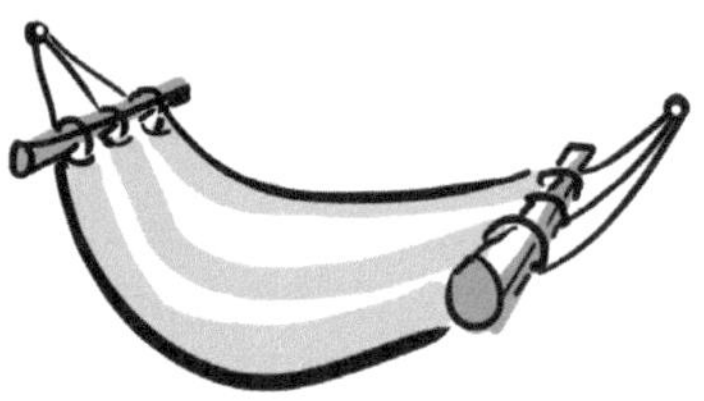

»Du wirst dir jetzt einen guten Ort vorstellen. Dieser Ort ist nur für dich, es ist dein Ort ... Wenn du dort Gesellschaft möchtest, kannst du ein Haustier oder mehrere Tiere haben. Und deine Helfer*innen können dort auch sein. [*Nur, wenn das Kind fragt: Familie und deine Freunde sind dort nicht, weil es im Leben immer auch mal Streit gibt. Und dann wäre der Streit auch am guten Ort*] ... Stell dir einen Ort vor, an dem du dich entspannt und ganz wohl fühlst. Du hast dort ein gutes Gefühl, so, wie es für dich am besten ist ... Wie ist der Ort? ... Was siehst du? ... Was hörst du? ... Wie ist das Licht? ... Wie ist die Atmosphäre? ... Was ist das Gute an dem Ort? ... Was ist das gute Gefühl, das du hast? ... Wie fühlst du dich? ... Entspannt? ... Verbunden? ... Frei? ... Sicher? ... Wo spürst du das gute Gefühl in deinem Körper? ... Behalte das gute Gefühl ... Du kannst immer wieder an den Ort zurück ... Das Bild kann sich jetzt langsam auflösen ... komm in deinem eigenen Tempo hierher in den Raum zurück.« Wenn das Kind dazu bereit ist, kann der gute Ort anschließend gemalt werden.

Anleitung »Die Schatzkiste«

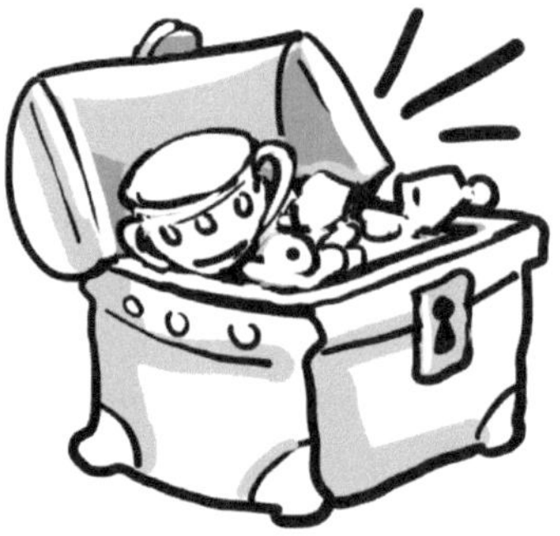

»Du brauchst einen Karton oder eine Kiste, ungefähr so groß wie ein Schuhkarton. In dieser Kiste kannst du ein paar ›Schätze‹ sammeln, die für dich besonders wertvoll sind. Das können kleine Sachen sein, die du mal geschenkt bekommen hast und über die du dich gefreut hast. Und Sachen, die dich an Leute erinnern, die dir wichtig sind. Oder Erinnerungen an einen schönen Tag, z. B. ein Stein oder eine Feder, die du bei einem Ausflug gefunden hast, eine Eintrittskarte vom Zoo oder vom Spaßbad, Fotos, Bilder, die du gemalt hast ... Du kannst in der Schatzkiste auch Sachen sammeln, die du toll findest und die dir zeigen, was du mal machen willst oder was du dir wünschst, z. B. ein Bild von einem Ort, den du gerne mal sehen würdest oder von einer Sportart, die du gerne ausprobieren würdest ...«

Anleitung »Die Toolbox«

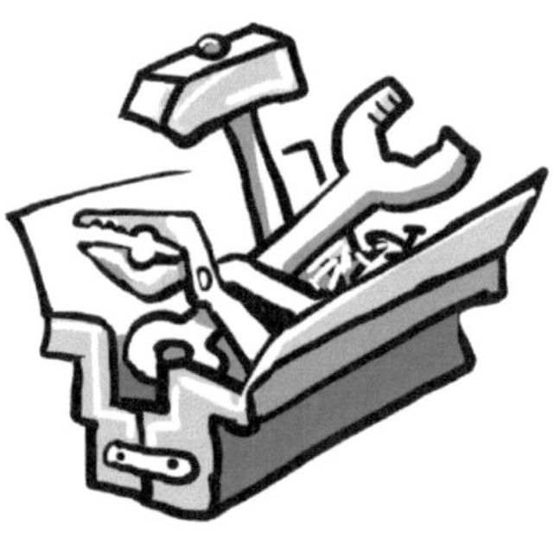

»Du brauchst einen Karton oder eine Kiste, ungefähr so groß wie ein Schuhkarton. Schreib zusammen mit deiner Therapeutin oder deinem Therapeuten auf, was du selbst machen kannst, um dich mit anderen gut zu verstehen, gut mit ihnen zu spielen, in der Schule gut mit ihnen zu arbeiten. Die Ideen sind deine Tools – deine Werkzeuge. Die Tools kannst du nutzen, wenn andere unfreundlich oder unfair sind. Und du kannst die Tools auch nutzen, um dich bei Streit zu wehren, dich zu entschuldigen oder einen Streit zu klären.«

Ressourcenübungen für Kinder

Hinweis

Die Toolbox kann auch für ein bestimmtes Gefühl angelegt werden, z. B. für Tools im Umgang mit Wut. Das Kind kann auch für verschiedene Gefühle jeweils eine Toolbox anlegen.

Ideen für positive Aktivitäten für Kinder, die von Eltern durchgeführt oder unterstützt werden können

- Spielzeit mit einem Elternteil
- zusammen malen, etwas basteln oder bauen
- zusammen kochen oder backen
- Seifenblasen / einen Luftballon steigen lassen
- sich verkleiden
- Witze erzählen
- eine Fantasiereise machen
- zusammen singen, tanzen, Musik machen
- in die Natur gehen

Weitere Ideen für positive Aktivitäten zum Ressourcenaufbau für Eltern und Kinder sind u. a. bei Graaf et al. (2021) und Kinnen et al. (2016) beschrieben.

Good for me!

Hier sind Beispiele dafür, was du tun kannst, um gut mit dir selbst umzugehen oder um das zu lernen. Einige Sachen werden dir leichter fallen als andere. Nutze in den nächsten Wochen das, was dir leichtfällt, und probiere auch ein paar Sachen aus, von denen du denkst, dass sie dir nicht so leichtfallen.

Notiere drei Sachen, die du ausprobieren willst.

....

Care for yourself!

Wenn es dir nicht gut geht, kannst du etwas tun, um dich zu beruhigen oder abzulenken.

- Musik hören
- Sport machen
- aufschreiben, was los ist
- mit einem Freund / einer Freundin / einem Erwachsen, dem du vertraust, reden

Ablenken kann helfen, damit zurechtzukommen, wenn es dir schlecht geht. Aber noch besser hilft es, wenn man lernt, die Gefühle zu akzeptieren. Fühle mit dir selbst mit und sage zu dir selbst: »Jetzt ist ein Moment, in dem ich mich nicht gut fühle. Das erleben alle. Ich bin freundlich zu mir und mache etwas, damit es mir wieder besser geht.«

Focus on the inside!

Lerne etwas über Gedanken und Gefühle und wie du dich entspannen und konzentrieren kannst. Dein*e Therapeut*in hilft dir dabei, etwas zu finden, was zu dir passt.

- üben, eine bestimmte Zeit am Tag keine Medien zu benutzen
- lernen, dich zu entspannen
- genug schlafen
- lernen, deine Gedanken und Gefühle zu beobachten
- Body-Scan oder meditieren lernen
- lernen, deine Gedanken und Gefühle zu steuern

Organize yourself!

Lerne, Routinen einzuhalten und Aufgaben zu erledigen.

- üben, einen Kalender zu führen, Termine zu beachten und genug Zeit für Aufgaben einzuplanen
- regelmäßig Sport machen
- regelmäßig etwas üben, was du lernen willst
- Aufgaben für Schule und Ausbildung regelmäßig erledigen
- morgens nach dem Aufstehen das Bett machen – alter Trick zur Selbstmotivation, man hat direkt schon eine Sache geschafft ☺

Good for me!

Be proud of yourself!

Beobachte, was gut klappt und was du geschafft hast.

- ▶ in einem Tagebuch, einer Datei, als Sprachmemo oder Videotagebuch festhalten, was an dem Tag gut gelaufen ist und was du geschafft hast
- ▶ anerkennen, dass du etwas gut gemacht hast und es nicht kleinreden
- ▶ gutes Feedback von anderen akzeptieren
- ▶ Komplimente annehmen

Protect yourself!

Lerne, für deine Rechte einzutreten und dich zu behaupten.

- ▶ lernen, »Nein« zu sagen, wenn du etwas nicht willst
- ▶ lernen, deine Meinung zu etwas sagen
- ▶ lernen, dich zu wehren, wenn du nicht fair behandelt wirst

Was willst du ausprobieren?

....

....

....

....

Enjoy yourself!

In welchen Situationen oder Momenten fühlst du dich glücklich, frei, unbeschwert, zufrieden?

....

....

Bei welchen Menschen hast du das Gefühl, du kannst einfach du selbst sein?

....

....

Welche Hobbys oder Aktivitäten machen dich glücklich oder zufrieden?

....

....

An welchen Orten fühlst du dich einfach wohl?

....

....

Mach was, was dir Spaß macht, wobei du dich gut fühlst.
Versuch, es »bewusst« zu machen, weil es Spaß macht, und nicht, um dich abzulenken.

- Sport machen, allein oder mit anderen zusammen
- tanzen, allein oder mit anderen zusammen
- Musik machen, allein oder mit anderen zusammen
- mit Freunden Zeit verbringen
- mit anderen zusammen zocken oder Gesellschaftsspiele spielen
- in der Natur sein, Fahrrad fahren, joggen, Kanu fahren
- kreativ sein, malen, zeichnen, basteln
- Lieblingsessen kochen oder backen
- Tagebuch oder Foto-Ordner mit »Happy Moments« anlegen
- Musik hören oder Playlists zusammenstellen
- ein Buch lesen, das man mag
- Film/Serie aussuchen und einen »Filmabend« machen
- mit Freund*innen etwas planen, zu Konzerten oder Partys gehen

Innere Helfer

Ziel. Durch die Übungen soll der Helfer-Modus aufgebaut werden. Dazu werden zunächst eine oder mehrere Helferfiguren imaginiert, die hilfreiche Botschaften vermitteln. Die Helfer*innen können in der Imagination zum allgemeinen Ressourcenaufbau, als imaginative Unterstützung bei Rollenspielen und beim imaginativen Überschreiben eingesetzt werden. Die Übungen können mit Kindern und mit Jugendlichen oder jungen Erwachsenen eingesetzt werden.

Vorbereitung. Positive Erfahrungen mit Erwachsenen und Gleichaltrigen besprechen, positive Figuren aus Filmen, Serien, Büchern finden.

Material. Papier und Stifte

Schritt 1: Helferfigur aufbauen

Grundsätzlich können sowohl erwachsene als auch gleichaltrige Helfer*innen gefunden werden. *Für Kinder sollten für alle Interventionen erwachsene Helfer*innen gefunden werden.* Gleichaltrige können zusätzlich als Unterstützer*innen eingesetzt werden. *Bei Jugendlichen und jungen Erwachsenen können ältere, erwachsene oder gleichaltrige Helfer*innen gefunden werden.* In der Regel finden Jugendliche und junge Erwachsene eine*n ältere*n, erwachsene*n Helfer*in. Für Imagination zur Ressourcenaktivierung und bei Rollenspielen wird dies empfohlen. Besonders beim imaginativen Überschreiben können aktuelle Freund*innen, die der/die Patient*in zur Zeit der belastenden Erfahrung noch nicht kannte, als Unterstützer*innen für das betroffene Kind oder den/die Jugendliche*n in der Mobbingsituation eingesetzt werden.

Erwachsene Helfer*innen. Dies kann eine Person aus dem Lebensumfeld des/der Patient*in sein, jedoch sollte die Person nicht zum engsten Familienkreis gehören. Es sollte eine Person sein, mit der der/die Patient*in keine alltäglichen Spannungen und Konflikte hat und die er/sie als wohlwollend, verständnisvoll und validierend erlebt. Alternativ kann eine Figur aus einem Film oder einer Geschichte gefunden werden, die diese Qualitäten hat. Natürlich ist es auch möglich, eine Figur zu erfinden. Entscheidend ist, dass der/die Patient*in Vertrauen in die Helfer-Figur aufbauen kann.

Der/Die Patient*in findet eine erwachsene Helfer-Figur, die …

- versteht, tröstet, Geborgenheit gibt,
- anleitet, ermutigt, anerkennt,
- beschützt und Angreifer*innen/Täter*innen begrenzt,
- dem/der Patient*in das Gefühl gibt, frei zu sein und den Weg gehen zu dürfen,
- dem/der Patient*in das Gefühl gibt, frei zu sein, Spaß zu haben und ausprobieren zu dürfen,
- dem/der Patient*in das Gefühl gibt, so akzeptiert zu werden, wie er/sie ist.

Gleichaltrige Helfer*innen. Gleichaltrige, zu denen der/die Patient*in eine gute, balancierte Beziehung hat, können bei Jugendlichen und jungen Erwachsenen als Helfer*innen eingesetzt werden. Dabei sollte geprüft werden, ob es sich um balancierte Beziehungen handelt. Auch hier können Figuren erfunden werden oder Figuren aus Filmen oder einer Geschichte genutzt werden.

Der/Die Patient*in findet eine gleichaltrige Helfer-Figur, die wie ein*e beste*r Freund*in …

- versteht, tröstet, Geborgenheit gibt,
- ermutigt, anerkennt,
- beschützt/verteidigt,
- dem/der Patient*in das Gefühl gibt, so akzeptiert zu werden, wie er/sie ist.

Innere Helfer

Für die Imagination zum Ressourcenaufbau ist es auch hilfreich, dass eine *Gruppe von Gleichaltrigen* imaginiert wird, mit der sich der/die Patient*in verbunden fühlt. Die Vorstellung der Gruppe kann zudem genutzt werden, wenn zukünftige Situationen imaginiert werden und Mobbing-Erfahrungen im imaginativen Überschreiben bearbeitet werden.

Schritt 2: Emotionale Bedürfnisse des/der Patient*in und Botschaften des Helfer-Modus

Formulierungsvorschlägen auf dem AB 36 »Sätze, die helfen« können in verschiedenen Übungen genutzt werden, in denen ein Helfer-Modus eingesetzt wird. Sie richten sich an den verletzlichen und den ärgerlichen Kindmodus und dienen der Validierung von Gefühlen und Bedürfnissen. Der/Die Patient*in kann geeignete Sätze auswählen oder eigene Formulierungen finden und diese in Übungen oder im Alltag einsetzen.

Schritt 3: Der Helfer-Modus im Einsatz

Für die Arbeit mit Kindern

- Den Helfer-Modus malen, wie er das Kind unterstützt oder beschützt:
  Der Helfer-Modus kann besondere Fähigkeiten und besonderes Wissen haben, muss er aber nicht. Wichtig ist, dass das Kind beim Anschauen des Bildes das Gefühl hat, dass die Unterstützung oder der Schutz ausreichend ist. Das Kind kann das Bild zu Hause an einem besonderen Platz aufhängen.
- In der Modusarbeit mit Puppen oder Stofftieren kann der/die Therapeut*in einen Helfer-Modus auftreten lassen, der den verletzlichen Modus beschützt, den kompetenten/resilienten Modus unterstützt und anleitet und einen Copingmodus wohlwollend begrenzt. Wenn der Helfer-Modus dem kompetenten/resilienten Modus hilft und eine Lösungs- oder Bewältigungsstrategie vermittelt, kann er im Spiel einen Kieselstein als »Stein der Weisen« oder eine Feder als »Feder der Weisen« überreichen, das Kind kann das Symbol mit nach Hause nehmen.
- Für Rollenspiele zu Alltagssituationen mit Gleichaltrigen können Handpuppen genutzt werden, dabei kann die Puppe oder das Stofftier, das in der Modusarbeit den Helfer-Modus repräsentiert, neben dem Kind auf einem Stuhl sitzen und »unterstützen«.

Für die Arbeit mit Jugendlichen

- Der Helfer-Modus wird in der Imagination zum Aufbau von Selbstmitgefühl eingesetzt.
- Der Helfer-Modus wird beim imaginativen Überschreiben eingesetzt. Jugendliche und junge Erwachsene wünschen sich beim imaginativen Überschreiben oft eine Gruppe von Unterstützer*innen, weil sie die Akteur*innen als »übermächtig« erlebt haben. Dieser Wunsch sollte in jedem Fall berücksichtigt werden, auch wenn es zunächst nicht verhältnismäßig erscheint, dass mehrere Erwachsene und eine Gruppe von Gleichaltrigen »gebraucht« werden, um zwei Drittklässler oder eine Teenager-Clique zu begrenzen. Relevant ist, dass sich der/die Patient*in in der Imagination geschützt und unterstützt fühlt.
- Der Helfer-Modus kann bei der Imagination zukünftiger Situationen repräsentiert werden, um sozialkompetente Reaktionen zu unterstützen.
- Der Helfer-Modus wird in einem Stuhldialog durch einen zusätzlichen Stuhl genutzt, um eine beobachtende und selbstmitfühlende Haltung einzunehmen. Auf diesen Stuhl kann ein Blatt mit der Aussage des Helfer-Modus gegenüber dem Peermodus oder dem Copingmodus gelegt werden. Formulierungen finden sich auf INFO 17 »Wording Stuhldialog mit dem Peer- oder Copingmodus«.
- Der Helfer-Modus kann auch in *Rollenspielen* eingesetzt werden. Auch Jugendliche erstellen manchmal gerne eine Zeichnung oder ein Bild von ihrem Helfer.

AB 36 • T J

Sätze, die helfen

Wähle mit deiner Therapeutin/deinem Therapeuten die Sätze aus, die dir helfen könnten, wenn dein kleiner, betroffener Modus da ist. Überlegt auch, ob es noch andere Sätze gibt, die dir helfen können.

Ziel	**Sätze, die helfen**
Mitfühlen	Ich fühle, dass du traurig/wütend bist/Angst hast! Ich bin da! Natürlich fühlst du so, nach dem, was du erlebt hast. *Deine Idee:* ....
Trösten	Das ist wirklich traurig … verletzend … gemein …! Das tut weh! Alle Situationen gehen wieder vorbei. Es wird wieder anders werden. Du wirst Freund*innen finden, die zu dir passen. Das ist nicht deine Schuld! Das ist nicht fair! *Deine Idee:* ....
Sich selbst akzeptieren	Du bist okay, so wie du bist. Du bist in Ordnung, so wie du bist! Du bist liebenswert, so wie du bist! *Deine Idee:* ....
Gefühle ausdrücken	Du darfst das alles fühlen. Du darfst das hier sagen! Das ist gut, dass du das sagst. *Deine Idee:* ....
Sich verbunden fühlen	Ich bin da! Ich bin an deiner Seite! Ich helfe dir, Freunde zu finden. Du gehörst dazu! *Deine Idee:* ....
Beruhigen	Ich höre, was dich ärgert! Du darfst das hier sagen! Das ist auch nicht fair! *Deine Idee:* ....
Eine Lösung finden	Ich helfe dir, eine Lösung zu finden! Ich zeige dir, wie das geklärt werden kann! Wir machen das Schritt für Schritt! *Deine Idee:* ....

5.2 Balancierte Beziehungen erkennen und aufbauen

Indikation. Die Interventionen dieses Abschnitts können bei allen Patient*innen ab dem Jugendalter eingesetzt werden. Sowohl Betroffene als auch Akteur*innen können lernen, unbalancierte Beziehungen zu erkennen und sich in Zukunft dagegen abzugrenzen. Dies soll betroffene Jugendliche und junge Erwachsene davor schützen, erneut Grenzüberschreitungen zu erleben. Die Interventionen werden außerdem eingesetzt, um Barrieren für Mitgefühl abzubauen. Dies kann Jugendlichen und jungen Erwachsenen helfen, zukünftige Grenzüberschreitungen bei anderen zu unterlassen und fairer mit Gleichaltrigen umzugehen. Die Interventionen sollten besonders bei Jugendlichen eingesetzt werden, die bereits Muster von Interaktionsstörungen mit Abhängigkeit, Vermeidung, Selbstüberhöhung oder Grenzüberschreitung entwickeln.

Aufbau balancierter Beziehungen. Verbundenheit mit Gleichaltrigen kann aufgebaut werden, wenn das Kind oder der/die Jugendliche lernt, fair und freundlich mit anderen umzugehen. Balancierte Beziehungen entstehen, wenn sowohl eigene Grenzen als auch die Grenzen anderer beachtet und Fairness-Regeln eingehalten werden. Neben sozialen Fertigkeiten ist dazu auch der Umgang mit Macht innerhalb von Beziehungen relevant.

Machtverhältnisse in Beziehungen zu Gleichaltrigen. Beziehungen unter Jugendlichen können balanciert sein – mit einem grundsätzlich fairen Umgang miteinander – oder unbalanciert – mit einem konstanten Machtgefälle innerhalb der Beziehung. Das Machtgefälle in unbalancierten Beziehungen kann als »legitim« verstanden werden, wenn eine Person eine akzeptierte Rolle mit bestimmten Rechten übernimmt. Beispiele sind gewählte Band- oder Teamleader oder von allen anerkannte Anführer*innen einer Gruppe. Meist wird in unbalancierten Gleichaltrigenbeziehungen jedoch eine illegitime Machtposition von einer Person eingenommen. Dies geschieht durch Durchsetzung, Einschüchterung oder Manipulation. Diese Formen der Einnahme von Machtposition werden hier als »Boss-Power« und »Trickser-Power« bezeichnet. In unbalancierten Beziehungen wirkt sich das Machtgefälle so aus, dass eine Einflussnahme von dem/der machtvolleren Interaktionspartner*in auf den/die machtlosere*n Interaktionspartner*in stattfindet. Die Beeinflussung kann auf Gedanken und Überzeugungen, Gefühle oder das Handeln des/der machtloseren Interaktionspartner*in abzielen. Auf **INFO 4** »Welcher Power-Typ bist du?« werden unterschiedliche Formen im Umgang mit sozialer Macht beschrieben:

- Boss-Power – Durchsetzung und Einschüchterung. Entspricht dem Verhalten im Bully-and-Attack-Modus.
- Trickser-Power – Manipulation. Entspricht dem Verhalten im Trickser-Modus.
- Zero-Power – Unterwerfung. Entspricht dem Verhalten im Dulder-Modus oder Opfer-Modus.
- Pseudo-Power – Versuch der Beeinflussung durch Dramatisierung oder Angriff. Entspricht dem Verhalten im Szene-und-Drama-Modus oder Bully-and-Attack-Modus.
- Innere Power – Faire Selbstbehauptung. Entspricht dem kompetenten oder resilienten Modus.

Relationale Aggression. Bei relationaler Aggression werden die Betroffenen von einer oder mehreren Personen aus der Gruppe ausgeschlossen und sind mit expliziten oder impliziten Botschaften konfrontiert (»Du gehörst nicht dazu!«, »Du bist anders als wir!«, »Du bist nicht gut genug, um dazu zu gehören!«). Dabei wird eine degradierende Behandlung als Machtmittel eingesetzt. Die damit verbundenen Botschaften (»Du bist es nicht wert!«, »Mit dir muss man nicht respektvoll umgehen!«) können von den Betroffenen in der Regel weniger gut als unfair erkannt werden. Daher besteht die Gefahr, dass sie diese Botschaften internalisieren und einen dysfunktionalen Peermodus entwickeln. Bevor dysfunktionale Peermodi in der Modusarbeit begrenzt werden können, sollte mit den Patient*innen erarbeitet werden, woran man unbalancierte Beziehungen und relationale Aggression erkennen kann.

Hinweis

Vor allem bei relationalem Mobbing unter weiblichen Jugendlichen wird von der oder den Ausübenden oft auch manipulatives Verhalten gezeigt. Dies ist nicht selten mit ambivalenten Beziehungsbotschaften verbunden (»So, wie du dich verändert hast, können wir nicht mehr mit dir befreundet sein!«, »Wir wollen ja nicht unfair sein, aber du passt hier einfach nicht rein!«). Diese Form der Aggression ist unter Umständen »gefährlicher«, da die Subtilität es den Betroffenen erschwert, sich klar abzugrenzen und zu wehren.

Aufbau von Mitgefühl. Mitgefühl ist eine wichtige Voraussetzung für positive Beziehungen zu Gleichaltrigen. Dabei ist auch bezogen auf das Mitgefühl selbst eine Balance erforderlich. Sowohl ein Mangel an Mitgefühl als auch ein hohes Mitgefühl ohne ausreichende Beachtung der eigenen Grenzen können dazu führen, dass Kinder und Jugendliche in Mobbing involviert oder davon betroffen sind. Ebenso können verschiedene innere Barrieren verhindern, dass Jugendliche mit anderen mitfühlen. Dies stellt ein Risiko für Grenzüberschreitungen dar, weil Bedürfnisse und Grenzen der anderen nicht berücksichtigt werden.

Empowerment für Betroffene. Für Jugendliche und junge Erwachsene, die Mobbing erfahren haben, sollten Interventionen angeboten werden, die dem Empowerment (Aufbau von Selbstbestimmung und Stärkung der Autonomie) dienen und ihnen helfen, die Opferrolle aufzugeben. Wenn die adaptiven Modi gestärkt werden, verliert das Dulden im Dulder-/Pleaser-/Opfer-Modus immer mehr an Funktion und subjektiver »Notwendigkeit«. Empowerment erfordert eine klare Einordnung dessen, was im Mobbing-Prozess geschehen ist oder geschieht. Neben dem Herausarbeiten der eigentlichen Verletzung sollte auch eine Wahrnehmungsdifferenzierung bzgl. manipulativen und grenzüberschreitenden Verhaltens erfolgen, damit Jugendliche einschätzen können, ob ihnen eine Beziehung oder Freundschaft guttut oder nicht. Das Verhalten der Akteur*innen als Verletzung benennen zu können, ist eine Voraussetzung für den Aufbau von Selbstmitgefühl und für das Aufgeben der Opferrolle. Weiterhin erfordert Empowerment den Aufbau von sozialen Fertigkeiten und Selbstwirksamkeitserwartung in sozialen Beziehungen.

Interpersonale Schemata und soziale Kompetenzen. Schemata und soziale Fertigkeiten beeinflussen sich gegenseitig. Ein Defizit an sozialen Fertigkeiten kann besonders im Kindes- und Jugendalter zu negativen sozialen Erfahrungen führen, die zur Entstehung von Schemata, z. B. soziale Isolation oder Unattraktivität beitragen. Bereits bestehende Schemata und Modi schränken den Spielraum für sozial kompetente Reaktionen ein, da der Fokus bei Schemaaktivierung darauf gerichtet wird, die Schemaaffekte zu bewältigen. Diesem vorrangigen Ziel werden andere situationsabhängige Ziele untergeordnet. Die Anforderungen und Ziele der sozialen Situationen (Kontakt aufbauen, Beziehungen stärken, eigene Rechte vertreten und Konflikte lösen) werden vernachlässigt oder ignoriert. Um den Schemaaffekt zu bewältigen, werden Nachteile oder Verluste bezogen auf eine gesunde Selbstbehauptung, Fairness, Mitgefühl oder Verbundenheit in Kauf genommen.

Schemata und die Entwicklung sozialer Kompetenzen. Durch häufige Schemaaktivierung wird bei Kindern und Jugendlichen auch der Spielraum zur Erweiterung sozialer Fertigkeiten eingeschränkt. Im Entwicklungsverlauf besteht das Risiko, dass Fertigkeiten nicht ausreichend aufgebaut und verfeinert werden, um die immer komplexer werdenden Anforderungen sozialer Beziehungen zu bewältigen. Dies kann zu erneuten negativen Erfahrungen und einer weiteren Verfestigung von Schemata und dysfunktionalen Interaktionsmustern führen.

Hinweis

Interventionen zum Aufbau sozialer Fertigkeiten werden in Kapitel 6 beschrieben. Differenzierte soziale Fertigkeitentrainings für Kinder und Jugendliche in der Gruppe werden bei Jürgens und Lübben (2021) sowie für Jugendliche im Einzelsetting bei Dresbach und Döpfner (2020) beschrieben.

Arbeits- und Informationsmaterialien

INFO 4 Welcher Power-Typ bist du?
Auf diesem Infoblatt wird der Umgang mit Macht in den verschiedenen Modi erläutert, die Patient*innen können ihren eigenen Umgang mit Macht einordnen.

AB 37 Freundschaftsdetektiv
Kinder können mit dem Arbeitsblatt herausfinden, ob sie sich in einer Freundschaft wohlfühlen und ob die Freundschaft fair ist.

AB 38 Hand aufs Herz!
Jugendliche und junge Erwachsene, die eine Opferposition einnehmen, können anhand einer Checkliste dysfunktionale Verhaltensweisen anderer erfassen.

AB 39 Karten auf den Tisch
Jugendliche und junge Erwachsene, die eine Täterposition einnehmen, können anhand einer Checkliste dysfunktionale Verhaltensweisen erfassen, die sie gegenüber Gleichaltrigen zeigen.

AB 40 Erkenne, wenn du »emotional gehackt« wirst
Für Jugendliche und junge Erwachsene wird in der Psychoedukation Manipulation unter Gleichaltrigen beschrieben. Dabei wird der Bezug zu eigenen Schemata hergestellt.

AB 41 Detektor
Jugendliche und junge Erwachsene werden angeleitet, Hinweise auf manipulatives Verhalten anderer und eigene Modusaktivierung zu beobachten.

INFO 5 Empathie und Mitgefühl
Für Therapeut*innen werden Empathie, Mitgefühl, Freundlichkeit und Altruismus in kurzen Beschreibungen voneinander abgegrenzt.

INFO 6 Mitgefühl – zu wenig des Guten
Für Therapeut*innen werden Defizite, Barrieren und Blockaden für Mitgefühl beschrieben. Dabei wird die Frustration emotionaler Grundbedürfnisse berücksichtigt.

INFO 7 Mitgefühl – zu viel des Guten
Für Therapeut*innen wird beschrieben, wie Empathiestress entstehen kann. Dabei wird die Frustration emotionaler Grundbedürfnisse berücksichtigt.

INFO 8 Barrieren für Mitgefühl
Jugendliche und junge Erwachsene können mit diesem Arbeitsblatt Barrieren und Blockaden für Mitgefühl erarbeiten.

AB 42 Mischpult Mitgefühl – Tune into compassion
Strategien zum Aufbau von Mitgefühl werden unter Berücksichtigung verschiedener Modi erarbeitet.

AB 43 In der anderen Rolle
Patient*in und Therapeut*in können die Anleitung nutzen, um Rollenspiele mit Rollentausch durchzuführen, die dem Aufbau von Perspektivübernahme und Mitgefühl dienen.

AB 44 Memo

Auf dem Memo wird eine Anleitung festgehalten, wie der/die Patient*in sich in Triggersituationen wieder mit dem adaptiven Modus verbinden kann, sodass eine sozial kompetente Reaktion möglich wird.

INFO 4 • T J

Welcher Power-Typ bist du?

Power-Typ	Wie sieht das aus?	Vorteil	Nachteil
Boss-Power	andere beeinflussen, indem man sie einschüchtert	Man bekommt das Gefühl, Macht oder Kontrolle zu haben. Man bekommt, was man will.	nicht auf Augenhöhe; man wird nicht einfach als Person anerkannt, sondern weil man Druck macht oder andere einschüchtert; kostet mehr Energie als innere Power
Trickser-Power	andere beeinflussen, indem man ihre Schwächen ausnutzt, dabei so tun als wäre man auf Augenhöhe	Man bekommt, was man will. Man hat ein bisschen Macht oder Kontrolle über andere.	nicht auf Augenhöhe; man wird nicht einfach als Person anerkannt, sondern weil man trickst; man kann nicht offen zeigen, dass man andere beeinflussen will, sonst »fliegt alles auf«; kostet mehr Energie als innere Power
Zero-Power	sich machtlos und unterlegen fühlen und gar nicht versuchen, Einfluss zu nehmen	Man schadet den anderen nicht. Eltern oder Lehrern finden es gut, wenn man nicht aggressiv wird. Man vermeidet Streit/ Spannungen.	Man kann sich nicht wehren oder schützen. Man wird eingeschüchtert, manipuliert oder ausgenutzt und tut nichts dagegen. Man bleibt in der Opferrolle, nutzt Möglichkeiten nicht, sich zu wehren.
Pseudo-Power	so tun, als wäre man auf Augenhöhe, aber sich nicht so fühlen	Man fühlt sich kurzfristig NICHT unterlegen. Man bekommt Aufmerksamkeit. Eltern oder Lehrern finden es gut, wenn man sich »behauptet«.	Man versucht, eine Position einzunehmen, die von den anderen in der Gruppe nicht anerkannt wird. Es kommt zu Spannungen/ Streit.
Innere Power	auf Augenhöhe bleiben, fair bleiben, nicht schikanieren, nicht manipulieren, sich selbst behaupten, die eigenen Grenzen schützen	Man wird anerkannt, weil man etwas kann und fair ist. Man wehrt sich und lässt sich nicht ausnutzen.	Man bekommt nicht immer, was man will, und muss Kompromisse eingehen.

AB 37 • K

Freundschaftsdetektiv

Woran erkennt man eine gute Freundschaft?

- Die Kinder spielen gerne zusammen und haben Spaß.
- Die Kinder sind fair, jede*r darf mal bestimmen.
- Die Kinder teilen gute Geheimnisse. Das sind Geheimnisse, die Spaß machen, z. B. Tricks, die man kennt, oder Geschichten. Oder dass sie den Erwachsenen einen Streich spielen wollen. Oder dass ein Kind verknallt ist.
- Die Kinder haben auch mal einen Streit und können sich dann wieder vertragen.
- Die Kinder ärgern sich manchmal oder machen »Spaß-Kämpfchen«. Wenn ein Kind das nicht mehr lustig findet, hören sie früh genug auf.

Woran erkennt man eine Freundschaft, die nicht fair ist?

- Ein Kind soll schlechte Geheimnisse behalten, die ihm ein komisches Gefühl geben, so wie ein Druck, den es ganz schnell wieder loswerden möchte.
- Ein Kind schüchtert das andere Kind ein und sagt, dass es nicht erzählen darf, dass es geärgert wurde.
- Ein Kind soll immer wieder etwas machen, was das andere Kind will, obwohl es das selber nicht will. Aber es traut sich nicht, sich zu wehren.
- Ein Kind hat ein komisches Gefühl, weil es das andere Kind beleidigt, einschüchtert oder zu Sachen zwingt, die es nicht will. Aber dann sagt es sich schnell, dass das egal ist, und macht weiter.
- Ein Kind ärgert oder schließt das andere Kind aus, obwohl es eigentlich ein Freund oder eine Freundin ist. Es merkt, dass das nicht fair ist, aber dann sagt es sich schnell, es ist egal.

Wenn eine Freundschaft nicht fair ist, dann brauchen Kinder Hilfe von Erwachsenen, damit sie lernen, sich zu behaupten oder damit sie lernen, fair zu sein.

Kennst du Kinder, mit denen die Freundschaft nicht fair ist? Was ist da los?

....

....

....

Welche Erwachsenen könnten dir und dem anderen Kind helfen, damit es fairer wird?

....

....

....

AB 38 • J

Hand aufs Herz!

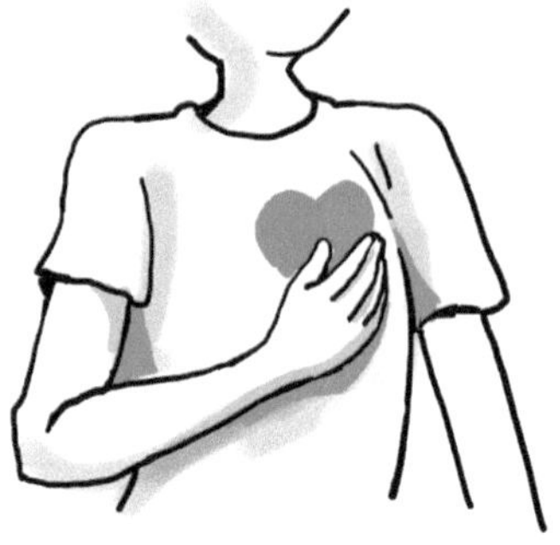

Es ist normal, dass es in Freundschaften Meinungsverschiedenheiten und Streit gibt. Aber die Art, wie man in der Freundschaft grundsätzlich miteinander umgeht, kann ein Problem sein, obwohl die Freundschaft nach außen hin »funktioniert«. Manchmal »funktionieren« Freundschaften, obwohl die Freundschaft oder Beziehungen nicht auf Augenhöhe ist und uns langfristig nicht guttut.

Mit den Fragen kannst du checken, ob dir eine Freundschaft guttut und hilfreich ist. Du kannst die Fragen auch für eine Beziehung mit Anziehung, Verliebt-Sein oder Liebe nutzen.

Markiere, was auf deine Freundschaft mit .... zutrifft!

Du hast immer wieder das Gefühl oder machst die Erfahrung …

- ☐ Du kannst nicht wirklich so sein, wie du bist.
- ☐ Die andere Person kann dich nicht richtig akzeptieren oder schätzt dich nicht, *obwohl* du dich fair und freundlich verhältst.
- ☐ Die andere Person interessiert sich nur für dich, wenn es ihr gerade passt oder wenn sie gerade Kontakt will.
- ☐ Die andere Person geht nicht auf deine Wünsche/Vorschläge ein.
- ☐ Du kannst es dem/der anderen nicht recht machen, *obwohl* du dich bemühst.
- ☐ Du musst dich total anpassen, damit es auf Dauer gutgeht.
- ☐ Du hast in der Freundschaft Zero-Power oder Pseudo-Power.
- ☐ Die andere Person interessiert sich nicht dafür, wie es dir geht.
- ☐ Die andere Person kann sich nicht mit dir freuen.
- ☐ Es geht fast immer um die Wünsche oder Probleme der anderen Person, du hast immer wieder das Gefühl, du müsstest etwas für sie tun.
- ☐ Die andere Person nutzt dich aus, tut wenig oder nichts für dich.
- ☐ Die andere Person fällt dir in den Rücken, greift dich ohne Grund mit Worten an, kritisiert dich immer wieder oder hält sich nicht an Vereinbarungen.
- ☐ Die andere Person überschreitet deine Grenzen und nimmt nicht ernst, wenn du »Nein« sagst.

Manchmal entsteht eine solche Freundschaft einfach, weil man den anderen sympathisch oder cool findet. Wenn du dich auf eine solche Freundschaft eingelassen hast, bekommst du keine Zuneigung und Unterstützung von einem Freund oder einer Freundin auf Augenhöhe. Eine solche Freundschaft oder Beziehung »funktioniert« durch Tricksen, Druck oder sogar Einschüchterung. Am Ende bekommt keiner das, was er oder sie braucht.
Manchmal kann man daraus eine Freundschaft auf Augenhöhe machen, wenn man sein eigenes Verhalten ändert. Dazu braucht man aber gutes Durchhaltevermögen.

Wichtig

Wenn deine Grenzen deutlich überschritten werden, ist es wichtig, dich zu wehren. Manchmal kann es dazu auch notwendig sein, dich von der Freundin oder dem Freund zu distanzieren oder den Kontakt zu beenden. Dein*e Therapeut*in unterstützt dich, herauszufinden, ob dir eine Freundschaft oder Beziehung guttut.

Karten auf den Tisch

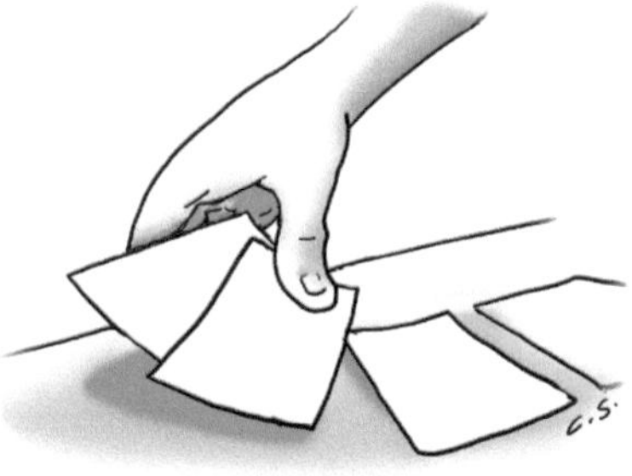

Mit den Fragen kannst du checken, ob eine Freundschaft guttut und hilfreich ist. Hier steht immer »Freundschaft«, du kannst die Fragen aber auch für eine Beziehung mit Anziehung, Verliebt-Sein oder Liebe nutzen. Manchmal funktionieren Freundschaften oder Beziehungen, obwohl sie nicht auf Augenhöhe sind und zumindest einer Person langfristig nicht guttun.

Markiere, was auf deine Freundschaft mit

.... zutrifft!

- ☐ Du kannst die andere Person innerlich nicht richtig akzeptieren. Oder du schwankst zwischen Total-gut-Finden und Total-blöd-Finden.
- ☐ Du nimmst die andere Person weniger ernst als andere Freund*innen, fühlst dich überlegen, bist manchmal überrascht, was diese Person wirklich kann.
- ☐ Du verhältst dich so, wie es dir gerade passt, und denkst dabei nicht daran, wie es der anderen Person damit geht.
- ☐ Du hilfst der anderen Person, um dich besser zu fühlen. Dann verlierst du das Interesse zu helfen. Oder du bist beleidigt, wenn diese Person deine Hilfe nicht annimmt.
- ☐ Du bist nicht verlässlich, machst »Versprechen« und weißt schon, dass du sie nicht einhalten wirst.
- ☐ Du fühlst dich nicht für dein Verhalten verantwortlich, schiebst die »Schuld« oft auf andere.
- ☐ Du vergleichst dich immer wieder mit der anderen Person und wirst sauer auf andere, denen etwas besser gelingt als dir.
- ☐ Du wirst sehr wütend, wenn die andere Person dich kritisiert, auch wenn du tatsächlich etwas falsch gemacht hast. Dann wertest du sie innerlich ab oder lässt sie spüren, dass *sie* etwas falsch gemacht hat.
- ☐ Du bist lange beleidigt und machst der anderen Person ein schlechtes Gefühl statt zu sagen, was los ist.
- ☐ Du lügst die andere Person an, um den Eindruck zu vermitteln, dass du ein guter Freund / eine gute Freundin bist. Dabei kann es auch sein, dass du dir selbst etwas vormachst.
- ☐ Du nutzt die andere Person aus. Du bist nett, solange du etwas brauchst. Wenn es dir gerade nichts bringt oder nichts mehr bringt, dann bist du nicht mehr freundlich zu dieser Person.
- ☐ Du machst der anderen Person ein schlechtes Gewissen, manchmal auch dann, wenn du selbst verantwortlich bist oder einen Fehler gemacht hast.
- ☐ Du machst dich ohne Grund über die andere Person lustig oder stellst sie bloß. Dabei nutzt du das, was du über die Schwachpunkte der anderen Person weißt.

Karten auf den Tisch

- ☐ Du brichst den Kontakt ab, wenn die andere Person etwas an dir kritisiert oder etwas nicht so läuft, wie du es gerne hättest.
- ☐ Du greifst die andere Person immer wieder ohne Grund mit Worten an.
- ☐ Du setzt Boss-Power oder Trickser-Power ein.
- ☐ Du drohst der anderen Person und machst ihr Angst, einfach weil du es kannst.

Wenn einige Punkte zutreffen, dann zeigt es, dass der oder die andere sich nicht wehrt und sich unfair behandeln lässt. Und es zeigt, dass du diese Schwäche nutzt. In einer solchen Freundschaft kannst du dich immer wieder überlegen fühlen. Aber du bekommst keine Zuneigung, Vertrauen und Unterstützung von einem Freund oder einer Freundin auf Augenhöhe. Am Ende bekommt keiner das, was er oder sie braucht. Es ist nicht angenehm, sich das klarzumachen. Aber wenn du etwas daran änderst, hast du die Chance, dich in Beziehungen und Freundschaften später besser zu fühlen und zufriedener zu sein.

- ▶ Wie wäre es, die Freundschaft oder Beziehung auf Augenhöhe zu führen und den/die andere*n mit Respekt zu behandeln?
- ▶ Wie würdest du dich dann fühlen?
- ▶ Was könntest du bekommen, wenn du andere respektvoller behandeln würdest?

Erkenne, wenn du »emotional gehackt« wirst

Wenn man in der Familie nicht genug Unterstützung und Zuwendung bekommt, dann vermisst man etwas und ist anfällig dafür, »emotional gehackt« zu werden.
Die Person, die »emotional hackt«, manipuliert den anderen, indem sie sich dessen innere Programme zunutze macht.
Die Person, die manipuliert wird, merkt erst mal gar nicht, dass sie beeinflusst wird. Das kann vor allem passieren, wenn innere Beziehungsprogramme mit Unsicherheit, Angst vor Ablehnung, mit dem Gefühl von Verpflichtung oder mit Schuldgefühlen verbunden sind. Oft lässt man sich dann auf eine Freundschaft oder Beziehung ein, die einem nicht guttut. Es gibt verschiedene Punkte, die es möglich machen, von anderen »emotional gehackt« zu werden:

- Wenn man sich von anderen beeindrucken lässt und ihnen unbedingt gefallen will, dann steuert dieser Wunsch das Verhalten. Man ist selbst unsicher und bewundert die anderen. Man möchte unbedingt gemocht werden oder dazugehören. Das kann dazu führen, dass man ausblendet, wenn man schlecht behandelt wird. Wenn andere Personen oder Gruppen das erkennen, kann es dazu führen, dass man ausgenutzt, unfair oder unfreundlich behandelt wird. Andere können einen steuern, indem sie immer wieder Hoffnung machen oder »zappeln lassen«.
- Wenn man Angst vor Ablehnung hat, dann steuert die Angst das Verhalten in Beziehungen. Andere können einen beeinflussen, indem sie einschüchtern oder drohen. Man tut alles, um Ablehnung oder Ausgrenzung zu vermeiden. Wenn eine andere Person das erkennt, kann sie es für ihre Zwecke nutzen. Das kann dazu führen, dass man ausgenutzt oder benutzt wird und andere »Spielchen spielen«, um sich selbst besser zu fühlen.
- Wenn man sich in Freundschaften stark verpflichtet fühlt, dann steuert das Verpflichtungsgefühl das Verhalten in Beziehungen. Man hat Anforderungen an sich selbst, die man auf jeden Fall erfüllen will. Andere können einen steuern, indem sie daran erinnern, dass man zu etwas verpflichtet, verantwortlich ist oder man sich immer um andere kümmern sollte. Dann nimmt man eine schlechte Behandlung hin und wehrt sich nicht. Oder man hält länger an einer Freundschaft fest als andere und wird immer wieder enttäuscht.
- Wenn man schnell Schuldgefühle bekommt, dann kann man von anderen gesteuert werden, indem sie Schuldgefühle erzeugen. Man tut alles, um Schuldgefühle zu vermeiden. Das kann dazu führen, dass man ausgenutzt und benutzt wird und sich nicht traut, sich zu wehren. Andere können einem einreden, man wäre selbst schuld, wenn man schlecht behandelt wird.

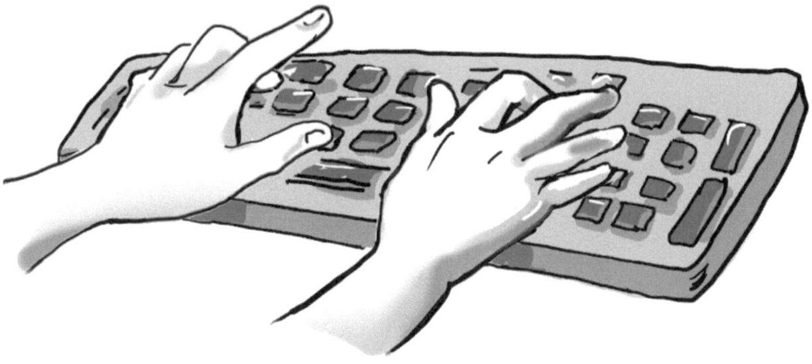

Erkenne, wenn du »emotional gehackt« wirst

Welche *Gedanken über dich und andere können* dazu führen, dass andere dich »emotional hacken« oder es versuchen?

....

....

Welche *Gefühle* können dazu führen, dass andere dich »emotional hacken« oder es versuchen?

....

....

Welches *Verhalten* kann dazu führen, dass andere dich »emotional hacken« oder es versuchen?

....

....

Wenn du schon ein Modusmodell erstellt hast:

Welcher Modus kann dich dafür anfälliger machen, »emotional gehackt« zu werden?

....

....

Welche Erfahrungen haben dazu geführt, dass dieser Modus entstanden ist?

....

....

Überlege mit deinem Therapeuten/deiner Therapeutin: Was wäre ein guter Schutz, so wie eine Firewall?

....

....

Detektor

Eine schwierige Situation mit einer bestimmten Person, die ich immer wieder erlebe …

....

....

Habe ich eines dieser Gefühle gegenüber der anderen Person?

- ☐ Angst vor Ablehnung
- ☐ Bewunderung für die andere Person und der Person unbedingt gefallen wollen
- ☐ mich verpflichtet fühlen
- ☐ Schuldgefühle

Wie sehr kann ich in Situationen mit dieser Person so sein, wie ich bin?
☐ 0 % ☐ 10 % ☐ 20 % ☐ 30 % ☐ 40 % ☐ 50 % ☐ 60 % ☐ 70 % ☐ 80 % ☐ 90 % ☐ 100 %

Welche Modi sind in dieser Situation aktiv?

....

....

....

Was genau bewirkt, dass die Modi aktiv werden? Was tut oder sagt die andere Person?

....

....

....

Wenn ich die Situation in einem Film sehen würde …
Was denke ich über die andere Person? Was ist ihr Ziel?

....

Ist das fair? Ist das freundlich?

....

Detektor

Was würde ich der betroffenen Person im Film sagen?

....

Was würde ich der anderen Person im Film sagen?

....

Auf welche Anzeichen von unfairem/unfreundlichem Verhalten will ich in der nächsten Zeit achten?

....

Wenn du unfaires Verhalten schnell erkennen und dich davon abgrenzen kannst, dann wirkt das wie eine innere »Firewall«. Wenn andere dann versuchen, dich »emotional zu hacken«, kannst du auf Distanz gehen und dich schützen. Dazu kannst du mit deinem Therapeuten/deiner Therapeutin hilfreiche Sätze finden, die du dir selbst in den Situationen sagen kannst (z. B. »Jetzt will sie mir wieder Schuldgefühle machen, aber ich bin nicht verantwortlich!«). Überlege auch, was du konkret machen oder sagen kannst, wenn andere versuchen, dich »emotional zu hacken«. Übe die selbstsicheren Reaktionen im Rollenspiel.

Hilfreiche Sätze:

....

....

....

....

....

....

....

....

....

....

....

INFO 5 • T

Empathie und Mitgefühl

- **Empathie** wird als Offenheit für die Gefühle anderer Menschen beschrieben. Dabei werden kognitive, emotionale und mitfühlende Empathie unterschieden. **Kognitive Empathie** ermöglicht es, sich gedanklich in die Situation eines anderen hineinzuversetzen, **emotionale Empathie** ermöglicht es, dabei auch emotionale Resonanz zu zeigen. Gerade im Zusammenhang mit Mobbing unter Gleichaltrigen sollte beachtet werden, dass Akteur*innen des Mobbings mitunter über recht gute kognitive Empathie verfügen, jedoch gegenüber den Betroffenen kein Mitgefühl haben.
- **Empathische Freude** ist das Gegenteil von Neid und zeichnet sich dadurch aus, sich mit dem oder der anderen mitzufreuen. Man fühlt sich gut, weil sich die andere Person freut oder ein Erfolgserlebnis hat.
- **Emotionale Empathie** bezieht sich auf verletzliche Gefühle anderer. Sie kann **erschöpfend** wirken, wenn sie nicht mit Mitgefühl und Freundlichkeit einhergeht. Man spürt das Leid der anderen. Aber da man keinen mitfühlenden Impuls hat, etwas an der Situation der anderen zu verändern, fühlt man sich belastet und hat die Tendenz, sich von den bedürftigen Personen zu distanzieren. **Mitfühlende Empathie** ermöglicht eine freundliche, mitfühlende Haltung gegenüber anderen Menschen.
- **Mitgefühl** zeichnet sich dadurch aus, dass die verletzlichen Gefühle einer anderen Person wahrgenommen werden und der/die Mitfühlende den Impuls hat, etwas zu tun, um diese verletzlichen Gefühle zu lindern. Dadurch werden bei der mitfühlenden Person positive Gefühle wie Wärme und liebevolle Anteilnahme ausgelöst. So werden durch Mitgefühl emotionale und soziale Ressourcen aktiviert. Es führt dazu, dass Menschen konstruktiv mit schwierigen sozialen Situationen umgehen. Mitgefühl ist selbst keine Emotion, sondern eine Haltung gegenüber anderen Menschen.
- **Freundlichkeit** (oder »Güte« im Sinne von »Kindness«) umfasst zudem das Mitfühlen positiver Gefühle der anderen Person und die Unterstützung des persönlichen Wachstums anderer.
- **Altruismus** ist die Bereitschaft, die eigenen Interessen zurückzustellen, um einer anderen Person in einer schwierigen Lage zu helfen. Diese Bereitschaft wird durch Mitgefühl begünstigt, kann aber auch durch eine rationale Entscheidung motiviert sein.

Um eine mitfühlende, faire und freundliche Haltung aufzubauen, können positive kognitive und emotionsfokussierte Strategien eingesetzt werden:

- **Selbstreflexion:** über die eigenen Gedanken und Handlungen nachdenken
- **Flexibilität:** sowohl kognitiv – im Sinne von kognitiver Perspektivübernahme, als auch emotional – im Sinne von emotionaler Selbstregulation und Unterstützung der Emotionsregulation anderer
- **Achtsamkeit:** für die Gefühle und das Verhalten anderer sowie die eigenen Gefühle, Gedanken und Verhaltensweisen
- **Praktizieren von Freundlichkeit (Kindness):** in der Imagination und Meditation sowie in alltäglichen Handlungen
- **Integration:** unterschiedliche Haltungen, Gefühle, Reaktionen und innerer Anteile in das Selbstbild; erfahrene Verletzungen in die eigene Geschichte; Stärken und Schwächen einer Person in das Bild von dieser

Allgemeine und störungsspezifische Interventionen zum Aufbau von Achtsamkeit, Mitgefühl und positiven kognitiven Strategien finden sich bei Greco und Hayes (2011), Stocker et al. (2020), Dresbach und Döpfner (2020)

Mitgefühl – zu wenig des Guten

Probleme bei der Perspektivübernahme

Kinder und Jugendliche mit einer Autismus-Spektrum-Störung haben Schwierigkeiten, die Perspektive anderer zu übernehmen und Annahmen über die Motive und Beweggründe anderer im Rahmen der *Theory of Mind* zu entwickeln. Daher zeigen sie oft unempathische Reaktionen. Sie verfolgen aber keine Ziele, die anderen schaden könnten. Die Betroffenen wollen nicht, dass es anderen schlecht geht, und sie setzen sich nicht wissentlich über deren Gefühle hinweg, um eigene Ziele zu verfolgen. Kinder und Jugendliche mit einer Autismus-Spektrum-Störung können häufiger die Rolle von Betroffenen im Mobbinggeschehen einnehmen.

Fehlende emotionale und mitfühlende Empathie – Callous-unemotional-traits

Im DSM-5 werden bei einer Störung des Sozialverhaltens zwei Gruppen unterschieden: Patient*innen *ohne oder mit begrenzter prosozialer Emotionalität* (»callous-unemotional-traits« – kaltherzige und unemotionale Züge). Die emotionale Unbeteiligtheit zeichnet sich dadurch aus, dass die Personen aggressives oder dissoziales Verhalten nicht bereuen und keine Schuldgefühle zeigen. Sie scheinen gefühllos und ohne Empathie. Sorgen um die Angemessenheit des eigenen Verhaltens sind ihnen fremd. Ihre Emotionen werden als flach und unauthentisch beschrieben. Auch können emotionale Reaktionen gegenüber anderen in manipulativer Weise eingesetzt werden (Falkai et al., 2018). Unterschieden wird zwischen *primärer begrenzter prosozialer Emotionalität* – mit der Annahme einer genetischen Disposition – und *sekundärer begrenzter prosozialer Emotionalität* – mit der Annahme traumatischer Erfahrungen als Entstehungsbedingungen (Vasileva, 2019). Die Kinder und Jugendlichen zeigen Defizite in der Verarbeitung von Anzeichen von Angst und Stress bei anderen. Die Fähigkeit zu fassadärem Verhalten und Manipulation spricht dabei gegen einen Mangel an kognitiver Empathie, das Verhalten der Patient*innen zeichnet sich aber durch einen deutlichen Mangel an emotionaler Empathie und Mitgefühl aus, was sie häufig eine Akteur*innenrolle einnehmen lässt.

Geringe Förderung von Mitgefühl

Neben einem Mangel an prosozialer Emotionalität als Trait oder Folge von Traumatisierung sollte auch ein Mangel an Aufbau und Übung von Perspektivübernahme und Mitgefühl berücksichtigt werden. Wenn Eltern keine ausreichenden Grenzen setzen oder ihre Kinder idealisieren und deren Grenzüberschreitungen entschuldigen, kann das Kind Perspektivenübernahme weniger gut trainieren. Auch Erfahrungen mit Eltern, die wenig feinfühlig sind, können es erschweren, mitfühlend mit sich selbst und anderen umzugehen. Dem Kind fehlt die Erfahrung eines feinfühligen Umgangs mit seinen Emotionen und Bedürfnissen, die es internalisieren kann. In Familien oder Gruppen, in denen ein raues Klima herrscht und in denen erwartet wird, dass man »tough« ist, wird weniger Mitgefühl praktiziert. Diese Familien oder sozialen Gruppen bieten einem Kind oder Jugendlichen nicht nur weniger liebevolle Behandlung, sondern auch schlichtweg weniger Modelle für Mitgefühl und Selbstmitgefühl. Gleichzeitig lernt das Kind oder der/die Jugendliche ein Verhalten, das eine Akteur*innenrolle wahrscheinlicher macht.

Mitgefühl – zu wenig des Guten

Barrieren und Blockaden für Mitgefühl

Wenn Eltern selbst Grenzen überschreiten, das Kind verletzen, abwerten oder vernachlässigen, stellt dies eine Barriere für den Aufbau von Selbstmitgefühl und auch Mitgefühl mit anderen dar. Zudem kann eine spätere Enttäuschung oder Verletzung dazu führen, dass das Mitgefühl gegenüber der enttäuschenden oder verletzenden Person reduziert oder entzogen werden. Wenn sich ein Mensch aufgrund von anhaltender Belastung (u. a. emotionale Erschöpfung bei Parentifizierung) in einem Krisenzustand befindet, sind auch seine Ressourcen für Mitgefühl in der Regel erschöpft. Auch wenn durch eine Depression der Zugang zu den eigenen Emotionen verloren wurde und innere Leere erlebt wird, stellt dies eine Blockade für Mitgefühl dar. Bei allen Kindern und Jugendlichen, die die Rolle als Akteur*in oder wechselnd die Rolle als Betroffene/r oder des/der Akteur*in einnehmen, sollten auch Barrieren und Blockaden für Mitgefühl eruiert werden.

Wenn emotionale Belastungen oder traumatische Erfahrungen Barrieren für Mitgefühl darstellen, sollte die Indikation von störungsspezifischen Interventionen zur Behandlung einer Depression oder einer Traumafolgestörung beurteilt werden. Wenn eine Indikation besteht, werden diese spezifischen Interventionen (v.a. bei einer notwendigen Traumabehandlung) umgesetzt, bevor weiter am Thema Mobbing gearbeitet wird.

INFO 7 • T

Mitgefühl – zu viel des Guten

Zu viel Empathie und Mitgefühl
Menschen, die eigene Emotionen und die anderer sehr schnell und sehr intensiv wahrnehmen, werden als »hochsensitiv« beschrieben. Wenn starkes Mitschwingen und Wahrnehmen von Emotionen nicht ausreichend kognitiv eingeordnet und reguliert werden, kann die Person dadurch Überforderung oder gar Reizüberflutung erfahren. Personen mit hohem Mitgefühl haben eine höhere Bereitschaft, zu vergeben (Baker et al., 2016). Dies kann in alltäglichen Situationen hilfreich sein, gegenüber grenzüberschreitenden Gleichaltrigen erhöht es aber das Risiko weiteren Mobbings.

Empathiestress
Für sehr sensitive Personen wird das Phänomen des Empathiestresses beschrieben, dabei werden die Emotionen anderer deutlich wahrgenommen. Entweder stehen keine Möglichkeiten zur Linderung der negativen Emotionen anderer zur Verfügung (z. B. wenn Kinder anhaltende Belastung der Eltern spüren, aber deren Problem nicht lösen können). Oder der Impuls zur Linderung negativer Emotionen, also das Mitgefühl, ist blockiert (z. B. durch eigene Belastung). Diese Diskrepanz zwischen der wahrgenommenen Bedürftigkeit anderer und den begrenzten eigenen Mitteln zur Linderung dieser Bedürftigkeit erzeugt Empathiestress. Der Spannungszustand kann langfristig dazu führen, dass das Mitgefühl gegenüber anderen reduziert wird. Diese Selbstschutz-Mechanismen sollten bei Kindern und Jugendlichen eruiert werden, die in Mobbing involviert sind.

Überhöhte emotionale Anforderung
Neben einer Disposition zu hoher Offenheit für die Gefühle anderer sollte auch berücksichtigt werden, dass bestimmte Familienkonstellationen die Empathiefähigkeit von Kindern und Jugendlichen besonders fordern. Wenn das Verhalten von Eltern inkonsistent und nicht vorhersagbar ist, hilft dem Kind eine rasche Einschätzung der aktuellen Gefühle und Stimmung des Elternteils, sich vor einem emotionalen Ausbruch, einem Angriff oder einer Enttäuschung zu schützen. Kinder mit guter oder hoher Sensitivität haben in solchen Konstellationen das Risiko, ihre eigenen Bedürfnisse und Impulse weniger zu beachten und stattdessen zu trainieren, immer wieder die »Lage zu checken« und sich schnell auf die Stimmungslage des Elternteils einzustellen. Dieses »Lage-Checken« kann später auch auf andere Beziehungen übertragen werden, um sich vor Verletzungen zu schützen. Dies macht die betroffenen Kinder und Jugendlichen vulnerabel für duldendes oder misstrauisch-vermeidendes Verhalten gegenüber Gleichaltrigen.

Vorgetäuschtes Mitgefühl – too good to be true
Eine besondere Form von »Mitgefühl« ist dessen manipulativer Einsatz bei Menschen mit narzisstischer Akzentuierung oder einer narzisstischen Persönlichkeitsstörung. Sie können Mitgefühl manipulativ so geschickt einsetzen, dass es durchaus authentisch wirken kann. Das Mitgefühl wird dann »aktiviert« oder »hochgefahren«, wenn es für die eigene Person von Nutzen ist. Der Nutzen kann einfach darin liegen, sich in dem Moment als »guter Mensch« zu fühlen. Dabei kann die Intensität zuweilen so stark sein, dass es fast »zu gut ist, um wahr zu sein«. In Beziehungen handelt es sich dabei nicht um ein konstantes »Angebot« an den anderen. Der/Die Interaktionspartner*in kann sich nicht darauf verlassen, dass man das Mitgefühl und die Unterstützung dann bekommt, wenn man es braucht. Zudem kann ein besonderer Ausdruck von Mitgefühl gegenüber Dritten eingesetzt werden, um einen Interaktionspartner zu »strafen«, z. B. wenn Außenstehenden mehr »Mitgefühl« entgegengebracht wird als einem nahestehenden Menschen.

INFO 8 • J

Barrieren für Mitgefühl

Manche Menschen spüren sehr schnell, wie es anderen geht, und fühlen stark mit anderen mit. Anderen fällt es grundsätzlich schwerer wahrzunehmen, wie es anderen geht, und sie fühlen nur mit Menschen, zu denen sie eine enge Beziehung haben. Jeder Mensch hat eine Art »Setpoint« für Mitgefühl. Das ist sein persönliches Maß, mitzufühlen.

Zusätzlich beeinflussen aber auch andere Gefühle und Erfahrungen, wie sehr ein Mensch mit anderen mitfühlt. Durch bestimmte Gefühle und Erfahrungen kann das Mitgefühl runtergefahren oder blockiert werden. Wenn ein Mensch sehr schlechte Erfahrungen mit anderen gemacht hat, kann er bestimmten Personen oder sogar allen anderen sein Mitgefühl komplett entziehen.

Mitgefühl wird nicht ausreichend gelernt, wenn ...
- die Familie nicht zeigt, wie es geht
- es in der Familie oder in der Gruppe nicht geübt wird
- in der Gruppe erwartet wird, dass alle »tough« sind und es als Schwäche gilt, Gefühle zu zeigen

→ Dann hat man wenig Mitgefühl mit sehr vielen oder fast allen Menschen.

Mitgefühl wird runtergefahren oder entzogen, wenn ...
- man häufiger schlechte Erfahrungen mit anderen gemacht hat
- man von jemandem sehr enttäuscht wurde
- man von jemandem verletzt wurde
- man andere enttäuscht, schlecht behandelt oder verletzt hat und keine Verantwortung übernehmen will

→ Dann hat man wenig Mitgefühl mit bestimmten Menschen oder Gruppen.

Mitgefühl wird blockiert, wenn ...
- man sich einige Zeit innerlich leer fühlt
- man einige Zeit starke Angst hat
- man als kleines Kind oder später etwas sehr Belastendes erleben musste, z. B. wenn man erleben musste, dass andere gewalttätig oder grausam waren

→ Dann hat man sehr wenig Mitgefühl mit sehr vielen oder fast allen Menschen. Manchmal spielt man Mitgefühl vor, um Ziele zu erreichen oder andere zu beeinflussen.

Überlege mit deinem/deiner Therapeut*in, ob es Barrieren oder Blockaden für dein Mitgefühl gegenüber anderen gibt.

Falls ja, kann es hilfreich sein, eine Lebenslinie zu erstellen. Dann kann man die Erfahrungen finden, die dazu geführt haben, dass das Mitgefühl blockiert ist oder dass man es runtergefahren oder entzogen hat.

Mitgefühl kann man lernen. Das kannst du dir vorstellen wie bei einem Mischpult: Die verschiedenen Teile der Musik sind da, auch wenn der DJ sie gerade »runtergefahren« hat. Man kann lernen oder wieder lernen, das Mitgefühl »hochzufahren«.

AB 42 • J

Mischpult Mitgefühl – Tune into compassion

Wie freundlich und fair du mit anderen bist, hängt von ein paar Punkten ab:

- **Wie gut du beobachten kannst, ohne direkt zu bewerten.** Damit ist gemeint, dass du versuchst, erst einmal zu beobachten, wie andere sich verhalten und welche Gefühle sie zeigen. Wenn du die anderen nicht sofort bewertest, sondern erst beobachtest, bekommst du Hinweise, wie es ihnen geht und was ihnen wichtig ist.
- **Wie flexibel du mit deinen Gedanken bist.** Damit ist gemeint, wie gut du eine andere Sicht der Dinge einnehmen und erkennen kannst, wie die andere Person eine Situation wahrnimmt. Dazu kannst du dir überlegen, was du denken würdest, wenn du an der Stelle dieser Person wärst.
- **Wie flexibel du mit deinen Gefühlen bist.** Damit ist gemeint, wie gut du deine eigenen Gefühle in eine Balance bringen kannst. Und wie bereit du dazu bist, freundlich und fair zu sein.
- **Wie flexibel du mit den Gefühlen anderer bist.** Damit ist gemeint, dass du anderen zeigen kannst, dass du sie verstehst, dass du sie trösten und aufmuntern kannst. Dazu kannst du versuchen zu spüren, wie sich die andere Person in der Situation fühlt. Wenn du es spüren kannst, hast du wahrscheinlich eine Idee, was der anderen Person guttun würde.
- **Wie gut du integrieren kannst.** Damit ist gemeint, dass du **akzeptierst**, dass es unterschiedliche Sichtweisen in ein und derselben Situation gibt. Und dass du akzeptierst, dass alle Menschen Stärken und Schwächen haben.

Überlege mit deinem/deiner Therapeut*in, was du in den nächsten Wochen üben kannst, um mehr Mitgefühl mit anderen aufzubauen.

....

....

....

....

....

....

....

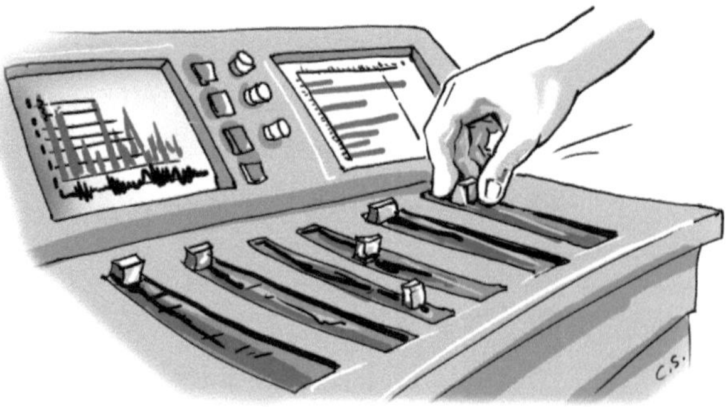

In der anderen Rolle

Schritt 1: Notiere ein paar Stichpunkte zu einer schwierigen Situation. Was passiert? Welche Seite von dir ist normalerweise aktiv?

....

....

....

....

Schritt 2: Spiel die Situation mit deinem/deiner Therapeut*in durch. Beantworte Fragen zur Rolle *der anderen Person*:

- Wie ist es für dich, in dieser Situation zu sein?
- Wie ist es *für die andere Person*, in dieser Situation zu sein?
- Wie fühlt es sich für dich an, in einer solchen Situation zu sein?
- Wie fühlt es sich *für die andere Person* an, in dieser Situation zu sein?
- Wie würde ich mich fühlen, wenn ich diese Situation erleben würde?

....

....

....

....

....

....

....

....

....

....

....

....

In der anderen Rolle

Schritt 3: Spiel die Situation nochmal durch und mach einen Rollentausch. Beantworte die Fragen dazu, wie die Situation für die andere Person ist.

- Wie nehme ich die Situation in der Rolle der anderen Person wahr?
- Was denke ich in der Rolle der anderen Person?
- Was fühle ich in der Rolle der anderen Person?
- Was ist mein Ziel in der Rolle der anderen Person?

....

....

....

....

....

....

....

....

Schritt 4: Jetzt kennst du beide Rollen. Beantworte folgende Fragen:

- Welche Seite ist bei mir normalerweise in dieser Situation aktiv?
- Was kann ich an meinem Verhalten ändern, damit die Situation für alle Beteiligten fair abläuft?
- Wie kann ich in meiner kompetenten Seite reagieren?
- Was kann ich mir sagen, um mich so zu verhalten, dass die Situation für alle Beteiligten fair abläuft?

....

....

....

....

....

....

....

Memo

In der Situation:

....

....

… bin ich getriggert.

Dann ist normalerweise dieser Modus/diese Seite von mir aktiv:

....

… und ich reagiere so:

....

....

Wenn mein fitter Modus/meine fitte Seite in der Situation aktiv ist, dann kann ich so reagieren:

....

....

… und damit kann ich dieses Ziel erreichen:

....

Ich entscheide mich, in der nächsten Woche den fitten Modus/die fitte Seite zu nutzen:

....

Dabei hilft mir:

....

....

6 Verhaltenstherapeutische Interventionen

Jedes Kind und jeder Jugendliche ist einzigartig im Zusammenspiel seiner Eigenschaften, seiner Stärken, der sozialen Ressourcen, aber auch seiner Bedürfnisse und seiner Fördermöglichkeiten. In diesem Kapitel wird der Schwerpunkt auf die Bereiche gelegt, in denen Kinder und Jugendliche, die in Mobbing involviert sind, Unterstützung benötigen. Auf der Basis der ausführlichen Diagnostik können Therapeut*innen auswählen, welche Bausteine der hier vorgestellten Inhalte für das jeweilige Kind bzw. die/den Jugendliche*n relevant sind. Die kognitiv-verhaltenstherapeutischen Methoden zielen auf eine Stärkung der sozialen, der kognitiven und der emotionalen Kompetenzen ab. Dabei werden in Anlehnung an den »Participant Role«-Ansatz (Salmivalli et al., 1996) prosoziale Fertigkeiten trainiert, die für Kinder und Jugendliche relevant sind, unabhängig davon, welche Rolle sie im Mobbingprozess einnehmen.

Folgende Inhalte werden vertieft und dazugehörige Grundlagen sozialer Fertigkeiten eingeübt:

(1) Gefühle und Bedürfnisse wahrnehmen (**AB 45–AB 53**)
- Grenzen spüren/wahren
- Situationen angemessen wahrnehmen und interpretieren
- Veränderung dysfunktionaler Gedanken
- Gefühle regulieren lernen

(2) Angemessen helfen / sich Unterstützung holen (**AB 54–AB 57**)
- Unterscheidung von petzen und Hilfe holen
- Zivilcourage
- wirkungsvoll und sicher helfen
- Freundschaften aufbauen und halten

(3) Sich angemessen behaupten (**AB 58–AB 60**)
- sicher handeln
- schlagfertig reagieren können
- Mitgefühl stärken

(4) Wirkungsvoll handeln (**AB 61–AB 63**)
- Probleme wirkungsvoll lösen
- einen Krisen- oder Handlungsplan erstellen

Grundlagen sozialer Fertigkeiten

Gefühle und Bedürfnisse wahrnehmen. Patient*innen sollten sich differenziert mit Gefühlen beschäftigen. Wenn Mobbing in einer Gruppe auftritt, lösen die aggressiven Handlungen bei den unterschiedlichen Personen im Mobbingprozess verschiedene Gefühle aus. Emotionen bei sich und anderen angemessen wahrzunehmen ist eine wichtige Grundlage dafür, Verhaltensänderungen bei Patient*innen anzubahnen. Grundsätzlich streben alle Menschen danach, das Auftreten positiver Gefühle zu verstärken und negative Gefühle zu reduzieren. Es empfiehlt sich, auf Bildmaterial zurückzugreifen, um die Grundgefühle Angst, Wut, Freude, Trauer, Verachtung/Ekel, Überraschung und Liebe einzuführen. Eingesetzt werden können Bücher oder Filme, die sich mit Gefühlen beschäftigen, z. B.

- ▶ Alles steht Kopf. Kinderfilm/Animation, 2015.
- ▶ LLenas (2019). Das Farbenmonster. Christophorus Verlag, München.
- ▶ Klose & Stacheluz (2004). Jens – mal so mal so. Velber Verlag, Freiburg.

Für jüngere Kinder bietet es sich an, dass Therapeut*innen die Gefühle mit Hand- oder Fingerpuppen mit dem Kind darstellen. Therapeut*in und Kind spielen Situationen aus dem Alltag des Kindes nach und überlegen, welche Gefühle aufgetreten sind. Der/Die Therapeut*in notiert für das Kind die Situationen.

Arbeits- und Informationsmaterial

AB 45 Viele, viele Gefühle – Gefühle wahrnehmen
Wenn Mobbing in einer Gruppe auftritt, lösen die aggressiven Handlungen bei den unterschiedlichen Beteiligten verschiedene Gefühle aus. Emotionen bei sich und anderen angemessen wahrzunehmen ist eine wichtige Grundlage dafür, Verhaltensänderungen bei Patient*innen anzubahnen. In einem ersten Schritt sollen die Patient*innen interaktiv die Grundgefühle, deren Funktion und deren Erkennungsmerkmale erarbeiten.

AB 46 Wie erkenne ich Gefühle bei anderen Menschen?
Die Patient*innen sollen anhand dieses Arbeitsblatts differenziert erkennen und wahrnehmen, welche Gefühle durch Mobbing bei ihnen selbst, aber auch bei anderen Personen ausgelöst werden. Viktimisierte Kinder/Jugendliche können so merken, dass nicht alle Gruppenmitglieder das Mobbing positiv verstärken. Schikanierende Kinder/Jugendliche stellen fest, dass nicht alle Gruppenmitglieder gut finden, was sie tun. Es ist sinnvoll, bei den Kindern/Jugendlichen, die andere mobben, sehr differenziert nach ihrem eigenen Gefühlserleben in einer Mobbingsituation zu fragen. Teilweise kann herausgearbeitet werden, dass auch bei ihnen das Mobbinggeschehen unterschiedliche Gefühle auslöst.

AB 47 Aufeinander zugehen – Grenzen spüren
Das adäquate Wahrnehmen von Gefühlen und Bedürfnissen ist eine Voraussetzung dafür, Grenzen bei sich und anderen Menschen zu erkennen. Dies spielt im Mobbingprozess deshalb eine wichtige Rolle, weil das Mobbinggeschehen oft zunächst eigentlich harmlos beginnt bzw. verschiedene Situationen als »lustig« interpretiert werden könnten. Für die Betroffenen des Ärgerns oder Neckens stellt sich die Situation teilweise ambivalent dar: Entscheidend ist für eine wirkungsvolle Veränderung des Mobbingprozesses, dass Betroffene frühzeitig wahrnehmen, wenn ihre persönlichen Grenzen überschritten werden. Außenstehende und Akteur*innen sollten adäquat erkennen, wann sie Grenzen anderer überschreiten. Mithilfe der Übung auf diesem Arbeitsblatt sollen Kinder/Jugendliche lernen, ihre »Grenzen« zu spüren, ihren »persönlichen Raum« wahrzunehmen. Darüber hinaus sollen sie verstehen, dass es ganz natürlich ist, diese Grenzen zu spüren und auch anderen mitzuteilen. Außerdem sollen Kinder und Jugendliche lernen, die Grenzen anderer wahrzunehmen und angemessen darauf zu reagieren. Die Übung wird von dem/der Therapeut*in gemeinsam mit dem Kind/Jugendlichen durchgeführt.

AB 48 Aufeinander zugehen – Grenzen spüren: Auswertung
Auf diesem Arbeitsblatt sollen die Kinder/Jugendlichen protokollieren, was sie bei der Durchführung der Übung von **AB 47** »Aufeinander zugehen – Grenzen spüren« gespürt haben.

AB 49 Aufeinander zugehen – Grenzen spüren: Alltagsaufgabe
Mit diesem Arbeitsblatt sollen die Kinder/Jugendlichen die Übung von **AB 46** »Aufeinander zugehen – Grenzen spüren« in ihrem Alltag weiter nutzen. Sie sollen konkrete Alltagssituationen festhalten und wie sie darin auf die anderen Personen reagiert haben.

AB 50 Was ist denn hier okay?
In dieser Übung sollen Kinder/Jugendliche lernen, zwischen angemessenen und grenzüberschreitenden Verhaltensweisen zu unterscheiden. Kindern/Jugendlichen fällt es oft schwer, (Cyber-)Mobbingsituationen treffsicher von anderen Verhaltensweisen (z. B. entwicklungsfördernden Konflikten) zu diskriminieren. In den Beispielsituationen dieser Übung sollen die Kinder und Jugendlichen beurteilen, ob die Situationen »okay« sind oder ob es sich um eigenständig lösbare Konflikte oder Mobbingsituationen handelt.

AB 51 Mobbing und Gefühle

Anhand dieses Arbeitsblatts sollen die Kinder/Jugendlichen vertiefen, welche Gefühle im Mobbinggeschehen bei den einzelnen Beteiligten auftreten.

AB 52 Veränderung dysfunktionaler Gedanken

Mithilfe des Arbeitsblatts sollen Kinder/Jugendliche zunächst lernen, dass alle Verhaltensweisen von Gedanken begleitet werden. Anhand von Beispielsituationen lernen die Kinder und Jugendlichen, dass die Gedanken beeinflussen, wie sich eine Person verhält. Dysfunktionale und hilfreiche Gedanken werden bei anderen identifiziert, dann werden diese Überlegungen auf eigene Situationen übertragen.

AB 53 Gefühle verändern können

Starke Gefühle können verhindern, dass Kinder und Jugendliche überlegt handeln, wenn sie mit Mobbing konfrontiert sind. Daher ist es wichtig, mit den Betroffenen Strategien zur Emotionsregulation zu trainieren. Darüber hinaus ist es zur Stärkung des Selbstbewusstseins wichtig, dass Kinder und Jugendliche das Auftreten positiver Gefühle in ihrem Alltag allgemein verstärken. Zunächst soll überlegt werden, wie das Vorkommen positiver Gefühle im Alltag verstärkt werden kann. Dann wird das Gefühlserleben im Mobbingprozess nochmals aufgegriffen und Veränderungsmöglichkeiten für negative Gefühle erarbeitet. Dabei ist es wichtig, dass der unterschiedlichen Gefühlsintensität graduell wirksame Strategien zugeordnet werden: starkes Gefühl (100–80): Strategien zur Beruhigung der Körperreaktionen (z. B. Atemtechniken); eher starkes Gefühl (80–60): Wahrnehmungslenkung, Achtsamkeitsübungen; eher schwaches Gefühl (60–40): Selbstinstruktionen/-verbalisationen; schwach empfundenes Gefühl (40–0): Aufbau positiver Aktivitäten, Achtsamkeitsübungen zur Steigerung positiver Gefühle.

AB 54 Petzen oder Hilfe holen?

Ziel dieser Übung ist es, mit den Patient*innen den Unterschied zwischen »petzen« und »Hilfe holen« herauszuarbeiten. Zur Unterbrechung der Gruppendynamik bei einem Mobbingprozess ist es wichtig, dass das Mobbinggeschehen bekannt wird, dass Erwachsene darüber informiert werden. Dies kann typischerweise von Kindern und Jugendlichen selbst erfolgen, die gemobbt werden, aber auch von den Freund*innen/Verteidiger*innen der Opfer oder von Außenstehenden. Allerdings geschieht dies in vielen Fällen nicht. Kinder und Jugendliche informieren Erwachsene oft nicht, weil sie Angst haben, zu »petzen«. Petzen wiederum – dies gilt als ungeschriebenes Gesetz in Gruppen von Kindern und Jugendlichen – ist geächtet.

AB 55 Zivilcourage – Mutig sein!

Mit den Kindern/Jugendlichen wird der Begriff Zivilcourage besprochen und anhand von Beispielen veranschaulicht. Der Zusammenhang zwischen Zivilcourage und Mobbing wird hergestellt. Es wird erarbeitet, wie man im Alltag von Mobbing Betroffene mutig unterstützen kann.

AB 56 Sicher helfen

Die Patient*innen lernen auf diesem Arbeitsblatt Strategien kennen, mithilfe derer sie in Mobbingsituationen wirkungsvoll helfen können, ohne sich in Gefahr zu bringen. Die Verhaltensweisen werden eingeübt.

AB 57 Schöne Kontakte und Freundschaften fördern

Kinder/Jugendliche sind weniger in Gefahr, schikaniert zu werden, wenn sie gut integriert sind. Mithilfe dieses Arbeitsblatts werden positive Kontakte betrachtet und überlegt, wie Freundschaften aufgebaut werden können. Zur Vertiefung der Thematik »Freundschaft« können auch die Arbeitsblätter **AB 37** »Freundschaftsdetektiv« und **AB 69** »Fair und freundlich« eingesetzt werden.

AB 58 Sicher handeln
Es ist wichtig, selbstsicheres Verhalten bei den betroffenen Kindern/Jugendlichen zu fördern. Ziel ist es, mit den Kindern/Jugendlichen im Rollenspiel, im Idealfall mit Videorückmeldung, selbstsicheres Auftreten einzuüben.

AB 59 Schlagfertig reagieren können
Auf diesem Arbeitsblatt setzen sich Kinder/Jugendliche mit »coolen« oder schlagfertigen Antworten auseinander und üben diese ein. So sind sie in potenziellen Mobbingsituationen gewappnet.

AB 60 Mitgefühl trainieren
Patient*innen, die andere mobben oder dabei mithelfen, können mit diesem Arbeitsblatt am Aufbau von Mitgefühl arbeiten. Grundsätzlich sind die allermeisten Menschen in der Lage, mit anderen Menschen mitzufühlen, wenn sie diese gernhaben (z. B. kleinen Bruder / kleine Schwester). Dies kann genutzt werden, indem zunächst auf die Fähigkeit mitzufühlen fokussiert wird. Dazu können Fotos von Familienmitgliedern oder Situationen aus deren Alltag genutzt werden. Anschließend sollte jedoch auch bei fremden Personen geübt werden, mit ihnen zu fühlen. Allerdings ist es für Kinder/Jugendliche, die andere mobben, nicht direkt klar, weshalb Mitfühlen ein Vorteil sein könnte. Deshalb ist es wichtig, sich hier auch mit den Vor- und Nachteilen des Mitfühlens auseinanderzusetzen. Zur Vertiefung der Thematik können die Infoblätter **INFO 5-8** und das **AB 42** »Mischpult Mitgefühl – Tune into compassion« eingesetzt werden.

AB 61 Mein Problemlöseplan
Die Kinder/Jugendlichen lernen anhand dieses Arbeitsblatts, Probleme systematisch anzugehen und zu lösen.

AB 62 Meine Krisen- oder Notfallsituationen
Zunächst definieren Therapeut*in und Kind/Jugendliche*r gemeinsam das Wort »Krise« oder »Notfall«. Dann werden Situationen oder Verhaltensweisen aus dem jeweiligen Alltag des Kindes oder des/der Jugendlichen zugeordnet. Es ist wichtig zu vermitteln, dass es sich dabei um Situationen handelt, in denen eine Lösung des Problems im Moment die Kompetenzen/Möglichkeiten übersteigt. Gefühle von Angst, Hilflosigkeit, Scham können in diesen Situationen vorkommen und belasten. Wichtig ist, mit den Kindern/Jugendlichen solche Situationen vorab zu besprechen mit dem Ziel, diese Situationen vorzuplanen, um sie von vornherein zu entspannen.

AB 63 Mein Plan für schwierige Situationen
Mithilfe dieses Arbeitsblatts können Kinder/Jugendliche zunächst bestimmte Verhaltensweisen diskriminieren. Daraus werden passgenaue Interventionen abgeleitet und können dann mit relevanten Bezugspersonen besprochen werden. Dies ist auch wichtig, um Bezugspersonen gut einzubeziehen. Manchmal entsteht aufseiten von Bezugspersonen aus dem sozialen Umfeld die Angst, dass »alles jetzt als Mobbing eingestuft wird«. Durch diesen differenzierten Plan können solche Befürchtungen entkräftet werden.

Viele, viele Gefühle – Gefühle wahrnehmen

Wir haben uns gerade ein Buch / einen Film angeschaut, in dem die »Grundgefühle« dargestellt wurden. Grundgefühle sind die Gefühle, die jede Person hat.

Dazu gehören (bitte liste hier die Grundgefühle auf, die du im Buch/Film gesehen hast):

....

....

....

....

....

....

Das Erleben von Gefühlen ist immer stark mit unserem Körper verbunden. Viele Menschen beschreiben z. B., dass es ihnen »warm ums Herz wird«, wenn sie Liebe empfinden, oder dass sie bei Angst »einen Kloß im Hals haben«.

Woran erkennst du diese Gefühle bei dir? Stelle dir eine Situation aus deinem Alltag nochmals ganz genau vor, die mit einem der Gefühle verbunden ist. Reise gedanklich durch deinen Körper. Notiere, wie dein Körper bei den unterschiedlichen Gefühlen reagiert.

Gefühl	**So reagiert mein Körper**
Angst	....
	....
Wut	....
	....
Freude	....
	....

Viele, viele Gefühle – Gefühle wahrnehmen

Gefühl	**So reagiert mein Körper**
Ekel/Verachtung	....
	....
	....
Liebe	....
	....
	....
Trauer	....
	....
	....
Überraschung	....
	....
	....

Viele, viele Gefühle – Gefühle wahrnehmen

Für Kinder/Jugendliche, die schon gut schreiben können. Beobachte in deinem Alltag, welche Gefühle in welchen Situationen auftreten, und notiere das in der Tabelle.

Beobachtungsbogen vom .... bis .... [*Datum*]

Gefühl	In welcher Situation ist das Gefühl aufgetreten?
Angst	....
Wut	....
Freude	....
Ekel/ Verachtung	....
Liebe	....
Trauer	....
Überraschung	....

Wie erkenne ich Gefühle bei anderen Menschen?

Um andere Menschen besser verstehen zu können, ist es wichtig, auch bei ihnen Gefühle gut wahrzunehmen. Das wollen wir jetzt üben. Dein*e Therapeut*in spielt dir die Grundgefühle vor. Bitte sage/trage ein, woran du erkennst, um welches Gefühl es sich handelt.

Gefühl	Das Gefühl erkenne ich bei anderen an ...
Angst	....
	....
Wut	....
	....
Freude	....
	....
Ekel/Verachtung	....
	....
Liebe	....
	....
Trauer	....
	....
Überraschung	....
	....

Wie erkenne ich Gefühle bei anderen Menschen?

Warum ist es wichtig, bei anderen Menschen Gefühle gut wahrzunehmen?

....

....

....

....

Bitte beobachte in der Familie / in der Schule / bei der Ausbildung andere Personen. Welche Gefühle haben sie im Laufe der Woche gezeigt? Wann?

Gefühl	Wer hat wie und wann das Gefühl gezeigt?
Angst	....
	....
Wut	....
	....
Freude	....
	....
Ekel/Verachtung	....
	....
Liebe	....
	....
Trauer	....
	....
Überraschung	....
	....

Aufeinander zugehen – Grenzen spüren

Die Schwierigkeit bei Mobbing ist häufig, dass die Entstehung der Problematik eher schleichend verläuft. Alle Seiten – also die viktimisierten Kinder und Jugendlichen sowie auch die Kinder und Jugendlichen, die andere schikanieren, und die Außenstehenden – befinden sich beim Mobbing-Prozess oft in einer ambivalenten Situation: Jemanden »ein wenig foppen, ärgern« gehört zum ganz normalen Interaktionsverhalten zwischen Kindern/Jugendlichen. Gut angesehen sind diejenigen, die auf solches Ärgern schlagfertig reagieren können und sich nicht aus der Fassung bringen lassen. Kinder und Jugendliche wollen oft keine »Spielverderber« sein und vor allem gilt in einer Gruppe von Kindern und Jugendlichen meist unausgesprochen das Gebot, andere nicht zu verpetzen.
Dadurch befinden sich Kinder und Jugendliche, die schikaniert werden, oft in einem Dilemma: Die Schikanen beginnen meist geringfügig, betroffene Kinder und Jugendliche haben lange Zeit den Eindruck, es handle sich um »das normale Ärgern«. Oft merken sie erst sehr spät, dass es sich um eine andere Form von Aggression handelt, dass sie zielgerichtet geärgert werden und sich aus der Situation nicht selbstständig befreien können.
Beobachtende Kinder und Jugendliche sind sich oft unsicher, ob sie eingreifen sollen oder ob alles noch »okay« für alle Beteiligten ist.
Auch für Kinder und Jugendliche, die andere mobben, ist der Übergang vom »normalen« Foppen zum Schikanieren oft fließend. Deshalb ist es oft schwer abzuschätzen, welche Folgen das eigene Verhalten für andere hat. Selbst für Erwachsene ist die Grenze zwischen den üblichen Rangeleien zwischen Kindern und Jugendlichen und Mobbing teilweise nicht klar erkennbar.

Was wird benötigt?
Eine Schnecke in der Natur suchen, in einen Pappkarton setzen; alternativ: eine Schnecke oder einen Igel in einem Film beobachten; Meterband/Zollstock

Für Kinder. »Jedes Tier und jeder Mensch hat eine persönliche Grenze. Wenn eine andere Person oder ein Tier diese überschreitet, dann fühlt man sich unwohl, flüchtet oder zieht sich zurück. Für Tiere ist das oft wichtig, um überleben zu können. Aber auch für uns Menschen ist es wichtig, Grenzen zu kennen und anderen auch zu sagen. Um zu verdeutlichen, was ich meine, schauen wir uns mal diese Schnecke an. [*Therapeut*in hat eine Schnecke mitgebracht in einem Karton mit Löchern. Besonders schön ist es, wenn er/sie gemeinsam mit dem Kind das Therapiezimmer verlassen und Futter für die Schnecke suchen kann, da damit ein Ortswechsel verbunden ist, Kinder oft »beiläufig« am besten zuhören können.*] Schau, die Schecke ist aus ihrem Haus herausgekommen, sie fühlt sich vielleicht wohl, isst von den leckeren Blättern, die wir ihr gegeben haben. [Schnecke wird beobachtet.] Jetzt möchte ich dir zeigen, was ›Grenzen‹ heißt. Ich nehme jetzt diesen Stock und bewege ihn langsam auf die Schnecke zu. Bitte beobachte, ab welchem Abstand die Schnecke sich in ihr Haus zurückzieht. Das markieren wir uns dann. [*Therapeut*in nähert sich langsam mit einem Stöckchen der Schnecke, die Schnecke wird sich ab einem bestimmten Punkt ins Haus zurückziehen.*] Hast du genau beobachtet? Male einen Punkt an die Stelle, an dem mein Stock war, als sie sich zurückgezogen hat. [*Kind malt den Punkt.*] Schau, das ist der persönliche Raum der Schnecke. Was denkst du, weshalb ist sie in ihr Schneckenhaus gegangen? [*Therapeut*in diskutiert mit dem Kind, dass es ganz wichtig ist, dass Tiere ihre Grenzen spüren, um sich zu schützen.*] Was hat das denn mit uns Menschen, auch mit dir und mir zu tun? Ja, genau. Auch wir haben unseren Sicherheitsraum. Nur wenige Menschen, solche, die uns ganz nah sind, denen wir vertrauen, dürfen näherkommen. Es ist also ein natürlicher Instinkt, dass wir darauf achten, dass andere unseren persönlichen Raum nicht überschreiten. Lass uns mal anschauen, wie dein persönlicher Raum ist.«

Aufeinander zugehen – Grenzen spüren

Für Jugendliche. Mit Jugendlichen kann man auch die Übung mit einer Schnecke machen, das wird dadurch sehr im Gedächtnis des/der Jugendlichen bleiben, oder aber die Reaktionen der Tiere nur besprechen, z. B. anhand von Videomaterial.

Für Kinder und Jugendliche. »Stelle dich hier im Raum auf. Ich gehe jetzt langsam auf dich zu. Wenn du spürst, dass es unangenehm wird, dann sage ›Stopp‹ und ich bleibe sofort stehen.«

Der/Die Therapeut*in geht langsam auf das Kind bzw. die/den Jugendliche*n zu, hält bei »Stopp« an; dies wird dann als persönlicher Raum definiert und mit dem Meterstab abgemessen. Wenn das Kind oder der/die Jugendliche nicht »Stopp« sagt bzw. wenn der/die Therapeut*in das Gefühl hat, dass das Kind oder der/die Jugendliche ihn/sie zu nah an sich heranlässt, bleibt er/sie stehen und bespricht dies. Es wird anhand des AB 48 »Aufeinander zugehen – Grenzen spüren: Auswertung« besprochen, woran das Kind oder der/die Jugendliche merkt, dass die persönliche Grenze erreicht ist, welche Warnsignale vorherrschen. Darüber hinaus wird festgelegt, wie jemand am wirkungsvollsten »Stopp« sagt, damit andere dies gut wahrnehmen können.

Im Anschluss daran werden die Rollen getauscht, sodass das Kind oder der/die Jugendliche die Grenzen bei einer anderen Person (stellvertretend bei Therapeut*in) wahrnehmen und angemessen reagieren kann. Es erfolgt der Transfer auf den Alltag.

Aufeinander zugehen – Grenzen spüren: Auswertung

Woran merkst du im Körper, dass dir jemand zu nah kommt?

....

....

....

Wie nah darf dir jemand kommen? Wie groß ist dein persönlicher Raum, den du brauchst? Messe den Abstand ab, der sich beim Spiel »Aufeinander zugehen« ergeben hat.

....

....

....

Wie sagst du am besten »Stopp«? Worauf musst du achten?

....

....

....

Woran merkst du, dass du jemand anderem zu nah kommst?

....

....

....

Wir haben geübt, eigene Grenzen und die anderer wahrzunehmen und mitzuteilen. Was nimmst du für deinen Alltag mit?

....

....

....

Aufeinander zugehen – Grenzen spüren: Alltagsaufgabe

Übe zu Hause weiter:
Bitte gib an, wo deine persönliche Grenze ist. Lass verschiedene Personen aus der Familie oder deinem Freundeskreis auf dich zugehen, sage »Stopp«, wenn sie dir zu nah kommen, und gib ungefähr den Abstand an. Gibt es Unterschiede? Woran merkst du, dass jemand an deine Grenze kommt bzw. diese überschreitet?

Wie nah darf .... [*Name der Person eintragen, mit der du geübt hast*] kommen? Wie groß ist dein persönlicher Raum, den du brauchst? Miss den Abstand ab, der sich beim Spiel »Aufeinander zugehen« ergeben hat.

....

....

....

Wie nah darf .... [*Name der Person eintragen, mit der du geübt hast*] kommen? Wie groß ist dein persönlicher Raum, den du brauchst? Miss den Abstand ab, der sich beim Spiel »Aufeinander zugehen« ergeben hat.

....

....

....

Wie nah darf .... [*Name der Person eintragen, mit der du geübt hast*] kommen? Wie groß ist dein persönlicher Raum, den du brauchst? Miss den Abstand ab, der sich beim Spiel »Aufeinander zugehen« ergeben hat.

....

....

....

Was habe ich erfahren? Gibt es Unterschiede zwischen den einzelnen Personen?

....

....

....

Aufeinander zugehen – Grenzen spüren: Alltagsaufgabe

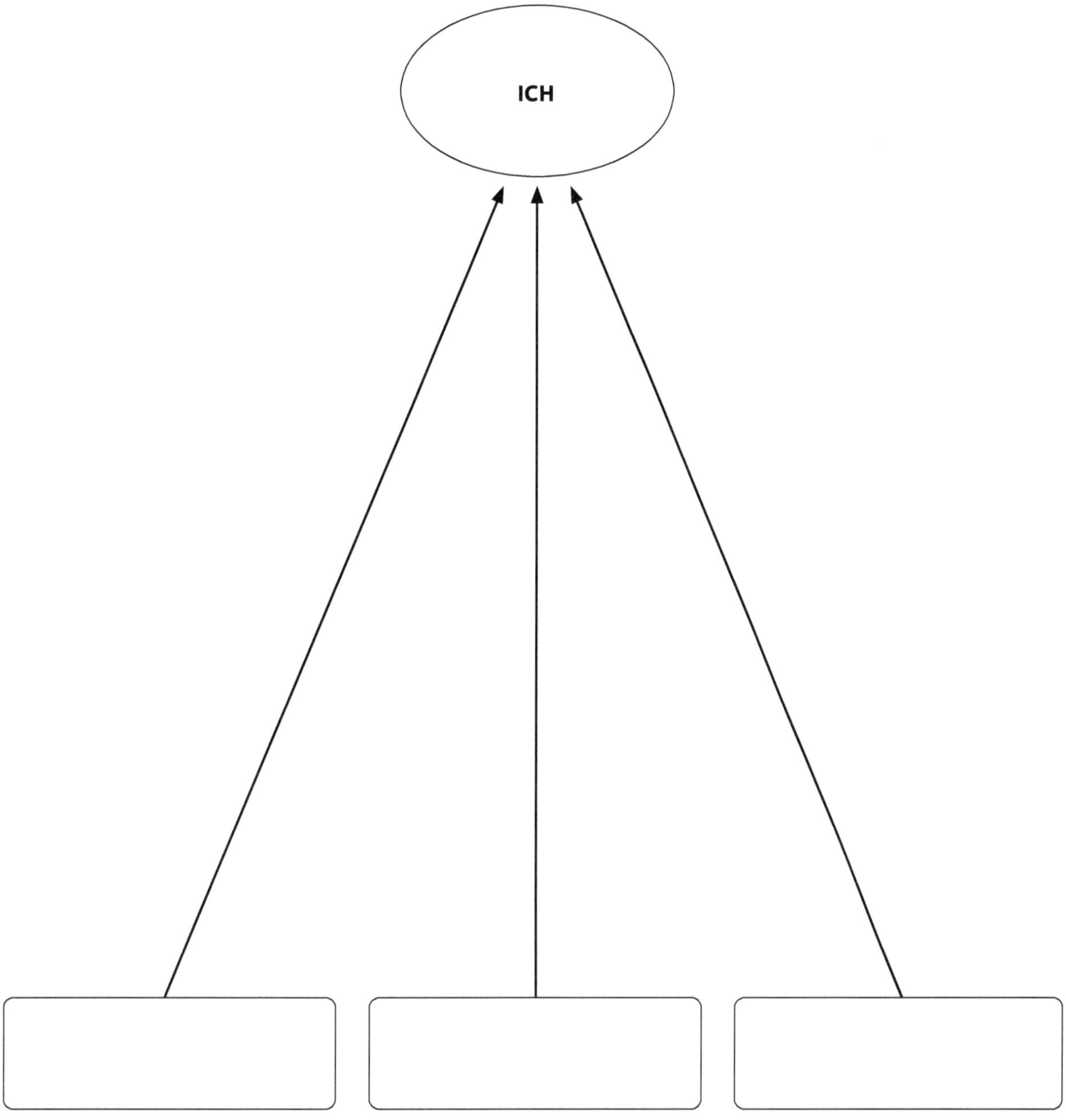

Wichtig

Meine Warnsignale

Daran merke ich, dass jemand an meine persönliche Grenze kommt:

....

....

Was ist denn hier okay?

Bitte lies die Situationen durch. Überlege genau: Handelt es sich dabei um

- eine für alle beteiligten Personen lustige Situation (Daumen hoch)?
- eine Situation, die neutral, eventuell angespannt, aber für alle okay ist (Daumen waagerecht)?
- eine Situation, in der sich mindestens eine der beteiligten Personen gemobbt fühlt (Daumen nach unten)?

Kreuze Entsprechendes an.

Situationen Kinder	**Schätze ein**
Max geht nach der Schule mit seinen beiden Freunden Tim und Jonas ein Eis essen. Er bestellt sich eine Kugel Eis, stellt sich vor die Eisdiele und wartet auf seine Freunde. Plötzlich springt ein Hund an ihm hoch und schleckt an seinem Eis. Max schaut verdutzt, die Freunde müssen lachen.	
Leonie bekommt immer wieder kleine Briefe zugesteckt im Schulunterricht, auf denen steht: »Keiner kann dich leiden! Hoffentlich ziehst du um!«	
Julias Freundinnen Lara, Melina und Lotta haben sich mit ihr verabredet. Sie treffen sich im Park. Als Julia kommt, sagen sie, dass sie mit ihr reden wollen, da Julia ein Geheimnis ausgeplaudert habe und sie jetzt echt sauer auf sie seien.	
Im Sportunterricht sollen Kleingruppen gebildet werden. Keiner nimmt Mischa mit in die Gruppe. Als er nachfragt, wird er einfach ignoriert. So geht es ihm die meiste Zeit des Tages, er wird übersehen.	
Situationen Jugendliche	**Schätze ein**
Max geht nach der Schule mit seinen beiden Freunden Tim und Jonas ein Eis essen. Er bestellt sich eine Kugel Eis, stellt sich vor die Eisdiele und wartet auf seine Freunde. Plötzlich springt ein Hund an ihm hoch und schleckt an seinem Eis. Max schaut verdutzt, die Freunde müssen lachen.	
Lisa bekommt eine Nachricht von einem Mitschüler. Er schickt ihr das Instagram-Bild eines anderen Mitschülers und teilt ihr mit, dass er sie darauf hinweisen wollte, was der andere gepostet hat. Dieser hat ein Foto von ihr vom Ausflug auf eine Burg gepostet mit dem Kommentar: »Schade, dass der Kerker nicht mehr in Betrieb ist, um die wär´s nicht schade, wenn die eingesperrt würde!«	
Julias Freundinnen Lara, Melina und Lotta haben sich mit ihr verabredet. Sie treffen sich im Park. Als Julia kommt, sagen sie, dass sie mit ihr reden wollen, da Julia ein Geheimnis ausgeplaudert habe und sie jetzt echt sauer auf sie seien.	

Was ist denn hier okay?

Situationen Jugendliche	Schätze ein
In Erdkunde sollen für ein Referat Kleingruppen gebildet werden. Keiner nimmt Mischa mit in die Gruppe. Als er nachfragt, wird er einfach ignoriert. So geht es ihm die meiste Zeit des Tages, er wird übersehen.	
Fabian sitzt in seinem Zimmer, als sein Handy ihm eine Nachricht anzeigt. Ein Klassenkamerad hat an ihn geschrieben: »Hallo Fabian, ich finde es echt fies von dir, dass du dich mit meiner Freundin getroffen hast. Mach das nicht nochmal.«	
Klara schickt ihrer Freundin Jule eine Fotomontage, darauf ist Jule als Hexe zu sehen, Klara selbst sieht aus wie ein Zauberer. Sie schreibt: »Schau mal, die zauberhaften Zwei!«	

Du hast jetzt verschiedene Situationen genau betrachtet. Welche Situationen aus deinem Alltag ordnest du den drei Symbolen zu?

Was ist denn hier okay?

Lösung der Beispielsituationen

Situationen Kinder / Jugendliche	Schätze ein
Max geht nach der Schule mit seinen beiden Freunden Tim und Jonas ein Eis essen. Er bestellt sich eine Kugel Eis, stellt sich vor die Eisdiele und wartet auf seine Freunde. Plötzlich springt ein Hund an ihm hoch und schleckt an seinem Eis. Max schaut verdutzt, die Freunde müssen lachen.	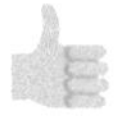
Leonie bekommt immer wieder kleine Briefe zugesteckt im Schulunterricht, auf denen steht: »Keiner kann dich leiden! Hoffentlich ziehst du um!«	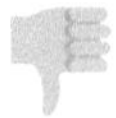
Julias Freundinnen Lara, Melina und Lotta haben sich mit ihr verabredet. Sie treffen sich im Park. Als Julia kommt, sagen sie, dass sie mit ihr reden wollen, da Julia ein Geheimnis ausgeplaudert habe und sie jetzt echt sauer auf sie seien.	
Im Sportunterricht sollen Kleingruppen gebildet werden. Keiner nimmt Mischa mit in die Gruppe. Als er nachfragt, wird er einfach ignoriert. So geht es ihm die meiste Zeit des Tages, er wird übersehen.	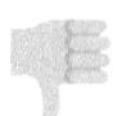
Max geht nach der Schule mit seinen beiden Freunden Tim und Jonas ein Eis essen. Er bestellt sich eine Kugel Eis, stellt sich vor die Eisdiele und wartet auf seine Freunde. Plötzlich springt ein Hund an ihm hoch und schleckt an seinem Eis. Max schaut verdutzt, die Freunde müssen lachen.	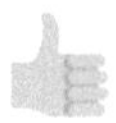
Lisa bekommt eine Nachricht von einem Mitschüler. Er schickt ihr das Instagram-Bild eines anderen Mitschülers und teilt ihr mit, dass er sie darauf hinweisen wollte, was der andere gepostet hat. Dieser hat ein Foto von ihr vom Ausflug auf eine Burg gepostet mit dem Kommentar: »Schade, dass der Kerker nicht mehr in Betrieb ist, um die wär´s nicht schade, wenn die eingesperrt würde!«	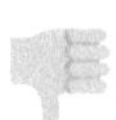
Julias Freundinnen Lara, Melina und Lotta haben sich mit ihr verabredet. Sie treffen sich im Park. Als Julia kommt, sagen sie, dass sie mit ihr reden wollen, da Julia ein Geheimnis ausgeplaudert habe und sie jetzt echt sauer auf sie seien.	
In Erdkunde sollen für ein Referat Kleingruppen gebildet werden. Keiner nimmt Mischa mit in die Gruppe. Als er nachfragt, wird er einfach ignoriert. So geht es ihm die meiste Zeit des Tages, er wird übersehen.	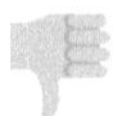
Fabian sitzt in seinem Zimmer, als sein Handy ihm eine Nachricht anzeigt. Ein Klassenkamerad hat an ihn geschrieben: »Hallo Fabian, ich finde es echt fies von dir, dass du dich mit meiner Freundin getroffen hast. Mach das nicht nochmal.«	
Klara schickt ihrer Freundin Jule eine Fotomontage, darauf ist Jule als Hexe zu sehen, Klara selbst sieht aus wie ein Zauberer. Sie schreibt: »Schau mal, die zauberhaften Zwei!«	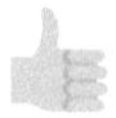

Mobbing und Gefühle

Wir haben uns nun eine Zeitlang mit Gefühlen beschäftigt. In jeder Situation treten Gefühle bei uns selbst und bei anderen Menschen auf. Manchmal empfinden wir Gefühle stark, manchmal sind sie nur wenig intensiv da. Auch andere Menschen reagieren manchmal stark emotional, manchmal zeigen sie uns nur wenig intensive Gefühle.

Ein paar Mal haben wir schon darüber gesprochen, dass in deinem Alltag immer wieder Mobbing auftritt.

Bitte notiere eine Situation in der letzten Zeit, in der Mobbing aufgetreten ist:

....

....

....

....

Mobbing und Gefühle

Ordne jetzt zu, wer welche Rolle beim Mobbing eingenommen hat. Und überlege dann, welche Gefühle diejenige/derjenige gezeigt hat.

Rolle im Mobbingprozess	**Wer nimmt die Rolle ein?**	**Welche Gefühle hat die Person / haben die Personen?**
Akteur*innen	....	....
	....	....
Helfer*innen der Akteur*innen	....	....
	....	....
Außenstehende	....	....
	....	....
Freund*innen der Betroffenen	....	....
	....	....
Betroffene	....	....
	....	....

Was schließe ich aus meinen Beobachtungen?

....

....

....

....

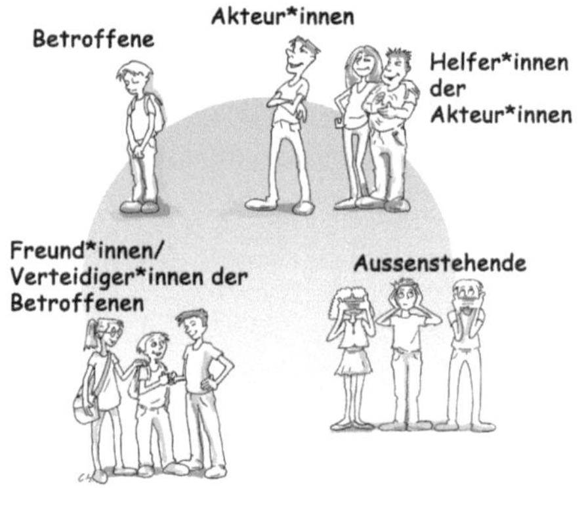

Veränderung dysfunktionaler Gedanken

Bisher haben wir uns auf Gefühle konzentriert, die in Mobbingsituationen entstehen können. Die Gefühle, die auftreten, stehen im Zusammenhang mit ganz bestimmten Gedanken und Verhaltensweisen (was wir also dann auch tun, wie wir handeln). Gefühle treten spontan auf, wir können sie nicht direkt beeinflussen oder verändern. Über unsere Gedanken haben wir aber etwas mehr »Macht«, das heißt, wir können erkennen, ob wir wenig hilfreiche Gedanken haben und diese dann durch hilfreichere ersetzen.

Bitte überlege dir, welche Gedanken mit den hier dargestellten Situationen in Verbindung stehen könnten und weshalb die Personen so handeln wie geschildert.

Situationen	**Ist der Gedanke hilfreich oder nicht?**	**Möglicher Gedanke**
Mara sitzt im Klassenzimmer, eine Freundin schleicht sich von hinten an sie heran und erschreckt sie. Mara springt vom Stuhl und lacht dann schallend. Was hat Mara wohl gedacht?		
Timo will gerade den Schulhof verlassen, da sieht er eine Gruppe Jungs, die ihn immer ärgern und ihm den Schulranzen wegnehmen. Er wartet im Hof, bis seine Freunde aus der Parallelklasse fertig sind, um mit ihnen nach Hause zu gehen. Was geht in Timo vor?		
Alicia und Frederike haben Meike »auf dem Kieker«, da Meike richtig toll aussieht, beliebt ist und auch noch gut in der Schule. Sie erzählen über sie, dass sie bei den Pfadfindern nicht mehr mitmachen dürfe, da sie Regeln übertreten würde. Was denken sich Alicia und Frederike?		
Livia und Bruno spielen auf dem Schulhof. Da sehen sie, wie Fatima von zwei älteren Mädchen festgehalten wird. Fatima versucht, sich zu wehren, aber die Mädchen haben sie fest im Schwitzkasten. Livia und Bruno gehen schnell zur Pausenaufsicht. Was denken sich Livia und Bruno?		

Veränderung dysfunktionaler Gedanken

Wir wollen uns jetzt anschauen, welche Gedanken du in Mobbingsituationen hast. Bitte notiere eine Situation in der letzten Zeit, in der Mobbing aufgetreten ist:

....

....

....

....

....

Welche Gedanken hast du in den Situationen? Sind diese hilfreich? Welche Gedanken könnten hilfreicher sein?

....

....

....

....

....

....

Gefühle verändern können

Welche Gefühle treten im Mobbingprozess bei mir auf? Wie stark (0 = schwach; 100 = ganz stark)

....

....

....

Welches Gefühl möchte ich verändern, um gut und überlegt handeln zu können?

....

....

....

Sammle hier Ideen zur Veränderung der Gefühle. Probiere sie gleich aus und schätze ein, welche Strategien dir im Alltag helfen können:

Gefühl	**Idee zur Veränderung des Gefühls**	**Wie hilfreich?** **(Daumen hoch = sehr hilfreich,** **Daumen runter = nicht hilfreich)**
....	....	
....	....	
....	....	
....	....	

Gefühle verändern können

Probiere die Ideen im Laufe der nächsten Woche aus. Trage ein, was wie gut geholfen hat:

Gefühl	Idee zur Veränderung des Gefühls	Wie hilfreich? (Daumen hoch = sehr hilfreich, Daumen runter = nicht hilfreich)
....	....	
....	....	
....	....	
....	....	

Petzen oder Hilfe holen?

Bitte lies dir die Situationen durch. Du kannst sie auch mit Handpuppen oder Figuren nachspielen. Bei welcher Situation handelt es sich um »petzen«, bei welcher um »Hilfe holen«? Weshalb?

Situation 1

Mara hat in der Pause im Schulhof mit Freunden Fangen gespielt, dabei hat Peter sie in die Hecke gestoßen, ihre Hände sind jetzt voller Dornen. Peter hat sich schon entschuldigt. Sie geht zur Klassenlehrerin und sagt: »Können Sie mir helfen, die Dornen rauszuziehen? Beim Fangen bin ich in die Hecke geschubst worden.«

☐ petzen ☐ Hilfe holen?

Weshalb?

....

....

....

Situation 2

Johann hat gesehen, wie Peter Mara in die Hecke geschubst hat. Er geht zur Klassenlehrerin und sagt: »Peter hat vorhin Mara in die Dornenhecke geschubst, jetzt weint sie!«

☐ petzen ☐ Hilfe holen?

Weshalb?

....

....

....

Petzen oder Hilfe holen?

Situation 3

Fatima hat zum Geburtstag ein tolles Spiel bekommen. Sie ist ganz stolz. In der Pause zeigt sie es heimlich ihren Freundinnen, obwohl sie eigentlich keine Spiele in die Schule mitbringen darf. Klara sieht dies, sie geht zur Lehrerin und sagt: »Fatima hat ein Spiel dabei, obwohl sie das ja gar nicht mitbringen darf!«

☐ petzen ☐ Hilfe holen?

Weshalb?

....

....

....

Bitte notiere Situationen aus deinem Alltag, die du schon einmal erlebt oder von denen du gehört hast, in denen …

▶ gepetzt wurde:

....

....

....

▶ jemand Hilfe geholt hat:

....

....

....

Zivilcourage – Mutig sein!

Hast du schon mal das Wort »Zivilcourage« gehört? Das Wort setzt sich aus zwei Teilen zusammen: Zivil (lateinisch *civilis*, bürgerlich) und courage (französisch »*Mut*«). Man könnte es mit »Alltagsmut« übersetzen. Das zeigen Menschen, wenn sie als normale Personen im Alltag anderen helfen, die in Schwierigkeiten sind. Bitte überlege bei den folgenden Beispielen: Handelt es sich hier um Zivilcourage?

Situation 1
Eine Gruppe Jungs und Mädchen trifft sich am Bahnhof. Sie wollen eine Bande gründen und haben sich überlegt, dass jede*r eine Mutprobe machen muss. Die Aufgabe ist es, ohne Fahrkarte mit dem Zug zwei Stationen zu fahren und ohne Geld wieder zurückzukommen. Handelt es sich hierbei um Zivilcourage?

☐ Ja ☐ Nein

Weshalb?

....

....

....

Situation 2
Eine Gruppe Jungs und Mädchen treffen sich am Bahnhof. Sie wollen eine Bande gründen und haben sich überlegt, dass jede*r eine Mutprobe machen muss. Plötzlich sehen sie, wie ein älterer Mann, der nach Flaschen sucht, von zwei Jungs angegriffen wird. Sie gehen zu dem älteren Mann, stellen sich neben ihn und sagen den Jungs, dass sie abhauen sollen. Handelt es sich hierbei um Zivilcourage?

☐ Ja ☐ Nein

Weshalb?

....

....

....

Zivilcourage – Mutig sein!

Mobbing und Zivilcourage

Weshalb ist Zivilcourage wichtig, damit ein Mobbingprozess beendet wird? Was denkst du?

....

....

....

Worauf sollte jemand achten, der Zivilcourage zeigt, um sich nicht in Gefahr zu bringen?

....

....

....

AB 56 • K J

Sicher helfen

Wenn du erkennst, dass eine andere Person schikaniert wird, dann ist es wichtig, dass Außenstehende/ Unbeteiligte helfen. Aber um richtig helfen zu können, solltest du Folgendes beachten:

Schätze ein, ob du selbst helfen kannst oder ob du besser Hilfe holst. Wonach könntest du es entscheiden?

Schreibe dies hier auf.

....

....

....

Wer könnte in den dir bekannten Mobbingsituationen zur Unterstützung geholt werden, um einer Person zu helfen?

....

....

....

Wenn du selbst helfen willst, dann ist es ratsam, nicht die Angreifer*innen direkt anzusprechen, da sie sonst eventuell auf dich losgehen. Besser ist es, wenn du der Person, die schikaniert wird, Unterstützung anbietest. Zum Beispiel kannst du auf die schikanierte Person zugehen und mit ruhiger, fester Stimme sagen: »Ich glaube, das ist hier gerade blöd für dich! Komm, setz dich doch zu mir!« Denke auch daran, andere Menschen um Unterstützung zu bitten, die in der Nähe sind.

Übe mit deinem/deiner Therapeut*in solche Hilfesituationen im Rollenspiel ein.
Welche Situationen wollt ihr üben? Denke dir ein paar aus und notiere auch, welche Lösungen ihr geübt habt.

....

....

....

....

....

Schöne Kontakte und Freundschaften fördern

Nicht alle Kinder/Jugendliche in deiner Gruppe mobben andere. Um sich selbst besser und stärker zu fühlen, ist es wichtig, hilfreiche und freundschaftliche Kontakte auszubauen.

Bitte schreibe hier deine Freund*innen hin:

....

....

....

Was macht eine*n gute*n Freund*in aus?

....

....

....

....

Welche Merkmale weisen darauf hin, dass es sich *nicht* um eine »gute« Freundschaft handelt?

....

....

....

Zu welchen Personen in deiner Gruppe könntest du die Kontakte stärken? Wie?

....

....

....

Zu welchen Personen deiner Klasse solltest du den Kontakt reduzieren/meiden? Wie?

....

....

Sicher handeln

Es empfiehlt sich, zunächst das selbstsichere Verhalten in Mobbingsituationen auszuprobieren, die noch nicht aus dem Alltag des/der Patient*in stammen, da dann eine größere emotionale Distanz zum Geschehen besteht, was ein Einüben von Fertigkeiten zunächst erleichtert. Wenn das selbstsichere Verhalten »sitzt«, sollten persönlichere Situationen ausgewählt werden. Das selbstsichere Verhalten wird am besten im Rollenspiel geübt.

Vorbereitungsphase

- Die Situation wird genau beschrieben, die Mitspieler*innen festgelegt.
- Es wird erarbeitet, was das grundsätzliche Problem in der Situation ist. Gemeinsam werden Lösungen überlegt.
- Es wird erarbeitet, was die Patient*innen sagen können, »selbstsichere« Sätze sollten ausprobiert und ihre Wirkung geprüft werden.
- Der/Die Therapeut*in kann dabei als ein »lernendes Modell« fungieren, d. h. er/sie macht noch verbesserungswürdige Sätze/Handlungen vor, das Kind oder der/die Jugendliche darf Ratschläge geben, was verbessert werden sollte. Anschließend testet das Kind bzw. der/die Jugendliche die Situation als Protagonist*in.

Durchführung des Rollenspiels

- Das Kind bzw. der/die Jugendliche legt nun drei Verhaltensziele fest (z. B. Ich möchte laut sprechen, eine gerade Körperhaltung haben und sagen: »Stopp, hör sofort auf, mich zu treten!«).
- Das Ende des Rollenspiels wird festgelegt, d. h., der/die Mitspieler*in muss dann reagieren, wenn das Kind bzw. der/die Jugendliche seine/ihre Verhaltensziele erreicht hat.
- Das Rollenspiel wird durchgeführt, der/die Therapeut*in kann helfend zur Seite stehen, wenn das Kind bzw. der/die Jugendliche in der Situation nicht »weiter weiß« (z. B. Rollenspiel einfrieren, Lösungen ausprobieren, dann weiterspielen; Helfer-Ich an die Seite stellen).

Auswertung des Rollenspiels

Das Kind bzw. der/die Jugendliche wird gefragt, welche Verhaltensziele er/sie/es erreicht hat, was er/sie/es verbessern will. Anschließend kann der/die Therapeut*in Rückmeldung geben.

Sicher handeln

Woran erkenne ich selbstsicheres Verhalten?

Bitte notiere, wie die Stimme, die Körperhaltung sind, wie Menschen sprechen, wenn sie sich selbstsicher fühlen.

....

....

....

....

....

Folgende Situation werden wir gleich üben:

....

....

....

Ich nehme mir vor:

....

....

....

Was habe ich gut gemacht? Was will ich verbessern?

....

....

....

....

Sicher handeln

Diese Situation aus meinem Alltag spielen wir:

....

....

....

Ich nehme mir vor:

....

....

....

Was habe ich gut gemacht? Was will ich verbessern?

....

....

....

Schlagfertig reagieren können

In einer Gruppe von Gleichaltrigen kommt es oft gut an, wenn man »cool« oder schlagfertig reagieren kann. Das heißt, dass man Ideen hat, wie man gut reagieren und witzig antworten kann. Natürlich ist es nicht so leicht, dass einem immer eine coole Antwort einfällt. Wir wollen solche Antworten hier gemeinsam üben.

Welche Situationen treten im Alltag auf, in denen du gerne »cool« reagieren willst? Notiere sie!

....

....

....

....

....

Welche Sprüche werden bei dir und deinen Freund*innen gerne verwendet?

....

....

....

....

Schlagfertig reagieren können

Versuche mal folgende Möglichkeiten an »coolen Antworten«:

Cool-Strategie	**Möglicher Satz**
Vorbeireden	Beleidigung: »Hey, du stinkst wie ein Stinktier!« Mögliche Antwort: »Hat jemand was gesagt?« Denke dir eine weitere Vorbeireden-Antwort aus.
Übertreiben	Beleidigung: »Du hast echt von nix ′ne Ahnung, du Opfer!« Mögliche Antwort: »Mensch, ich bewundere dich wirklich. Du hast ja voll den Durchblick!« Denke dir eine weitere Übertreiben-Antwort aus.
Erschrecken	Beleidigung: »He du Spack, schau nicht so doof!« Mögliche Reaktion: In die Nähe des-/derjenigen gehen, der/die beleidigt, stehen bleiben, Blick fixieren und dann laut »Wow!« sagen und weggehen.
Hast du Ideen für weitere Strategien? Benenne sie, wie sehen sie aus?	…………………… …………………… ……………………

Wichtig

Wichtig ist es, immer locker zu bleiben, ruhig zu stehen, deutlich zu sprechen und vor allem: deinen coolen Spruch kurz zu sagen, dann wegzugehen oder wegzuschauen. Damit signalisierst du, dass du kein weiteres Interesse am Gespräch hast. Übe das hier ein!

Mitgefühl trainieren

Du hast dich schon damit beschäftigt, wie du Gefühle spürst und wahrnimmst und wie du diese bei anderen feststellen kannst.

Wichtig ist es im sozialen Miteinander, dass du Gefühle bei anderen nicht nur wahrnehmen, sondern auch richtig mitfühlen kannst.

Weißt du, was ich meine?

Vielleicht hast du mal miterlebt, dass es einem Familienmitglied / einem Freund / einer Freundin schlecht ging. Was war los? Wie ging es der Person? Wie ging es dir?

Wenn du mit anderen fühlst, dann nennen wir das »Mitgefühl haben«.

Wie hat es sich angefühlt zu merken, dass es der anderen Person nicht gut ging? Wolltest du etwas tun?

Mit welchen Personen fühlst du im Alltag mit?

....

....

....

....

....

Wozu soll Mitgefühl gut sein?

....

....

....

....

....

Mitgefühl trainieren

Übe ein, mit anderen mitzufühlen! Schaue dir Filmausschnitte an, versetze dich in die Situation der Personen und stelle dir vor, dass dies dir oder einer Person passiert, die du sehr gerne hast. Halte inne, gehe durch deinen Körper. Was spürst du?

....

....

....

....

Manche Menschen denken: Macht Mitfühlen nicht schwach? Weshalb solltest du mit Kindern/Jugendlichen mitfühlen, die du nicht magst? Was meinst du?

....

....

....

....

....

Übe das Mitfühlen ein! Notiere, in welchen drei Situationen im Alltag du mitgefühlt hast:

(1) ....

(2) ....

(3) ....

AB 61 • K J

Mein Problemlöseplan

Du hast dir bisher viele Methoden und Strategien erarbeitet, um die Situation in deiner Gruppe zu verbessern. Lass uns diese nochmals zusammenfassen.

Ab heute lasse ich nicht mehr zu, dass .... passiert.

Folgende Stärken helfen mir dabei:

....

....

Dazu werde ich Folgendes tun:

....

....

....

....

Wann benötige ich die Unterstützung von wem?

....

....

....

....

Wer informiert die Personen, die mich unterstützen sollen? Wie?

....

....

Wie schätze ich ein, inwieweit sich die Situation verändert?

....

....

AB 62 • K J

Meine Krisen- oder Notfallsituationen

Hast du schon einmal eine ganz schlimme Situation erlebt? Wenn ja, was war los?

....

....

....

Weißt du, was ein »Notfall« ist?

....

....

In deinem Alltag kommen seit einiger Zeit immer wieder sehr schwierige Situationen vor, die man als Krisen- oder sogar Notfallsituationen bezeichnen kann.
Schildere ein paar solcher Situationen:

....

....

....

....

....

....

Welche Gefühle erlebst du vor, in oder nach solchen Situationen?

....

....

....

....

Krisen- oder Notfallsituationen sind sehr belastend. Sie müssen aufhören!
Lass uns einen Plan entwickeln, wie wir sie verhindern oder entspannen können!

Mein Plan für schwierige Situationen

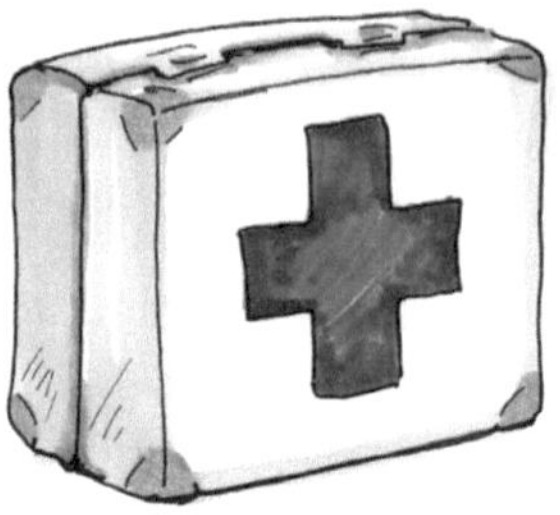

Du hast auf AB 62 »Meine Krisen- oder Notfallsituationen« schwierige Situationen notiert. Außerdem hast du bereits überlegt, welche Gefühle in den Situationen da sind. Bitte notiere hier in der Tabelle Verhaltensweisen von anderen / Situationen auf den unterschiedlichen Stufen.

100 % »schlimm«	(z. B. Ich werde geschlagen/Ich erpresse jemanden.)
80 %	
60 %	
40 %	(z. B. Jemand sagt einen blöden Ausdruck zu mir / Ich lache jemanden aus.)
20 %	
0 %	

Mein Plan für schwierige Situationen

Für Kinder, die schikaniert werden

Stufe 1. Wenn du dich nicht bedroht fühlst, störende Verhaltensweisen vereinzelt vorkommen, bzw. nicht nur / vor allem auf dich abzielen, dann kannst du ein solches Verhalten ignorieren. (Beispiel: Ein Junge in der Klasse macht immer wieder dumme Sprüche über ganz unterschiedliche Personen in der Klasse.)
Welche Verhaltensweisen kannst du ignorieren?

....

....

Stufe 2. Wenn du dich nicht bedroht fühlst, aber dich eine Verhaltensweise stört (z. B. ein Mitschüler tritt ständig an dein Stuhlbein), dann solltest du sicher und direkt sagen: »Stopp, hör auf damit. Ich möchte das nicht!«
Auf welche Verhaltensweisen trifft das zu?

....

....

Wir üben jetzt gemeinsam, wie man dies tun kann.

Stufe 3. Wenn du dich bedroht fühlst oder eine andere Person nicht aufhört mit dem Störverhalten (s. Stufe 2), dann hole dir Hilfe.
Auf welche Verhaltensweisen trifft das zu?

....

....

Wo holst du dir Hilfe?

....

....

Von wem?

....

....

Wer bespricht das Vorgehen mit den zuständigen Ansprechpartner*innen?

....

Mein Plan für schwierige Situationen

Für Kinder, die andere schikanieren

Stufe 1. Wenn du einen anderen einmalig kurz mal störst/ärgerst (z. B. kurz veräppelst), derjenige sich aber nicht bedroht fühlt, das gut abkann, dann ist alles okay. Höre dennoch auf, wiederhole es nicht. Woran kannst du erkennen, dass die Situation für einen anderen zwar kurz nervig, aber nicht »schlimm« ist? Probiere das im Rollenspiel aus. Notiere die Merkmale, die du bei einem anderen erkennen kannst.

....

....

....

Stufe 2. Wirst du manchmal geärgert? Wie geht es dir, wenn du »Stopp!« sagst, aber der andere nicht reagiert?

....

....

So geht es anderen, wenn du sie ärgerst und störst!
Wenn du jemanden ärgerst oder störst und der-/diejenige sagt »Stopp!« und gibt dir zu verstehen, dass du aufhören sollst, dann reagiere und höre auf.
Woran kannst du erkennen, dass jemand will, dass du aufhörst? Probiere das im Rollenspiel aus. Notiere die Merkmale, die du bei einem anderen erkennen kannst.

....

....

....

Stufe 3. Bist du schon einmal bedroht oder verängstigt worden? Was willst du in so einer Situation? Wenn du etwas tust, mit dem du jemanden bedrohst, ängstigst, dann höre sofort auf. Woran kannst du erkennen, dass sich jemand bedroht fühlt? Probiere das im Rollenspiel aus. Notiere die Merkmale, die du bei einem anderen erkennen kannst.

....

....

Gehe zu .... [*Ansprechpartner*in*] und sage, was vorgefallen ist. Denke daran, dass es negative Konsequenzen haben kann, wenn du andere schikanierst und nicht damit aufhörst. Diese Verhaltensweisen führen zu ....

7 Schematherapeutische Interventionen

Die Interventionen in diesem Kapitel sind größtenteils für Jugendliche und junge Erwachsene konzipiert, deren Schemata oder Schemadispositionen Bedingungen oder Folgen von Mobbingerfahrungen sind. Zudem werden einige Interventionen für Kinder vorgestellt, deren Risiko zur Entwicklung negativer interpersonaler Schemata in Zusammenhang mit Mobbingerfahrungen erhöht ist. Bei der schematherapeutischen Behandlung von Folgen von Mobbing sollten die Erfahrungen von Bedürfnisfrustration in der Familie immer mit berücksichtigt werden.

7.1 Schemata und Mobbing

Indikation für Schematherapie bei Mobbing. Bei einem Teil der betroffenen Kinder und Jugendlichen können Mobbingerfahrungen zu starken Selbstwert-, Stimmungs- und Verhaltensproblemen führen und ihre Persönlichkeitsentwicklung ungünstig beeinflussen. Dies betrifft häufiger Kinder und Jugendliche, die bereits durch Erfahrungen in der Familie maladaptive Schemata/Schemadispositionen entwickelt haben. Negative Schemata erhöhen die Vulnerabilität für ungünstige Folgen von Mobbing. Schematherapeutische Interventionen sind indiziert, wenn durch Bedürfnisfrustration in der Familie oder traumatische Erfahrungen Schemata entwickelt wurden, die dazu beitragen, dass der/die Patient*in in Mobbing involviert ist. Dies betrifft sowohl die Einnahme der Rolle als Betroffene sowie als Akteur*innen.

Schemata

Young et al. (2008) haben 18 frühe maladaptive Schemata beschrieben, die in der Kindheit und Jugend durch die Frustration emotionaler Bedürfnisse entstehen. Schemata umfassen dysfunktionale Grundannahmen (Schemakognitionen), Erinnerungen, Emotionen und Handlungstendenzen. Sie können durch Trigger aktiviert werden und beeinflussen dann das Erleben und die Reaktionen der Person. In der Schematherapie werden in den letzten Jahren auch positive Schemata zunehmend beachtet (Brüderl, 2020; Dresbach, 2021; Louis et al., 2018). Positive Schemata entstehen durch ausreichende emotionale Bedürfniserfüllung und gute Beziehungserfahrungen in der Familie und mit Freunden.
Ausführliche Beschreibungen der Schemata und Bewältigungsstile finden sich bei Brüderl (2020), Faßbinder et al. (2016), Dresbach (2021) und Loose et al. (2013). Die Bezeichnungen der positiven Schemata entsprechen den Bezeichnungen bei Dresbach (2021). Sie wurden für die Arbeit mit Jugendlichen und jungen Erwachsenen gewählt und weichen bei einigen Schemata leicht von den Bezeichnungen bei Brüderl (2020) ab.

Schemata und soziale Performanz. Bei aktueller oder befürchteter Schemaaktivierung zeigen Menschen in der Regel Reaktionen, die sozial unsicher, unterwürfig und vermeidend oder impulsiv, aggressiv oder grenzüberschreitend sind. Diese sozial inkompetenten Reaktionen sind nicht durch ein Fertigkeitendefizit bedingt, sondern dienen dem Selbstschutz. Die Auswahl der Reaktionen bezieht sich dann nicht darauf, die soziale Situation möglichst kompetent zu bewältigen, sondern verletzliche Gefühle zu begrenzen oder zu vermeiden. Bei Kindern und Jugendlichen besteht bei häufiger Schemaaktivierung das Risiko, dass sie ihre sozialen Fertigkeiten aufgrund ihres Selbstschutzverhaltens nicht weiter differenzieren.

Schemata als Risikofaktoren für die Einnahme der Rolle als Betroffene. Kinder oder Jugendliche mit Schemata der Domäne *Abgetrenntheit und Ablehnung* können Bewältigungsverhalten zeigen, welches die Einnahme einer Rolle als Betroffene begünstigt, z. B. unsichere Reaktionen auf alltägliches Ärgern und keine ausreichende Selbstbehauptung in entwicklungsförderlichen Konflikten. Zudem erhöhen

Tabelle 7.1 18 Schemata nach Young et al. (2008)

Domäne	Maladaptive Schemata	Adaptive Schemata
Abgetrenntheit und Ablehnung	(1) Verlassenheit/Instabilität (2) Misstrauen/Missbrauch (3) Emotionale Entbehrung (4) Unzulänglichkeit/Scham (5) Soziale Isolation/Entfremdung (Unattraktivität – nicht mehr in aktuellen Fragebögen)	(1) Geborgenheit/Stabilität (2) Vertrauen (3) Emotionale Zuwendung (4) Selbstachtung/Selbstakzeptanz (5) Soziale Zugehörigkeit (Positives soziales Selbstbild)
Beeinträchtigung von Autonomie und Leistung	(6) Abhängigkeit/Inkompetenz (7) Anfälligkeit für Schädigung und Krankheit (8) Verstrickung/unentwickeltes Selbst (9) Versagen	(6) Selbstvertrauen/Kompetenzerleben (7) Grundlegende Sicherheit/Gesundheit (8) Gesunde Grenzen/Gesunde Selbstentfaltung (9) Selbstwirksamkeit/Erfolg
Beeinträchtigung im Umgang mit Begrenzungen	(10) Anspruchshaltung (11) Unzureichende Selbstkontrolle und Selbstdisziplin	(10) Respekt für andere/Berücksichtigen fremder Bedürfnisse (11) Gesunde Selbstkontrolle/Durchhaltevermögen
Fremdbezogenheit	(12) Unterwerfung (13) Selbstaufopferung (14) Streben nach Anerkennung	(12) Selbstbehauptung/Durchsetzungsvermögen (13) Gesundes Selbstinteresse/gesunde Selbstfürsorge (14) Selbstbestimmung/Selbstsicherheit
Übertriebene Wachsamkeit und Gehemmtheit	(15) Negativität/Pessimismus (16) Emotionale Gehemmtheit (17) Überhöhte Standards/übertrieben kritische Haltung (18) Bestrafen	(15) Optimismus/Wahrnehmung und Wertschätzung von Positivem (16) Emotionale Offenheit und Spontaneität (17) Realistische Ziele und Erwartungen (18) Vergeben und (Selbst-)Mitgefühl

bereits bestehende Schemata der Domäne *Abgetrenntheit und Ablehnung* die Vulnerabilität für ablehnende Botschaften von Gleichaltrigen. Betroffene können sich von dysfunktionalen Botschaften der Peers nicht gut abgrenzen und übernehmen diese eher in ihr Selbstkonzept. Die aus Erfahrungen mit den Eltern resultierenden Schemata und Schemadispositionen bilden die Basis, auf der Botschaften der Peers schädigend wirken und zu weiterer Schemaentwicklung beitragen können. Weiterhin bestehen Hinweise, dass Schemata aus der Domäne *Abgetrenntheit und Ablehnung* die Entwicklung von Depression nach Mobbing sowie die Transmission von Mobbing von einem sozialen Kontext auf den anderen begünstigen (Alba et al., 2018; Calvete et al., 2018).

Schemata als Risikofaktoren für die Einnahme der Rolle als Akteur*innen. Ein Teil der Akteur*innen hat selbst Abwertung durch Bezugspersonen oder Gleichaltrige erfahren. Die daraus resultierenden Schemata der Domäne *Abgetrenntheit und Ablehnung* können bei einem impulsiven Temperament und überkompensierender Bewältigung zur Einnahme einer Akteur*innenrolle führen. Ein anderer Teil der Akteur*innen hat zu wenig Orientierung und Grenzen erfahren und zeigt Schemata aus der Domäne *Beeinträchtigung im Umgang mit Begrenzungen*. Trotz einer grundsätzlichen Empathiefähigkeit werden die Grenzen anderer nicht beachtet oder wissentlich verletzt, um sich selbst überlegen zu fühlen und Anerkennung von bestimmten Gleichaltrigen zu bekommen.

Mobbing durch Peers als traumatischer Stressor. Ein Großteil der Mobbingerfahrungen erfüllt nicht die Kriterien, nach denen Traumata definiert werden. Kinder und Jugendliche berichten jedoch von ihren Mobbingerfahrungen häufig in einer Art, wie Menschen von traumatischen Erlebnissen sprechen. Isolation und Entfremdung verursachen bei Menschen emotionalen Schmerz, wobei die gleichen Hirnareale aktiviert sind wie bei körperlichem Schmerz (Ferris et al., 2019). Aus der Gruppe ausgeschlossen, abgelehnt und schikaniert zu werden, kann sich für ein Kind oder eine*n Jugendlichen so anfühlen, als ob er oder sie sozial »vernichtet« würde. Die Akteur*innen sind in der Regel bekannt und gehören zu mindestens einer sozialen Bezugsgruppe des Kindes oder Jugendlichen. Für Betroffene ist das Thema oft sehr schambesetzt. Akteur*innen bagatellisieren ihr Verhalten regelmäßig, was die Abgrenzung und Suche nach Schutz erschwert. So kann Mobbing bei erhöhter Vulnerabilität als traumatischer Stressor wirken und ähnliche Verarbeitungsprozesse bewirken wie ein interpersonelles Trauma.

Schemaentwicklung als Folge von Mobbing. Young et al. (2008) nennen Mobbing durch Peers explizit als Faktor, der zur Entwicklung früher maladaptiver Schemata führen kann. Sich verbunden zu fühlen, ist ein zutiefst menschliches Bedürfnis. Die emotionalen Bedürfnisse werden durch Mobbing stark frustriert. Dysfunktionale Botschaften können internalisiert werden und zur Entwicklung von Schemakognitionen beitragen. Während der Adoleszenz können diese Erfahrungen mit Gleichaltrigen besonders prägend sein, da Freundschaften zunehmend eine Quelle von Selbstwert und Verbundenheit werden und Selbstoffenbarung in Freundschaften die Identitätsentwicklung fördert (McCarty & Lumley, 2012, zitiert nach Calvete et al., 2016).

Schema Unattraktivität. In der ersten Konzeption der Schemata haben Young et al. (2008) auch das Schema *Unattraktivität* beschrieben, das durch ablehnende oder vernachlässigende Erfahrungen mit Gleichaltrigen entstehen kann. Das Kind oder der/die Jugendliche erlebt, dass Gleichaltrige es/ihn/sie nicht akzeptieren und andere kein oder wenig Interesse haben, mit ihm oder ihr befreundet zu sein. Aktuell ist das Schema *Unattraktivität* nicht mehr im Schemafragebogen YSQ-3R aufgenommen, wird aber als relevant für die Arbeit mit von Mobbing Betroffenen beschrieben (Dresbach, 2021; Handrock et al., 2016).

Schematrigger. Schematrigger bei Mobbing sind bestimmte Situationen in Gruppen oder bestimmte Verhaltensweisen Gleichaltriger, die bei Betroffenen oder Akteur*innen eine Aktivierung von Schemata verursachen können. Individuelle Triggersituationen des/der Patient*in sollten exploriert und beobachtet werden, so dass Patient*innen sie schnell erkennen können.

Kognitive Interventionen bei Schemaaktivierung. Bei Aktivierung von Schemakognitionen während der Sitzungen können kognitive Interventionen eingesetzt werden. Mit den Patient*innen können »Beweise« für und gegen den zentralen Glaubenssatz des Schemas (Botschaft des Eltern-/Peermodus) gesammelt werden. In einer bedürfnisorientierten Disputation (vgl. Dresbach & Döpfner, 2020) wird erarbeitet, inwieweit die Schemakognition negative Auswirkungen auf die Erfüllung wichtiger Bedürfnisse hat. Die Leitfrage ist dabei: »Was brauchst du?« oder »Was tut dir wirklich gut?«. Hilfreich ist auch eine Perspektivenübernahme mit der Frage, ob der/die Patient*in die Schemakognition auf eine kleine Schwester / einen kleinen Bruder oder auf den besten Freund / die beste Freundin beziehen würde. Dabei werden in der Regel Schwierigkeiten deutlich, mit sich selbst fair und freundlich umzugehen. Daraus können dysfunktionale Botschaften des Eltern-/Peermodus abgeleitet werden, z. B. »Du zählst nicht!« oder »Du tust doch nur so, dir geht's doch gar nicht so schlecht!«.

Bewältigungsstile. Young et al. (2008) beschreiben bei Schemaaktivierung drei Bewältigungs- oder Copingstile: Duldung, Vermeidung und Überkompensation. Im Bewältigungsstil der Duldung unterwerfen sich Menschen dem Schema. Im Bewältigungsstil der Vermeidung werden Situationen oder Interaktionen vermieden, die zu einer Schemaaktivierung führen könnten. Im Bewältigungsstil der Überkompensation kämpfen Menschen gegen das Schema an. Wenn Schemata und Bewältigungsstile aktiviert sind, zeigen sich Schemamodi.

Hinweis: Fragebögen und Kartensets zur Erarbeitung von Schemata und Modi werden in Kapitel 2 genannt.

Arbeits- und Informationsmaterialien

INFO 9 Innere Programme
Für Patient*innen werden Schemata als innere Programme erklärt, die durch Erfahrungen mit wichtigen Menschen entstehen. Sobald die inneren Programme aktiviert werden, steuern sie die Wahrnehmung und die Reaktionen in sozialen Situationen.

AB 64 Welchen Schuh ziehst du dir an?
Die Copingstile sind für Betroffene und Eltern übersichtlich zusammengefasst. Anschließend können Betroffene ihre eigenen Reaktionsweisen notieren und den Copingstilen zuordnen.

AB 65 Meine Erfahrungen mit Gleichaltrigen
Patient*innen können auf diesem Arbeitsblatt Erfahrungen mit Gleichaltrigen notieren, die sie belastet haben und die Schemata begünstigen können.

AB 66 Schematrigger
Mit diesem Arbeitsblatt können allgemeine Trigger für interpersonale Schemata besprochen werden. Anschließend können die individuellen Trigger für relevante Schemata des/der Patient*in erarbeitet werden, sodass Selbstbeobachtung durchgeführt werden kann.

AB 67 Was triggert mich?
Patient*innen können das Arbeitsblatt nutzen, um ihre individuellen Trigger zu erarbeiten und deren Stärke zu bewerten.

INFO 9 • T J

Innere Programme

Kinder brauchen es, geliebt zu werden und sich in ihrer Familie gut aufgehoben zu fühlen. Das gelingt nicht immer gut genug. Manchmal gehen Eltern oder andere wichtige Menschen nicht auf das ein, was das Kind braucht. Dann speichert das Kind ab, dass etwas gefehlt hat.

Erfahrungen und innere Programme

Wir alle speichern Erfahrungen mit den Menschen ab, die für uns wichtig sind. Aus guten und schlechten Erfahrungen entwickeln wir so etwas wie ein »Programm«. Diese Programme sind immer da, aber nicht immer aktiv. Man nennt diese Programme auch Schemata. Wir können auch Erfahrungen mit anderen Kindern und Jugendlichen abspeichern und daraus innere Programme (Schemata) entwickeln.

Viele gute Erfahrungen führen dazu, dass wir gute Gefühle und Überzeugungen abspeichern. Die Programme, die wir dann entwickeln, helfen uns, gut mit anderen Menschen Kontakt zu haben, Beziehungen zu führen und Konflikte zu lösen.

Erfahrungen, die uns als Kinder oder Jugendliche immer wieder überfordern, erschrecken oder unsere Gefühle verletzen, führen dazu, dass wir schlechte Gefühle und Überzeugungen abspeichern. Das können Erfahrungen in der Familie sein, aber auch mit anderen Kindern oder Jugendlichen. Die Programme, die wir dann entwickeln, machen es uns schwer, Kontakte aufzubauen, Beziehungen mit anderen zu führen oder Konflikte gut zu lösen.

Wenn Programme durch schlechte Erfahrungen entstanden sind, dann geht es uns nicht gut, wenn sie aktiv sind. Wir haben dann automatisch bestimmte Gefühle und Gedanken. Wir denken, dass es wieder schlecht ausgehen wird. Und es fühlt sich so an, als ob sich die schlechte Erfahrung in dem Moment wiederholt. Unsere Gefühle passen dann oft nicht zu der Situation heute, sondern sie zeigen, wie sehr wir damals verletzt wurden oder überfordert waren. So verhindern die negativen Programme oft sogar, dass wir neue, gute Erfahrungen machen.

Ein Update für unsere Programme

Unsere Programme können aber »Updates« bekommen, dann können wir lernen, anders zu reagieren. Außerdem ist es möglich, ein alternatives Programm zu entwickeln und das alte Programm nach und nach stillzulegen.

Du kannst mit deinem/deiner Therapeut*in herausfinden, welche inneren Programme (Schemata) es bei dir gibt. Dann könnt ihr überlegen, ob sie in den Mobbingsituationen aktiv waren.

Welchen Schuh ziehst du dir an?

Wenn Schemata oder innere Programme aktiviert werden, reagieren wir automatisch. Das hat das Ziel, dass die schlechten Gefühle so schnell wie möglich wieder aufhören. Dabei nutzen Menschen drei verschiedene Möglichkeiten. Man nennt die unterschiedlichen Arten zu reagieren auch Bewältigungsstrategien oder Copingstrategien.

(1) Die erste Möglichkeit ist Duldung: Man verhält sich so, wie es dem inneren Programm entspricht, und lässt Situationen und Beziehungen zu, die das innere Programm bestätigen. Man hat z. B. Kontakt zu anderen, von denen man schlecht behandelt wird. Oder man erfüllt Anforderungen und versucht, es allen recht zu machen, obwohl man darunter leidet. Man folgt dem inneren Programm und zieht sich den Schuh an.

(2) Die zweite Möglichkeit ist Vermeidung: Man vermeidet Situationen oder den Kontakt zu Menschen, bei denen das innere Programm aktiviert wird oder aktiviert werden könnte. Dadurch schränkt man sich aber sehr ein. Man reagiert so, dass man alles vermeidet, was mit dem inneren Programm zu tun hat, z. B. vermeidet man es, mit einer Gruppe zusammen zu sein. Man zieht sich den Schuh nicht an, aber auch keinen anderen.

(3) Die dritte Möglichkeit ist Überkompensation: Man verhält sich dem inneren Programm entgegengesetzt. Man kämpft gegen Situationen oder den Kontakt zu Menschen, die das innere Programm aktivieren oder aktivieren könnten. Man tut so, als ob es das innere Programm gar nicht gäbe, dabei muss man innerlich immer gegen das Schema ankämpfen. Man zieht sich einen ganz anderen Schuh an, der aber nicht richtig passt.

Ich ziehe mir den Schuh an, wenn ich …

....

....

Ich ziehe gar keinen Schuh an, wenn ich …

....

....

Ich ziehe einen ganz anderen Schuh an, wenn ich …

....

....

Überlege zusammen mit deinem/deiner Therapeut*in, welche Vor- und Nachteile das jeweils hat!

Meine Erfahrungen mit Gleichaltrigen

Welche schlechten Erfahrungen hast du mit anderen Kindern oder Jugendlichen gemacht?

....

....

....

....

....

Welche »Botschaften« hast du dabei von anderen bekommen? Was haben dir andere über dich gesagt, z. B. wie sie dich bewerten? Was sie an dir nicht mögen? Oder warum sie nicht (mehr) mit dir befreundet sein wollen?

....

....

....

Wie fühlst du dich, wenn du dich an die schlechte Erfahrung erinnerst?

....

....

....

Wie fühlst du dich, wenn du denkst, dass du eine solche Situation noch einmal erleben könntest?

....

....

Wie reagierst du heute, wenn du das Gefühl hast, etwas Ähnliches könnte noch mal passieren?

....

....

....

Schematrigger

Interpersonales Schema	Triggersituation aus Sicht von Jugendlichen	Individuelle Triggersituation des/der Patient*in
Verlassenheit/ Instabilität	Gleichaltrige verhalten sich mir gegenüber unberechenbar, unzuverlässig, unzugänglich.	
Misstrauen/ Missbrauch	Gleichaltrige verhalten sich mir gegenüber verletzend, nutzen mich aus, überschreiten Grenzen oder vermitteln den Eindruck, dass sie es tun könnten. Ich habe Angst vor weiteren schlechten Erfahrungen.	
Emotionale Entbehrung	Gleichaltrige verhalten sich distanziert, beziehen mich nicht mit ein oder ignorieren mich bewusst.	
Unattraktivität	Gleichaltrige beachten mich nicht. Sie sind miteinander beschäftigt und niemand interessiert sich für mich.	
Unzulänglichkeit/ Scham	Gleichaltrige vergleichen, bewerten, kritisieren. Eindruck, dass sie das auch mit mir tun oder tun könnten. Sie reagieren so, als ob sie meine Schwächen beobachten oder mich abwerten könnten.	
Soziale Isolation/ Entfremdung	Gleichaltrige geben mir das Gefühl, anders zu sein, nicht dazuzugehören. Oder ich denke, dass sie das tun könnten.	

Schematrigger

Interpersonales Schema	Triggersituation aus Sicht von Jugendlichen	Individuelle Triggersituation des/der Patient*in
Abhängigkeit/ Inkompetenz	Die Gruppe verändert sich, es entsteht eine neue Situation in der Schule oder Ausbildung. Ein Freund / eine Freundin distanziert sich von mir. Gleichaltrige zeigen, dass sie mir »überlegen« sind.	
Versagen	Gleichaltrige sind beliebter, sportlicher, attraktiver, schulisch erfolgreicher … So als könnten andere alles besser als ich.	
Anspruchshaltung	Gleichaltrige gehen nicht auf meine Wünsche und Vorstellungen ein, schenken mir weniger Beachtung als ich das will.	
Unterwerfung	Gleichaltrige verhalten sich dominant, beanspruchen für sich, Entscheidungen zu treffen, fordern direkt oder indirekt Unterordnung ein.	
Überhöhte Standards/ übertrieben kritische Haltung	Gleichaltrige verhalten sich nicht so, wie es meinen eigenen hohen Standards von Fairness, Loyalität, gegenseitiger Unterstützung und Kooperativsein entspricht.	
Selbstaufopferung	Gleichaltrige stellen hohe Ansprüche an Freundschaften oder verlangen etwas von mir oder anderen.	

AB 67 • J

Was triggert mich?

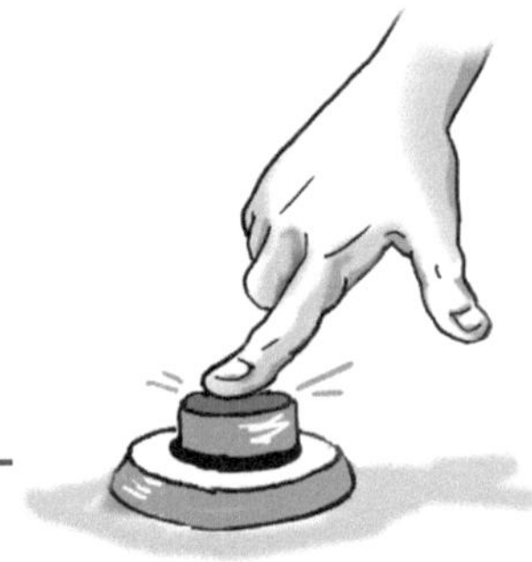

Schwierige Situationen, die triggern können	Meine Beispiele	Wie sehr triggert mich die Situation? (0–10)
Gleichaltrige verhalten sich mir gegenüber unberechenbar, unzuverlässig, unzugänglich.		
Gleichaltrige verhalten sich mir gegenüber verletzend, nutzen mich aus, überschreiten Grenzen oder vermitteln den Eindruck, dass sie es tun könnten. Ich habe Angst vor weiteren schlechten Erfahrungen.		
Gleichaltrige verhalten sich distanziert, beziehen mich nicht mit ein oder ignorieren mich bewusst.		
Gleichaltrige beachten mich nicht. Sie sind miteinander beschäftigt und niemand interessiert sich für mich.		
Gleichaltrige vergleichen, bewerten, kritisieren. Sie geben mir den Eindruck, dass sie das auch mit mir tun oder tun könnten. Sie reagieren so, als ob sie meine Schwächen beobachten oder mich abwerten könnten.		
Gleichaltrige geben mir das Gefühl, anders zu sein, nicht dazuzugehören. Oder ich denke, dass sie es tun könnten.		

Was triggert mich?

Schwierige Situationen, die triggern können	Meine Beispiele	Wie sehr triggert mich die Situation? (0–10)
Die Gruppe verändert sich, es entsteht eine neue Situation in der Schule oder Ausbildung. Ein Freund / eine Freundin distanziert sich von mir. Gleichaltrige zeigen, dass sie mir »überlegen« sind.		
Gleichaltrige sind beliebter, sportlicher, attraktiver, schulisch erfolgreicher … So als könnten andere alles besser als ich.		
Gleichaltrige gehen nicht auf meine Wünsche und Vorstellungen ein, schenken mir weniger Beachtung als ich das will.		
Gleichaltrige verhalten sich dominant, beanspruchen für sich, Entscheidungen zu treffen, wollen, dass man sich unterordnet.		
Gleichaltrige verhalten sich nicht so, wie es meinen eigenen Vorstellungen von Fairness, Loyalität, gegenseitiger Unterstützung und Kooperativsein entspricht.		
Gleichaltrige stellen hohe Ansprüche an Freundschaften oder verlangen etwas von mir oder anderen.		

7.2 Modi bei Mobbing

Indikation. Die Materialien dieses Abschnitts können mit Jugendlichen bearbeitet werden, die von Mobbing betroffen oder in Mobbing involviert waren und bei denen sich durch die Erfahrung Modi entwickelt oder verstärkt haben.

Modi. Young et al. (2008) beschreiben verschiedene Kategorien von Modi, die bei allen Menschen gefunden werden. Diese umfassen adaptive Modi, betroffene Kindmodi, dysfunktionale Eltern- oder Peermodi und Copingmodi. Wenn keine maladaptiven Schemata aktiviert sind, sind adaptive Modi aktiv. Die betroffenen Kind-, Eltern- und Peermodi sowie die Copingmodi zeigen sich, wenn maladaptive Schemata und Bewältigungsverhalten aktiviert sind.

Modusmodell. Arntz und van Genderen (2010) haben für die Arbeit mit Erwachsenen ein allgemeines abstrahiertes Modusmodell entwickelt, in dem die verschiedenen Modus-Kategorien berücksichtigt werden. Mittlerweile liegen empirisch bestätigte Modusmodelle für die wichtigsten Persönlichkeitsstörungen vor (Faßbinder et al., 2016). In der Arbeit mit Kindern und Jugendlichen werden anschaulichere Modelle genutzt, dabei können Schablonen (Loose et al., 2013), figürliche Zeichnungen (Dresbach & Döpfner, 2020) oder auch Kartensets (Graaf, 2016; Dresbach, 2021) genutzt werden. Auf diese Weise können die verschiedenen Modi im Modell veranschaulicht werden. Anleitungen zur Entwicklung von Modusmodellen finden sich bei Graaf et al. (2021), Loose et al. (2013), Dresbach und Döpfner (2020) sowie Dresbach (2021). Das Modusmodell wird dazu genutzt, gemeinsam mit dem/der Patient*in die Modi und die Dynamik zwischen diesen zu erfassen und abzubilden. Das Modell dient Patient*in und Therapeut*in immer wieder dazu, die innere Welt des/der Patient*in zu verstehen.

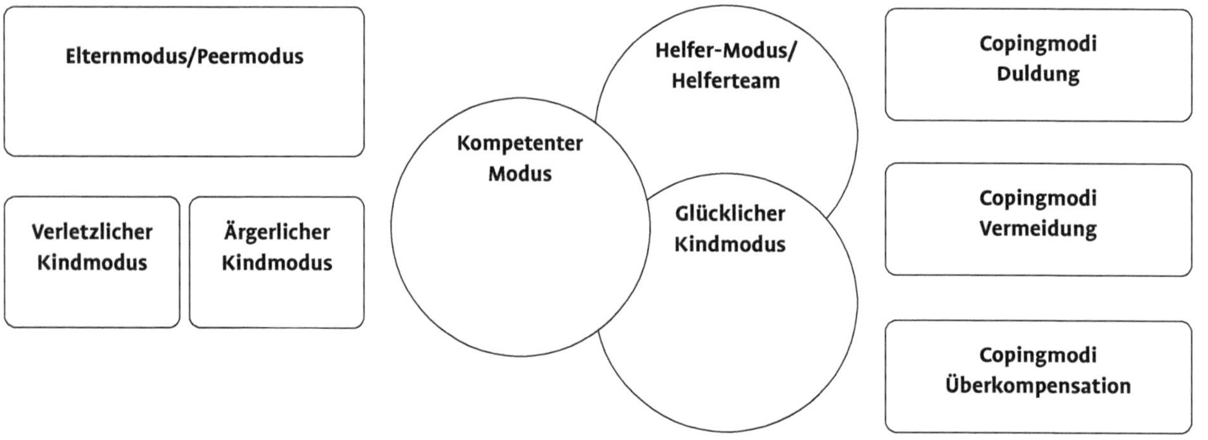

Abbildung 7.1 Abstrahiertes Modusmodell

Aufbau von Mode-Awareness. Wenn das Modusmodell entwickelt wurde, lernt der/die Patient*in, seine/ihre Modi im Alltag wahrzunehmen und sich bewusst zu machen, dass ein Modus aktiviert ist. Dazu können typische problematische Situationen analysiert werden, die mit Modusaktivierung verbunden sind. Weiterhin kann bei Mode-Shifts (Moduswechsel) innerhalb einer Situation analysiert werden, welche Modi auftreten.

Ziele der Modusarbeit. Bei der Modusarbeit stehen die Validierung der Bedürfnisse, Fürsorge, Zuwendung und Schutz für die betroffenen Kindmodi im Zentrum. Zudem werden adaptive Modi gefördert und zu konkreten, kompetenten Reaktionen angeleitet. Es erfolgt eine Würdigung positiver Funktionen der Copingmodi und eine empathische Konfrontation mit ihren negativen Konsequenzen. Zentral ist, die Dysfunktionalität der Eltern- oder Peermodi zu erarbeiten und diese zu begrenzen. Für die schematherapeutische Modusarbeit mit Kindern und Jugendlichen und deren Eltern stehen verschiedene, auf unterschiedliche Altersphasen angepasste Techniken zur Verfügung (Dresbach & Döpfner, 2020; Graaf et al., 2021; Loose et al., 2013).

Modi als Risikofaktoren für Mobbing. Die Copingmodi, die das Kind oder der/die Jugendliche bereits vor dem Mobbing entwickelt hat, können die Einnahme einer Rolle als Betroffene oder Akteur*innen begünstigen. Das Verhalten in diesen Bewältigungsmodi verhindert echte Verbundenheit oder Akzeptanz durch Gleichaltrige. Das Bedürfnis nach Bindung wird weiterhin nicht erfüllt.

Resilienter Modus und Mobbingerfahrungen. Der resiliente Modus (vgl. Kap. 5) kann für Patient*innen mit Trauma- oder Mobbingerfahrung einen anschlussfähigen »Gegenpol« zum Opfer- oder Dulder-Modus darstellen. Obwohl die Person emotionale Verletzungen erfahren hat, besitzt sie die Fähigkeit zum Aufbau von Ressourcen. Der resiliente Modus kann auch für die Akteur*innen relevant sein. Einige Kinder und Jugendliche, die Akteur*innenrollen einnehmen, haben selbst Mobbing-Erfahrungen gemacht. Oder sie waren in ihren Familien von Vernachlässigung, emotionaler oder physischer Verletzung betroffen und nutzen Überkompensation, um mit dem eigenen Schmerz umzugehen. Der resiliente Modus kann bei diesen Patient*innen einen Gegenpol zum Bully-and-Attack-Modus darstellen, der es möglich macht, respektvoll mit anderen umzugehen. Andere Jugendliche nehmen Akteur*innenrollen ein, ohne selbst solche Erfahrungen gemacht zu haben, zeigen aber reduziertes Mitgefühl aufgrund von Selbstüberhöhung und einem Mangel an Orientierung und Grenzen. Für diese Patient*innen kann der resiliente Modus, der es ermöglicht, anderen Menschen auf Augenhöhe zu begegnen, einen Gegenpol zum Selbstüberhöher-Modus darstellen.

Arbeits- und Informationsmaterialien

INFO 10 Modi und Mobbing

Auf diesem Infoblatt wird der Moduszirkel für Akteur*innen und Betroffene für Therapeut*innen erläutert. Die Notwendigkeit der Berücksichtigung von Schemata und Modi aufgrund der Erfahrungen mit den Bezugspersonen wird verdeutlicht.

INFO 11 Übersicht Modi

Eine Liste mit den wichtigsten Modi dient Therapeut*innen als Übersicht und kann für die Erstellung von Modusmodellen als Orientierung genutzt werden.

INFO 12 Peer- und Copingmodi in Folge von Mobbingerfahrungen

Für Therapeut*innen werden die verschiedenen Qualitäten des Peermodus bei Betroffenen und Akteur*innen beschrieben. Typische Copingmodi bei Betroffenen und Akteur*innen werden zusammengefasst. Die hier beschriebenen Peermodi sind in der klinischen Praxis für die Arbeit mit Kindern und Jugendlichen mit Mobbingerfahrungen konzipiert worden und bisher nicht durch Studien bestätigt.

INFO 13 Modusmodell

Auf dem Infoblatt wird für Therapeut*innen erläutert, wie ein individuelles Modusmodell für Betroffene erstellt wird.

AB 68 Mein Modusmodell

Das Arbeitsblatt wird genutzt, um ein abstrahiertes Modusmodell für die Patient*innen zu erstellen. Dieses kann im nächsten Schritt als Grundlage für ein anschauliches Modusmodell mit Zeichnungen oder Karten genutzt werden.

AB 69 Fair und freundlich

Mit diesem Arbeitsblatt können Patient*innen einschätzen, welche sozialen Fertigkeiten sie im adaptiven Modus zeigen können. Dann kann erarbeitet werden, welche Fertigkeiten noch weiter aufgebaut werden können.

INFO 14 Was passiert, wenn die innere Opfer-App aktiv ist?
Auf diesem Infoblatt werden die Zusammenhänge von Schemata, Modi und Mobbing für Betroffene erklärt.

INFO 15 Was passiert, wenn die innere Mobber-App aktiv ist?
Auf diesem Infoblatt werden die Zusammenhänge von Schemata, Modi und Mobbing für Akteur*innen erklärt.

AB 70 Mode-Awareness
Das Arbeitsblatt dient der Selbstbeobachtung eines bestimmten Modus in verschiedenen Situationen. Dabei können Trigger, Reaktionen im Modus und Folgen erfasst werden.

Modi und Mobbing

Die Aktivierung von Schemata und Modi beeinflusst die soziale Performanz gegenüber Gleichaltrigen. Sie können das Risiko sozial inkompetenter Reaktionen erhöhen.

- Erfahrene Bedürfnisfrustration in der Familie führt zur Entwicklung von Schemata und Modi. Wenn interpersonale Schemata durch Trigger in Interaktionen mit Gleichaltrigen aktiviert werden, reagiert das Kind oder der/die Jugendliche nicht mehr im adaptiven Modus. In der Regel wird ein Copingmodus aktiviert.

- Die Reaktionen, die im Copingmodus gezeigt werden, sind weniger sozial kompetent als Reaktionen, die im adaptiven Modus gezeigt werden. Das ist nicht immer offensichtlich, da verschiedene Reaktionen in der Duldung z. B. als kooperatives Verhalten eingeordnet und sozial verstärkt werden.

- In einigen Modi, z. B. im Dulder- oder Pleaser-Modus, wird dominantes, grenzüberschreitendes Verhalten anderer hingenommen, um Schemaaffekte wie Verlassenheit und Traurigkeit zu vermeiden.

- In einigen Modi wird das Abwerten oder Verletzen anderer eingesetzt, um das eigene Selbstwertgefühl aufzubauen oder Gefühle von Hilflosigkeit oder Unterlegenheit zu kompensieren. Dies geschieht z. B. im Selbstüberhöher-Modus oder im Bully-and-Attack-Modus.

- Meist werden durch das Verhalten im Copingmodus unbalancierte Interaktionen und Beziehungen aufgebaut oder das Copingverhalten hat langfristig Nachteile für das Selbstwertgefühl der Person.

- Bestimmte Schemata und Copingmodi begünstigen Verhalten, das zur Einnahme einer Opferrolle führen kann: Dulder-, Pleaser- und Opfermodus. Das Verhalten ist hier sozial unsicher, die Kinder und Jugendlichen zeigen keine ausreichende Selbstbehauptung. Weiterhin erfahren sie keine Zugehörigkeit, soziale Anerkennung oder soziale Unterstützung.

- Bestimmte Schemata und Copingmodi begünstigen Interaktionen, die zur Einnahme einer Täter*innenrolle führen können: Selbstüberhöher-, Trickser-, Bully-and-Attack-Modus. Die Kinder und Jugendlichen erfahren zwar Macht in der Mobbingsituation und eventuell soziale Verstärkung durch Peers, dennoch erleben sie unbalancierte Beziehungen. Gleichaltrige bewundern sie eventuell und schenken ihnen Aufmerksamkeit, sie können ihnen aber nicht vertrauen.

- Durch Mobbingerfahrungen können betroffene Kindmodi stärker aktiviert und Copingmodi verstärkt werden.

- Durch die Mobbingerfahrung selbst können sich Schemata und Peer-Modi entwickeln, welche die impliziten oder expliziten Botschaften Gleichaltriger abbilden.

- Durch Aktivierung der »alten« und »neuen« Copingmodi können sich weitere Probleme in der Interaktion mit Gleichaltrigen entwickeln.

Modi und Mobbing

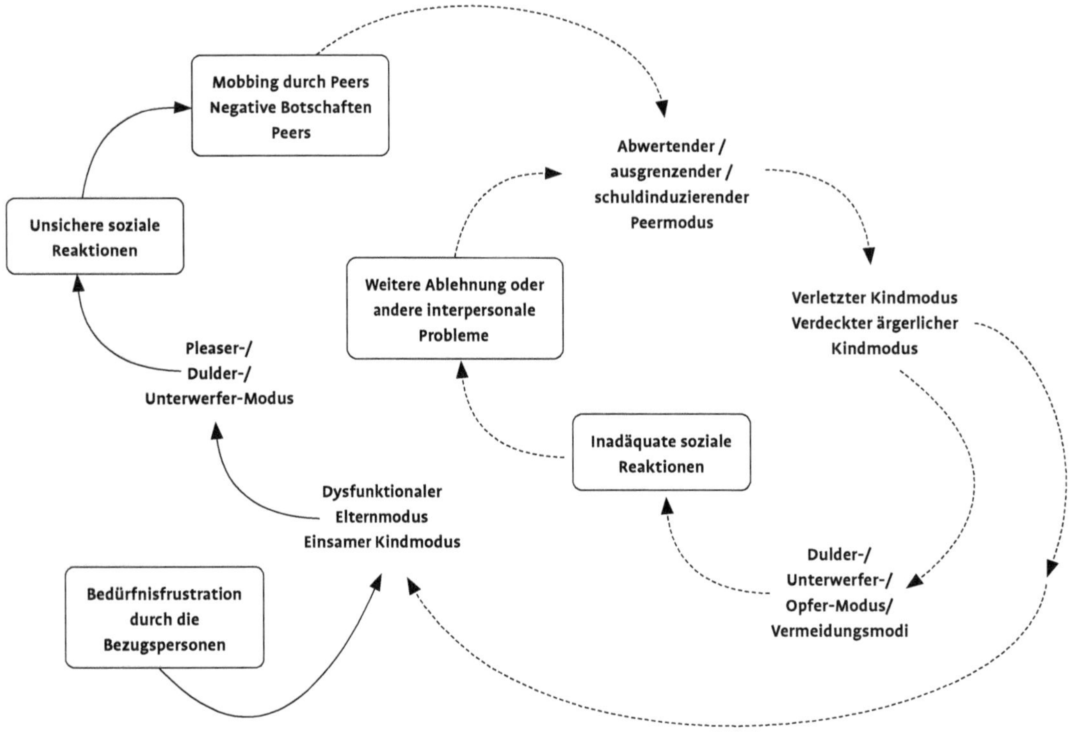

Moduszirkel Opferrolle

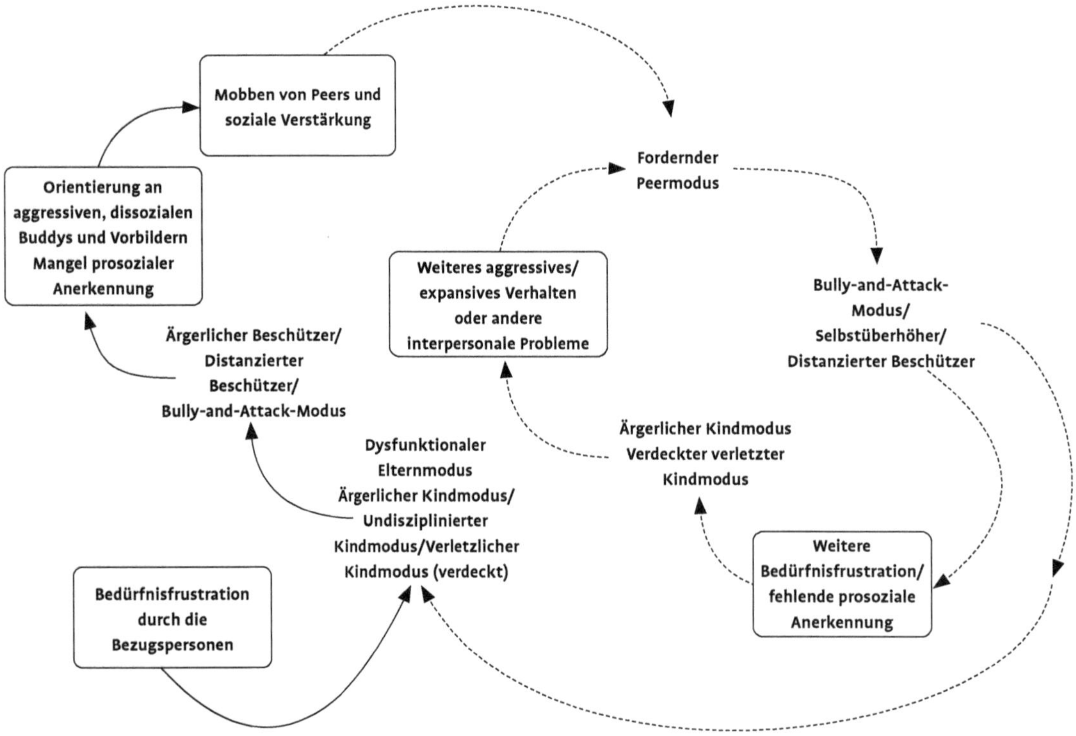

Moduszirkel Täter*innenrolle

Übersicht Modi

Modus-Gruppe	Modi	Funktion
Adaptive Modi	▶ Kompetenter Modus/fitter Modus ▶ Resilienter Modus/fitter Modus ▶ Helfermodus ▶ Glückliches Kind	Repräsentation der inneren Regulationsinstanz, der inneren Ressourcen und positiven Schemata sowie der Fähigkeit, bei Bedürfniserfüllung positive Emotionen zu erleben
Bedürftige/ betroffene Kindmodi	▶ Verletzlicher Kindmodus ▶ Abhängiger Kindmodus ▶ Verletzter Kindmodus ▶ Ärgerlicher Kindmodus ▶ Wütender Kindmodus ▶ Impulsiver/undisziplinierter Kindmodus	Basisemotionen und motivationale Zustände, die anzeigen, dass emotionale Bedürfnisse frustriert wurden oder dass eine weitere Bedürfnisfrustration antizipiert wird
Dysfunktionale Elternmodi	▶ Emotional fordernder Modus ▶ Leistungsfordernder Modus ▶ Strafender/abwertender Modus ▶ Beschuldigender/vorwurfsvoller Modus ▶ Vernachlässigender/verunsichernder Modus ▶ Überbehütender Modus ▶ Idealisierender/Grenzen aufweichender Modus	Internalisierte Botschaften von erwachsenen Bezugspersonen, die in Zusammenhang mit einer Frustration (zu wenig des Guten) oder einer Übererfüllung (zu viel des Guten) emotionaler Bedürfnisse stehen
Dysfunktionale Peermodi	▶ Abwertender Diss-Modus ▶ Schuldinduzierender Blame-Modus ▶ Ausgrenzender Outcast-Modus ▶ Fordernder Boss-Modus	Internalisierte Botschaften von Gleichaltrigen, die in Zusammenhang mit Ablehnung, Ausgrenzung und dysfunktionalen Machtverhältnissen in Freundschaften oder Gruppen stehen.
Copingmodi Duldung	▶ Dulder-Modus ▶ Unterwerfer-Modus ▶ Opfer-Modus ▶ Pleaser-Modus ▶ Perfektionistischer Pflichterfüller-Modus	Bewältigungsstrategien, die durch eine Unterordnung unter das Schema eine weitere Bedürfnisfrustration verhindern sollen

Übersicht Modi

Modus-Gruppe	**Modi**	**Funktion**
Copingmodi Vermeidung	▶ Vermeider-Modus ▶ Klagsamer Beschützer-Modus ▶ Distanzierter Beschützer-Modus ▶ Ärgerlicher Beschützer-Modus ▶ Selbstberuhiger-Modus ▶ Selbststimulierer-Modus	Bewältigungsstrategien, die durch eine Vermeidung von Schemaaktivierung eine weitere Bedürfnisfrustration verhindern sollen
Copingmodi Überkompensation	▶ Selbstüberhöher-Modus ▶ Misstrauischer Kontrollierer-Modus ▶ Perfektionistischer Kontrollierer-Modus ▶ Szene & Drama-Modus ▶ Trickser-Modus ▶ Bully-and-Attack-Modus ▶ Cold-Heart-Modus	Bewältigungsstrategien, die durch Ankämpfen gegen das Schema eine weitere Bedürfnisfrustration verhindern sollen

Detaillierte Beschreibungen der Modi finden Therapeut*innen bei Faßbinder et al. (2016), Dresbach und Döpfner (2020), Dresbach (2021), Graaf et al. (2021) und Loose et al. (2013).

Peer- und Copingmodi in Folge von Mobbingerfahrungen

Mobbing und Entwicklung des Peermodus. Wenn dysfunktionale Botschaften von Gleichaltrigen im Mobbingprozess internalisiert werden, kann sich ein dysfunktionaler Peermodus entwickeln (Young et al., 2008). Anders als die Elternmodi sind die Peermodi von Young nicht differenziert beschrieben worden. Hier werden Peermodi vorgeschlagen, die in der klinischen Arbeit beobachtet werden können und die typische dysfunktionale Botschaften von Gleichaltrigen abbilden. Die von den Jugendlichen geäußerten Schemakognitionen wirken dabei nicht selten brachialer als Schemakognitionen, die im Elternmodus geäußert werden. Um Peermodi von Elternmodi abzugrenzen, kann auch exploriert werden, wie »alt« dieser Modus wirkt.

Peermodi bei den Betroffenen. Betroffene sind regelmäßig mit abwertenden, ausgrenzenden oder schuldinduzierenden Botschaften durch Gleichaltrige konfrontiert. Entsprechende Peermodi werden in der klinischen Praxis gefunden und an dieser Stelle beschrieben.

- Im abwertenden Peermodus (Diss-Modus) beschreibt der/die Jugendliche Selbstabwertung, ein innerliches »Sich-selbst-fertig-Machen«.
- Der ausgrenzende Peermodus (Outcast-Modus) geht mit Selbstbewertungen einher, nicht dazuzugehören. Der/Die Jugendliche wirft sich selbst vor, dass er/sie nicht gut genug oder zu seltsam sei, um zu einer Gruppe dazuzugehören.
- Im schuldinduzierenden Peermodus (Blame-Modus) macht sich der/die Jugendliche Vorwürfe, sich »falsch« zu verhalten und selbst an seinen/ihren Schwierigkeiten »schuld zu sein«.

Typische Botschaften der Peer-Modi bei Betroffenen. Im Diss-Modus (Abwertender Peermodus) werden aus den Botschaften der Akteur*innen folgende Selbstwertungen: »Du zählst nicht!«, »Du Opfer!«, »Du bist mega peinlich!« Die Schemata Unattraktivität sowie Unzulänglichkeit/Scham liegen zugrunde. Der Outcast-Modus (Ausgrenzender Peermodus) vermittelt folgende Botschaften: »Du gehörst nicht dazu!«, »Mit dir will keiner befreundet sein!« Hier liegen die Schemata Unattraktivität sowie Soziale Isolation/Entfremdung zugrunde. Im Blame-Modus (Schuldinduzierender Peermodus) werden Selbstvorwürfe vermittelt: »Du bist selbst schuld!«, »Du verhältst dich einfach falsch!«, »Du hast das provoziert!«. Zugrunde liegende Schemata sind Unattraktivität und Unzulänglichkeit/Scham.

Hinweis

Gleichzeitig können bei einem Teil der Betroffenen auch abwertende oder schuldinduzierende Elternmodi vorliegen. Eltern- und Peermodi können anhand ihrer Botschaften und der Quellen differenziert werden. Es kann angenommen werden, dass sie gerade bei wiederholten Viktimisierungserfahrungen im Laufe des Lebens bei Erwachsenen immer schlechter zu differenzieren sind.

Peermodi bei den Akteur*innen. Die Erfahrungen in der Mobbingsituation als Akteur*in haben Auswirkungen auf die Schemata und das Selbstbild der Kinder und Jugendlichen. Die Akteur*innen erleben sich durch die Tat und die wahrgenommene Schwäche des Opfers als stark, mächtig und überlegen. Dieses Selbsterleben entsteht durch eine aggressiv erzeugte Unterlegenheit anderer sowie durch Zeugen, andere Gleichaltrige, die den/die Akteur*in als überlegen wahrnehmen. Zudem können anerkennende Reaktionen, der »Respekt« dissozialer Peers, verstärkend wirken. Auch wenn es kontraintuitiv wirkt, auch für die Akteur*innen einen Peermodus zu konzipieren, wird der Vorschlag gemacht, diese Erfahrungen in einem »fordernden« Peermodus abzubilden. Oft besteht bei diesen

Peer- und Copingmodi in Folge von Mobbingerfahrungen

Kindern und Jugendlichen durch Erfahrungen in der Familie ein Vakuum an Orientierung und Grenzen, das durch Botschaften der Peers gefüllt wird (vgl. INFO 19 »Elternmodi bei Akteur*innen«). Durch einen »fordernden« Peermodus, der Botschaften und dysfunktionale Standards von dissozialen Peers oder Unterstützern bezüglich Stärke, Überlegenheit und Unangreifbarkeit repräsentiert (*Boss-Modus*), kann dieses Vakuum gefüllt werden. Dabei haben die Jugendlichen explizite Botschaften (durch Kontakt zu dissozialen Peers) und implizite Botschaften (subjektiv wahrgenommene ungeschriebene Gesetze in der Gruppe) internalisiert. Dies mag an Copingmodi wie dem Selbstüberhöher oder dem misstrauischen Kontrolleur bestehen, der »fordernde Peermodus« bezieht sich aber nicht auf eine Bewältigung von Schemaaktivierung. Er repräsentiert innere Standards, die nicht durch Erfahrungen mit Erwachsenen, sondern durch Erfahrungen mit Gleichaltrigen und durch dissoziale Rollenvorbilder internalisiert wurden.

Typische Botschaften des Peermodus bei Akteur*innen. Botschaften des *Boss-Modus* (Fordernder Peermodus) sind: »Du musst anderen überlegen sein!«, »Du musst stärker sein als andere!« Der Boss-Modus wird mit den Schemata *Anspruchshaltung* sowie *Unzureichende Selbstkontrolle/Selbstdisziplin* in Zusammenhang gebracht.

Copingmodi bei Betroffenen. Modi wie der Dulder- oder der Pleaser-Modus können verstärkt werden. Die Kinder oder Jugendlichen wehren sich nicht gegen die Ablehnung oder Abwertung. Sie geraten wiederholt in unterlegene soziale Positionen (Dulder-Modus) oder sie versuchen im Pleaser-Modus, es den Gleichaltrigen recht zu machen, um die Beziehung aufrechtzuerhalten. Zudem kann ein Opfer-Modus entstehen. Die Betroffenen identifizieren sich mit der Opferposition und erdulden ihre damit verbundene (erlernte) Hilflosigkeit (vgl. Edwards, 2015). Betroffene, die einen Dulder- oder Opfer-Modus entwickeln, schränken weiterhin ihre Möglichkeiten ein, angemessene Selbstbehauptung zu trainieren. Betroffene, die vermeidende Bewältigungsmodi entwickeln, z. B. einen distanzierten Beschützer-Modus, ziehen sich von Gleichaltrigen zurück und können Fertigkeiten zum Aufbau von Kontakten und Freundschaften nicht ausreichend trainieren. Werden überkompensatorische Bewältigungsmodi entwickelt, z. B. ein Szene-und-Drama-Modus, werden Fertigkeiten zur angemessenen Konfliktbewältigung sowie zum Aufbau balancierter Freundschaften nicht ausreichend trainiert. In der Psychotherapie beschreiben die Betroffenen häufig lange nach der eigentlichen Mobbingerfahrung ein Bewältigungsverhalten, das weiterhin die Übernahme schwieriger Rollen in neuen Beziehungen bedingt.

Copingmodi bei Akteur*innen. Mobbingerfahrungen können einen Selbstüberhöher-Modus, einen Trickser-Modus und einen Bully-and-Attack-Modus verfestigen. Die Akteur*innen stellen sich über andere und werten diese ab (Selbstüberhöher-Modus), manipulieren andere, um sich überlegen zu fühlen und Unterstützer*innen zu bekommen (Trickser-Modus) und sie schikanieren und greifen andere an, um Überlegenheit zu demonstrieren und eigene Schwächen zu kompensieren (Bully-and-Attack-Modus). Durch die Bewältigungsmodi werden aggressive Reaktionen trainiert und der Aufbau von angemessener Konfliktbewältigung eingeschränkt.

Akteur*innen, die selbst auch Betroffene sind. Bei dieser Gruppe können sowohl abwertende, ausgrenzende oder schuldinduzierende Peermodi als auch ein fordernder Peermodus gefunden werden. Therapeut*innen sollten erarbeiten, welche Peer-Botschaften internalisiert wurden und verhaltenssteuernd wirken. Grundsätzlich sollte der Peermodus in das Modell aufgenommen werden, der am prominentesten ist.

Modusmodell

Aufbau des Modusmodells

In dem Modell werden die folgenden Modi abgebildet:

- kompetenter oder resilienter Modus
- Helfermodi
- glücklicher Kindmodus
- bedürftige/betroffene Kindmodi
- dysfunktionale Elternmodi
- dysfunktionale Peermodi
- Copingmodi Duldung
- Copingmodi Vermeidung
- Copingmodi Überkompensation

Mögliche Vorbereitung. Mithilfe von Karten können die wichtigsten Modi erfasst werden. Dabei kann auch erfragt werden, in welchen interpersonalen Situationen und durch welche Trigger die Modi aktiviert werden, z. B. von Mitschüler*innen ignoriert, geärgert, nicht beachtet werden. Außerdem werden Gedanken, Gefühle und Reaktionen in dem jeweiligen Modus erfasst.

> **Hinweis**
>
> Es ist nicht erforderlich, dass für jede Kategorie der Copingmodi – Duldung, Vermeidung, Überkompensation – ein Modus gefunden wird. Manche Patient*innen haben Copingmodi aus nur einer oder zwei Kategorien.

Erstellen eines Modusmodells durch Zeichnungen. In eine große Umrissfigur, die für den/die Patient*in steht, werden die einzelnen Modi eingezeichnet. Man beginnt mit den adaptiven Modi (kompetenter Modus, glücklicher Kindmodus und Helfermodi). Diese werden in die Mitte gezeichnet. In der Exploration sollten Stärken und Fertigkeiten erfasst werden. Dann können dysfunktionale Grundannahmen erfragt und die Eltern- oder Peermodi in das Modell eingezeichnet werden. Hier kann eine erste Reflexion erfolgen, inwieweit die Grundannahmen zu negativen Emotionen, Stress, Druck und Unzufriedenheit führen. Darauf aufbauend können die emotionalen Reaktionen auf die Schemaaktivierung erfragt und die Kindmodi in das Modell eingezeichnet werden. An dieser Stelle sollte eine erste Validierung der verletzten Bedürfnisse erfolgen. Im nächsten Schritt werden die Copingmodi eingezeichnet. Dabei kann reflektiert werden, welche Vor- und Nachteile diese haben.

Modusmodell mit Karten. Als Alternative zu Zeichnungen können Karten genutzt werden. Sie können in eine Umrissfigur auf Papier oder auf das abstrahierte Modell auf dem Arbeitsblatt 68 »Mein Modusmodell« gelegt werden. Das Vorgehen ist analog zum Erstellen des Modusmodells mit Zeichnungen. Von dem fertigen Modusmodell sollten Fotos gemacht werden.

Modusmodell

Wording – Sätze zur Erklärung der Moduskategorien

»Wir haben gesunde, fitte Modi. Wenn diese aktiv sind, kommen wir gut mit uns und anderen zurecht …
Dann gibt es Modi, mit denen wir uns selbst Druck oder Vorwürfe machen oder uns sogar fertigmachen können …
Jeder hat auch kleine, betroffene oder bedürftige Modi, die uns zeigen, dass uns etwas fehlt oder dass der Druck zu viel ist …
Und es gibt Modi, mit denen wir versuchen, mit dem Druck, der Kritik, den Vorwürfen oder Strafen umzugehen …
Wenn wir schlechte Erfahrungen machen, dann wird ein kleiner betroffener oder bedürftiger Modus aktiv und ein Modus, der Druck oder Vorwürfe macht. Und dann wird ein Modus aktiv, der versucht, mit dem Druck oder den Vorwürfen umzugehen.«

Modusmodelle für verschiedene Persönlichkeitsstörungen bei Erwachsenen finden sich bei Faßbinder et al. (2016). Exemplarische Modusmodelle bei Problemkonstellationen im Kinder- und Jugendalter, u. a. auch Mobbing durch Gleichaltrige, werden bei Dresbach (2021) vorgestellt.

AB 68 • T J

Mein Modusmodell

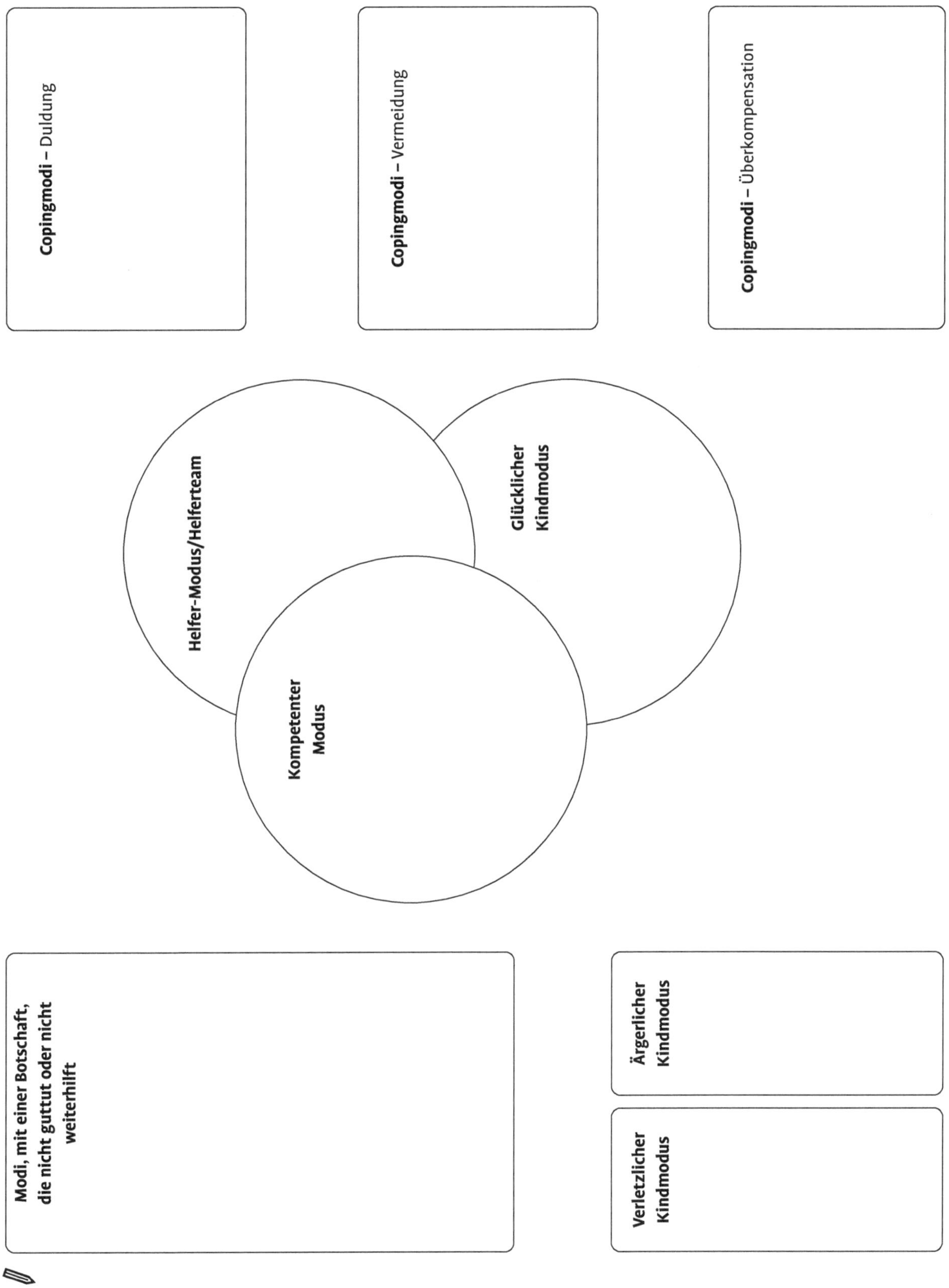

AB 69 • J

Fair und freundlich

Hier siehst du, was Menschen leichtfällt, die mit sich selbst und mit anderen fair und freundlich sind. Wie ist das bei dir?

Frage 1: Was kann dein fitter Modus schon? Mache *grüne* Häkchen.

Frage 2: Was fällt dir schwer? Mache *rote* Häkchen. Welcher Modus hindert dich daran?

	gegenüber anderen	**gegenüber dir selbst**
Freundlich	☐ Kontakte aufbauen ☐ Freundschaften pflegen ☐ akzeptieren, dass jede*r Stärken und Schwächen hat ☐ anderen helfen ☐ etwas dafür tun, dass es anderen gutgeht ☐ etwas mit anderen machen, was für alle gut ist ☐ mit anderen mitfühlen ☐ dich mit anderen freuen	☐ dafür sorgen, dass es dir gutgeht ☐ dir selbst helfen ☐ akzeptieren, dass du Stärken und Schwächen hast ☐ mit dir selbst mitfühlen ☐ dich über etwas freuen, was du geschafft hast ☐ dir Menschen suchen, die dir guttun ☐ dir Aktivitäten suchen, die dir guttun
Fair	☐ andere Meinungen gelten lassen ☐ Kompromisse finden ☐ Konflikte lösen ☐ nicht mobben oder jemanden absichtlich verletzen ☐ dich entschuldigen	☐ deine Meinung vertreten ☐ Nein sagen, wenn jemand deine Grenze überschreitet ☐ dich selbst behaupten ☐ dich wehren ☐ dafür sorgen, dass du Schutz bekommst, wenn du dich nicht selbst wehren kannst

Frage 3: Was sollte dein fitter Modus lernen? Du kannst ein bis zwei Verhaltensweisen, die ein rotes Häkchen bekommen haben, mit einem blauen Stift einkreisen.

Plan: Überlege mit deinem/deiner Therapeut*in, was du in den nächsten Wochen gerne üben würdest:

....

....

....

....

....

....

INFO 14 • T J

Was passiert, wenn die innere Opfer-App aktiv ist?

- Mobbing führt zu starken, schlechten Gefühlen, dadurch prägt sich die Erfahrung deutlich ins Gedächtnis ein. Im Gedächtnis entsteht dabei ein Netzwerk von Erinnerungen, Gefühlen und Gedanken, wie bei einem Programm.

- In diesem Programm speichert man auch die Sätze ab, die von den Gleichaltrigen gesagt wurden. Später kann man sogar vergessen, dass die Sätze eigentlich von den Mobbern gesagt wurden. Man hat sie als eigene Gedanken im Kopf.

- Oft denken Kinder und Jugendliche, dass Mobber*innen recht haben, nur weil sie mehrere sind oder so tun, als ob sie den anderen bewerten könnten. Die Kinder und Jugendlichen fangen an, sich selbst so zu sehen wie die Mobber*innen. Viele denken auch, sie seien selbst schuld, dass sie gemobbt wurden, weil andere das gesagt haben.

- Und man speichert auch ab, »was in der Luft lag«, z. B. dass die anderen einen nicht dabeihaben wollen. Die Gefühle, die das Kind oder der/die Jugendliche beim Mobbing erlebt hat, werden genauso im Programm abgespeichert.

- Das Programm hat eine Anwendung, eine innere Opfer-App. Wenn die innere Opfer-App aktiv ist, sieht sich das Kind oder der/die Jugendliche so, wie die anderen es ihm vermittelt haben. Die Gefühle, die es beim Mobbing hatte, können dann wieder so stark sein, als ob die Situation gerade jetzt passieren würde. Das können Kinder oder Jugendliche meistens nicht verstehen, oft machen sie sich dann selbst Vorwürfe, kritisieren oder schämen sich.

- Wenn die innere Opfer-App aktiv ist, reagiert man automatisch, ohne zu überlegen, was man eigentlich will. Man vergisst in dem Moment, dass man eigentlich bei einer Gruppe mitmachen will oder dass man etwas klären will. Sobald die innere Opfer-App aktiv ist, geht es nur noch darum, mit den schlechten Gedanken und Gefühlen zurechtzukommen.

- Man versucht auch, ganz früh zu erkennen, ob man nochmal gemobbt werden könnte, damit die App so wenig wie möglich aktiv wird.

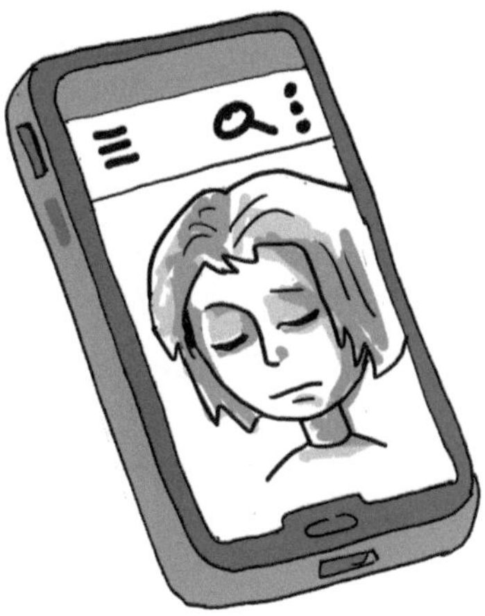

INFO 15 • T J

Was passiert, wenn die innere Mobber-App aktiv ist?

- Oft denken Kinder und Jugendliche, dass Mobbing nicht so schlimm ist, eher wie ein Spiel. Beim Mobben fühlt man sich stark, dadurch prägt sich die Erfahrung stark ins Gedächtnis ein. Im Gedächtnis entsteht dabei ein Programm mit Erinnerungen, Gefühlen und Gedanken. Man speichert ab, dass der/die andere sich hilflos und unterlegen gefühlt hat und man selbst in dem Moment die Macht hatte.

- In dem Programm speichert das Kind oder der/die Jugendliche auch ab, wie die anderen reagiert haben, die nicht direkt beteiligt waren. Zum Beispiel, dass sie gelacht haben oder dass sie vielleicht eingeschüchtert ausgesehen haben. Oder dass sie so etwas wie Anerkennung gezeigt haben, weil man sich traut, andere fertig zu machen.

- Aus den Erfahrungen beim Mobben entstehen Gedanken über sich selbst und andere. Wenn man selbst mobbt, dann speichert man ab, wie man von den anderen gesehen wird. Man fühlt sich überlegen oder anerkannt und blendet aus, wie sich derjenige fühlt, den man mobbt. Dabei trainiert man, die Gefühle anderer nicht wahrzunehmen.

- Die Gefühle, die das Kind oder der/die Jugendliche beim Mobben erlebt hat, werden genauso abgespeichert. Sie können beim Erinnern so stark sein, als ob die Situation gerade jetzt passieren würde.

- Das Programm hat eine Anwendung, eine innere Mobber-App, die wird beim Erinnern wieder aktiv. Wenn die innere Mobber-App aktiviert ist, sieht sich das Kind oder der/die Jugendliche so, wie die anderen es ihm vermittelt haben. Je häufiger die App aktiv ist, umso häufiger denkt das Kind oder der/die Jugendliche über sich selbst, dass er anderen überlegen ist, und trainiert weiter, die Gefühle der anderen nicht zu beachten.

- Das Kind oder der/die Jugendliche wird auch in anderen Situationen die Gefühle anderer ausblenden, um sich stark und überlegen zu fühlen oder Anerkennung von bestimmten Leuten zu bekommen.

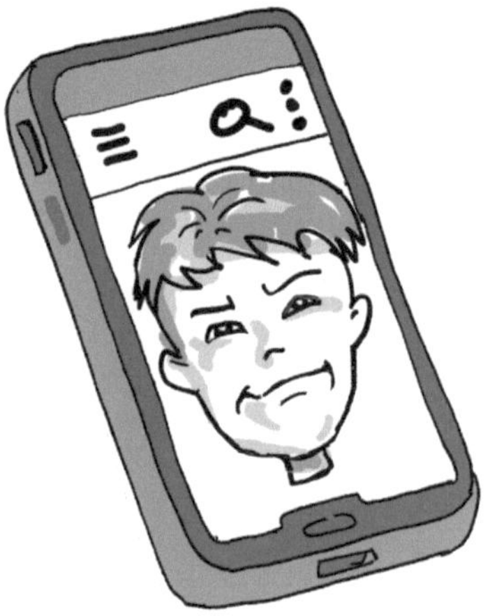

AB 70 • J

Mode-Awareness

Welcher Modus wird beobachtet: ……………………………………………

Situation	**Was hat den Modus getriggert?**	**Mein Gedanke**	**Meine Gefühle**	**Mein Verhalten**	**Folgen**

7.3 Arbeit mit den Betroffenen

Indikation

Die in diesem Abschnitt beschriebenen Interventionen dienen der Bearbeitung und Integration von Mobbingerfahrungen bei Betroffenen. Sie werden eingesetzt, wenn die Betroffenen aufgrund ihrer Erfahrungen dysfunktionale Schemata und Modi entwickelt haben, oder wenn sich dysfunktionale Elternmodi und Copingmodi verstärkt haben. Die Interventionen dienen dazu, die dysfunktionalen Modi zu begrenzen und adaptive Modi zu stärken.

Hinweis

Die Interventionen werden nur eingesetzt, wenn sich das Kind oder der/die Jugendliche aktuell *nicht mehr* in einer Mobbingsituation befindet. Dies kann sich entweder durch eine Veränderung der Situation innerhalb der Klasse oder Gruppe entwickelt haben oder durch einen Settingwechsel herbeigeführt worden sein. Bei starker Belastung sollte eine gute Vorbereitung durch ressourcenstärkende Interventionen erfolgt sein. Deutlich belastete Patient*innen sind in der Regel erst bereit, sich mit der Erfahrung auseinanderzusetzen, wenn ausreichende Kompetenzen zur emotionalen Selbstregulation vorliegen.

Schemata durch die Einnahme der Rolle als Betroffene*r. Betroffene haben eine erhöhte Wahrscheinlichkeit, die Schemata *Misstrauen/Missbrauch, Unzulänglichkeit/Scham, soziale Isolierung/Entfremdung* sowie *Unterordnung/Unterwerfung* zu entwickeln (vgl. Abschn. 7.1). Infolge einer Mobbingerfahrung ist die Entwicklung konditionaler Schemata aus den Domänen *Übertriebene Außenorientierung und Fremdbezogenheit* sowie *Übertriebene Wachsamkeit und Gehemmtheit* wahrscheinlich, vor allem für die Schemata *Unterwerfung, Streben nach Zustimmung und Anerkennung* sowie *Bestrafen*.

Das Schema *Unattraktivität* wird aktuell nicht in den YSQ-3R (Young et al., 2007, 2010) aufgenommen und somit in Studien nicht erfasst. Der/Die Therapeut*in sollte dennoch aufmerksam für Hinweise auf das Schema *Unattraktivität* sein, z. B. negative Selbstbewertungen bzgl. sozialer Attraktivität oder Antizipation negativer Bewertungen der eigenen sozialen Attraktivität durch Gleichaltrige.

Modusmodell Betroffene

Folgende Modi können häufig bei Kindern und Jugendlichen in der Opferrolle gefunden werden:

- Elternmodus – emotional fordernder Modus / schuldinduzierender Modus / abwertender Modus / überbehütender-Modus
- Peermodus – abwertender/ausgrenzender/schuldinduzierender Peermodus
- Verletzlicher Kindmodus
- Ärgerlicher Kindmodus
- Copingmodi Duldung: Dulder-Modus/Pleaser-Modus/Opfer-Modus
- Copingmodi Vermeidung: Vermeider-Modus / Ärgerlicher Beschützer-Modus / Distanzierter Beschützer-Modus / Klagender Beschützer-Modus
- Copingmodi Überkompensation: Szene-und-Drama-Modus, Bully-and-Attack-Modus

Validierung und Schutz des verletzten Kindmodus. Bei Kindern und Jugendlichen, die von Mobbing betroffen sind oder es waren, wird ein verletzter Kindmodus gefunden. Dies ist eine Variante des verletzlichen Kindmodus, der den abwertenden, ausgrenzenden oder schuldinduzierenden Botschaften des Peermodus ausgesetzt ist. Dieser Modus braucht neben Validierung auch Schutz. Daher sollte nicht nur beim imaginativen Überschreiben, sondern auch in der Modusarbeit mit Stühlen explizit gesagt werden, dass die dysfunktionalen Botschaften des Peermodus nicht zugelassen werden. Der/Die Therapeut*in demonstriert dabei Klarheit und »null Toleranz« gegenüber dem abwertenden oder schuldinduzierenden Peermodus. Für den/die Betroffene kann der verletzte Kindmodus als der »kleine betroffene Modus« oder »kleine verletzte Modus« bezeichnet werden. Dies ist für Jugendliche und junge Erwachsene in der Regel anschlussfähiger als die Bezeichnung »Kindmodus«. Hilfreich ist oft, ein Kinderfoto aus der Zeit zu nutzen, in der das Mobbing stattgefunden hat, und dies z. B. bei der Stühlearbeit auf den Stuhl des Kindmodus zu legen. Das kann den Betroffenen helfen, Selbstmitgefühl aufzubauen.

Hinweis

Wenn Patient*innen für das Kind auf dem Foto kein Mitgefühl haben können, ist in der Regel ein Peermodus oder Elternmodus aktiv.

Aktivierung und Validierung des ärgerlichen Kindmodus. Häufig ist der ärgerliche Kindmodus bei den Betroffenen verdeckt oder nur schwach ausgeprägt. Sie scheinen bezogen auf die Mobbingerfahrungen kaum Zugang zu Ärgergefühlen zu haben. Durch das imaginative Überschreiben und die Stühlearbeit wird in mehreren »Runden« an der Aktivierung des ärgerlichen Kindmodus gearbeitet. Der/Die Therapeut*in beobachtet aufmerksam Hinweise für den ärgerlichen Kindmodus, beispielsweise verhaltene Äußerungen oder körperliche Signale während der Stühlearbeit oder beim Überschreiben. Der/Die Betroffene kann durch nonverbale Signale zeigen, dass er/sie von den dysfunktionalen Botschaften nicht nur verletzt oder getroffen ist, sondern dass er/sie zumindest im Ansatz Ärger spürt. Der/Die Therapeut*in erfragt in diesen Situationen die Gedanken und Gefühle und validiert den – zumeist – verhaltenen Ärgerausdruck (vgl. Loose & Lechmann, 2019). Oft werden Ärgergefühle nicht gezeigt, weil ein emotional fordernder Elternmodus einen freien Emotionsausdruck verhindert. Der/Die Therapeut*in unterstützt dann durch den Ausdruck von Emotionen und hilft, den ärgerlichen Kindmodus wahrzunehmen, damit angemessene Impulse zur Selbstbehauptung im Rahmen der Abgrenzungsaggression entstehen können.

Wording:

- Das tut wirklich weh …
- Du brauchst Schutz!
- Du brauchst Unterstützung!
- Diese Seite (Peermodus) ist so unfair …
- Niemand darf so behandelt werden.
- Was ist da sonst noch?
- Gibt es noch ein anderes Gefühl …?

Begrenzung des abwertenden/schuldinduzierenden Peermodus. Die Begrenzung des Peermodus erfolgt über das imaginative Überschreiben und über Stuhldialoge. Es wird empfohlen, im ersten Schritt mit imaginativem Überschreiben zu arbeiten. Dabei ist der/die Betroffene in einer passiven Rolle, er/sie erfährt in der Imagination Schutz und Validierung durch den/die Therapeut*in und die Helfer*innen. Im Stuhldialog mit dem Peermodus können Betroffene diese erste Erfahrung von Validierung nutzen, um eine aktivere Rolle in der Begrenzung des Peermodus zu übernehmen.

Begrenzung des dysfunktionalen Elternmodus. Wenn die Bearbeitung der Mobbingerfahrungen Hauptbehandlungswunsch des/der Betroffenen ist, empfiehlt es sich, in der Modusarbeit mit dem Peermodus zu beginnen. Dabei wird in der Regel der Einfluss eines Elternmodus als Bedingungsfaktor für die Einnahme der Opferrolle deutlich, z. B. wenn ein fordernder Elternmodus eine angemessene Selbstbehauptung behindert. An der Begrenzung des dysfunktionalen Elternmodus wird dann im zweiten Schritt gearbeitet. Bei Betroffenen, die sich ursprünglich wegen eines anderen Behandlungswunsches vorgestellt haben und im Verlauf auch über Mobbingerfahrungen berichten, wird die Bearbeitung des dysfunktionalen Elternmodus im ersten Schritt erfolgen. In beiden Fällen sollte die Arbeit am Elternmodus auch Psychoedukation zum Einfluss des Elternmodus auf die Beziehungen zu Gleichaltrigen umfassen. Dem/Der Betroffenen kann vermittelt werden, dass Gleichaltrige den Druck, der durch den Elternmodus entsteht, wahrnehmen (»Die anderen spüren die Spannung …«) und dass Kinder und Jugendliche darauf in der Regel nicht mit Verständnis reagieren, sondern sich distanzieren oder manchmal sogar die Belastung des anderen Kindes ausnutzen, um zu mobben (» … und dann ziehen sie sich zurück, lehnen das Kind ab oder ärgern«).

Hinweis

Die dysfunktionalen Elternmodi können durch Stuhldialoge begrenzt werden. Biografische Schlüsselsituationen mit deutlicher Frustration emotionaler Bedürfnisse können durch imaginatives Überschreiben bearbeitet werden. Anleitungen sind bei Graaf et al. (2021), Jacob und Arntz (2015), Loose et al. (2013) sowie Roediger (2016) zu finden. Dabei ist jedoch in der Behandlungsplanung zu berücksichtigen, dass kein Loyalitätskonflikt entsteht bzw. verstärkt wird. Notwendige Voraussetzung bei der Bearbeitung massiver Grenzüberschreitungen durch die Eltern ist, dass der/die Patient*in diesem Elternverhalten nicht mehr ausgesetzt ist.

Imaginatives Überschreiben der Mobbingerfahrung. Das Ziel des imaginativen Überschreibens ist eine korrigierende Erfahrung. Die in der tatsächlich erlebten Situation frustrierten emotionalen Bedürfnisse sollen in der Vorstellung durch Helfer*innen nachträglich erfüllt werden. In der Behandlung von Erwachsenen arbeiten Therapeut*innen in der Regel mit einer Affektbrücke, da Schlüsselsituationen oft nicht erinnert werden. Junge Patient*innen, die von Mobbing durch Gleichaltrige betroffen waren, können die Situationen in der Regel gut erinnern, sodass die Situationen leicht zu identifizieren sind. Viele Betroffene äußern jedoch Angst, sich mit der Situation zu konfrontieren. In der Vorbereitung muss ein Gefühl von »Sicherheit trotz allem« vermittelt werden. Dem/Der Betroffenen muss bewusst sein, dass die belastende Erfahrung nicht bis zum schlimmsten Moment durchlebt werden muss. Weiterhin muss dem/der Betroffenen versichert werden, dass er/sie von dem/der Therapeut*in und den Helfer*innen geschützt wird. Wie viele Maßnahmen und wie viele Helfer*innen dafür nötig sind, hängt einzig vom Empfinden des/der Betroffenen ab.

Hinweis

Mit den Eltern der Patient*innen wird bei Bedarf mit den Materialien aus Kapitel 8 erarbeitet, wie sie ihr Kind unterstützen können. Dies ist v. a. relevant, wenn sie erst im Laufe der Therapie von dem Mobbing erfahren. Wenn die Eltern unterstützend und validierend reagieren können, sind Familiengespräche zu empfehlen, nachdem die Mobbingerfahrung in der Imagination überschrieben wurde. Dadurch wird eine reale Validierung ermöglicht.

Arbeit mit den Copingmodi. Das **INFO 17** »Wording Stuhldialog mit dem Peer- und Copingmodus« kann sowohl für Copingmodi bei den Betroffenen als auch bei Akteur*innen genutzt werden. Bei Betroffenen sollte vor allem mit dem Opfermodus, dem Dulder-Modus und mit dem Pleaser-Modus gearbeitet werden, da diese das Risiko weiterer Viktimisierungserfahrungen erhöhen. Eine Anleitung finden Therapeut*innen auf dem **AB 81** »Stühlearbeit mit dem Copingmodus«.

Arbeit mit dem Opfer-Modus. Wenn ein Opfer-Modus entstanden ist, werden dadurch das Selbstbild sowie das Interaktionsverhalten in aktuellen und künftigen Beziehungen negativ beeinflusst. Im Opfer-Modus identifiziert sich die Person mit der Opferrolle und leidet, ohne Hilfe zuzulassen. Häufig zeigen Jugendliche im Opfer-Modus auch eine erhöhte Ablehnungssensitivität und nehmen das Verhalten von Gleichaltrigen rasch als ablehnend oder ausgrenzend wahr. Dadurch kann keine Nähe zu anderen aufgebaut werden, und es erfolgt weitere Bedürfnisfrustration. Ziel der Arbeit mit dem Opfer-Modus ist es, die Identifikation mit der Opferrolle aufzulösen. Betroffene halten häufig an ihrer Opferrolle fest, da sie befürchten, dass nicht mehr gesehen würde, dass ihnen Unrecht widerfahren ist und das Verhalten des Verletzenden nicht nachträglich als »Bagatelle« eingeordnet werden kann. Von Betroffenen wird die Option der Vergebung meist mit einer Versöhnung mit den Akteur*innen gleichgesetzt. In der Psychoedukation zu Vergebung kann erklärt werden, dass eine Versöhnung mit dem Verletzenden nicht erforderlich ist und Ziel der Vergebung ist, die Rolle der verletzten Person bzw. des Opfers aufzulösen. Für Betroffene ist relevant, dass die Mobbing-Erfahrung weiterhin ein Unrecht darstellt, auch wenn die Rolle des »Opfers« aufgegeben wird. In Anlehnung an Handrock und Baumann (2017) wird Vergeben hier als ein Akt der Selbstbefreiung aus der Rolle des Opfers betrachtet. Mit einem bewussten Vergeben kann für die Erfahrung ein Abschluss gefunden werden. Vergeben ermöglicht eine zukünftige Beziehungsgestaltung mit Akteur*innen. Umgekehrt ist es für den Akt des Vergebens nicht erforderlich, dass weiterer oder erneuter Kontakt oder sogar eine Versöhnung erfolgt.

Mögliche Interventionen mit dem Opfer-Modus

- Modusexploration Opfer-Modus: Gründe, sich mit der Opferrolle zu identifizieren
- Erarbeitung der Vor- und Nachteile des Opfer-Modus
- Durch Imagination einer Gerichtsverhandlung oder einer Mediation das erfahrene Unrecht anerkennen, die Verletzung validieren und eine Entscheidung für zukünftige Beziehungen treffen
- Brief an die verschiedenen Modi schreiben
  - Der Peermodus wird begrenzt und die Botschaft der damaligen Mobber wird zurückgewiesen.
  - Gegenüber dem verletzten Kindmodus wird die Verletzung als Unrecht benannt und deutlich gemacht, dass sie immer als Unrecht bewertet werden wird. Unterstützung für zukünftige Situationen wird zugesichert.
  - Dem Opfer-Modus wird die Entscheidung erklärt, auf weitere Anklage, Rache und auf das Anrecht zu verzichten, weiterhin darunter zu leiden. Eine neue Funktion für den Opfer-Modus wird gefunden, z. B. als Signalgeber, dass eine Beziehung nicht balanciert ist.
  - Dem kompetenten Modus und dem resilienten Modus wird die Verantwortung für den zukünftigen Umgang mit schwierigen Situationen übertragen.

Analog kann auch mit dem *Dulder-Modus* und dem *Pleaser-Modus* gearbeitet werden.

Arbeits- und Informationsmaterial

AB 71 Imaginatives Überschreiben

Auf diesem Arbeitsblatt ist für Therapeut*innen eine Anleitung zum imaginativen Überschreiben von Mobbingerfahrungen in der Opferrolle zusammengefasst. Dabei werden Hinweise im Umgang mit schwierigen Situationen im Prozess des Überschreibens gegeben.

AB 72 Use your imagination

Die einzelnen Schritte des imaginativen Überschreibens sind für Jugendliche zusammengefasst. Die Tabelle kann neben der Erklärung der Übung auch für Notizen zur Vor- und Nachbereitung genutzt werden. So können hilfreiche Sätze direkt nach der Übung erfasst werden.

INFO 16 Stuhldialog mit dem Peermodus

Auf diesem Infoblatt ist eine Anleitung für einen Stuhldialog mit dem Peermodus für Therapeut*innen zusammengefasst. Dabei werden die Besonderheiten im Umgang mit dem Peermodus dargestellt.

INFO 17 Wording Stuhldialog mit dem Peer- oder Copingmodus

Auf dem Arbeitsblatt sind für Therapeut*innen und Patient*innen Formulierungen zur Arbeit mit den unterschiedlichen Peermodi zusammengefasst. Die Formulierungen können beim imaginativen Überschreiben (von den Therapeut*innen) und bei Stuhldialogen (von den Therapeut*innen und Betroffenen) genutzt werden. Die Formulierungen richten sich an den jeweiligen Modus, es wird beschrieben, wie sich der Modus auf die Situation des/der Patient*in auswirkt (z. B. so hat er/sie keinen guten Kontakt zu anderen).

AB 73 Innere Gerichtsverhandlung
In der angeleiteten Imagination stellt sich der/die Betroffene eine Gerichtsverhandlung mit einem früheren Mobber vor, zu dem kein Kontakt mehr besteht. Dabei werden wie beim imaginativen Überschreiben die Bedürfnisse des/der Betroffenen validiert. Die Übung dient der Distanzierung vom Opfermodus und der Stärkung des resilienten Modus.

AB 74 Vorbereitung auf die Imagination »Innere Gerichtsverhandlung«
Das Arbeitsblatt wird zur Vorbereitung der Imaginationsübung auf **AB 73** »Innere Gerichtsverhandlung« genutzt. Eine Zurückweisung der dysfunktionalen Botschaften der Mobber wird verfasst, die in der Imagination vorgelesen wird.

AB 75 Mediation
In der angeleiteten Imagination stellt sich der/die Betroffene eine Mediation mit einem/einer Gleichaltrigen vor, zu dem/der eine unbalancierte Beziehung mit potenziellem Mobbing besteht. Dabei werden wie beim imaginativen Überschreiben die Bedürfnisse des/der Betroffenen validiert und neue Regeln verhandelt. Die Übung dient ebenfalls der Bearbeitung des Opfermodus.

AB 76 Imagination für zukünftige Situationen mit Gleichaltrigen
Die angeleitete Imagination dient dem Aufbau sozial kompetenter Reaktionen unter Aktivierung des resilienten Modus in zukünftigen Triggersituationen. In Triggersituationen kann der verletzliche Kindmodus nochmals aktiviert werden, auch wenn bereits eine Begrenzung des Peermodus stattgefunden hat.

Imaginatives Überschreiben

Ziel
Das imaginative Überschreiben der Mobbingerfahrung soll eine korrigierende emotionale Erfahrung ermöglichen. Durch Validierung des Kindes oder des/der Jugendlichen, der Begrenzung der dysfunktionalen Botschaften der Peers sowie durch die Förderung des Selbstausdrucks gegenüber Bezugspersonen können die frustrierten emotionalen Bedürfnisse nachträglich erfüllt werden.

Vorbereitung
Das Modusmodell ist erarbeitet worden. Eine Modusexploration sollte durchgeführt werden, um Mode-Awareness aufzubauen. Ein guter Ort und Helfer*innen sind installiert worden. Ein Dissoziationstest (Vorstellen eines neutralen Bildes und Erfassen von möglichen Anzeichen zur der Dissoziationsneigung) wird durchgeführt. Die Screentechnik wird geübt (Landolt & Hensel, 2012) und ein Tresor wird installiert (Wording zur Tresorübung am Ende des Arbeitsblatts). Ein kurzes Narrativ von einer typischen Mobbingsituation ist erstellt worden. Die einzelnen Schritte werden vorbesprochen. Der/Die Patient*in bestimmt, welche Helfer*innen in der Situation dazu kommen sollen. Das können innere Helferfiguren sein, aber auch unterstützende Erwachsene (Lehrpersonen, Trainer*innen, Eltern) oder aktuelle Freund*innen. Es spielt keine Rolle, ob der/die Patient*in diese Personen zum Zeitpunkt der Mobbingerfahrung schon kannte oder nicht.
Der/Die Therapeut*in sollte für die zu überschreibende Situation eine Lösung und ein entsprechendes »Skript« entwickeln, damit bereits vor der Übung feststeht, was getan wird und was zu den Akteur*innen und den Eltern gesagt wird. Dazu können Formulierungen aus dem **INFO 17** »Wording Stuhldialog mit dem Peer- oder Copingmodus« genutzt werden. Grundsätzlich sollte keine Imagination ohne diese Vorbereitung der Therapeut*innen erfolgen, da immer ein positiver Ausgang gefunden werden muss.

Material
Papier und Stifte zum Anfertigen einer Skizze von der Situation, die überschrieben werden soll.

Durchführung
Der/Die Therapeut*in validiert und schützt das Kind oder den/die Jugendliche*n in der imaginierten Situation und begrenzt die Peers. Beim imaginativen Überschreiben ist es wichtig, dass der/die Therapeut*in immer »gewinnt«. Die Situation darf nicht außer Kontrolle geraten, z. B. wenn der/die Patient*in imaginiert, dass die Akteur*innen sich nichts sagen lassen oder weitermachen, muss eine Lösung gefunden werden. Dann können sie auch von Lehrpersonen weggebracht oder von ihren Eltern abgeholt werden. Wenn Akteur*innen als sehr aggressiv und oppositionell imaginiert werden, können auch Feuerwehrleute oder Mitarbeiter*innen des Jugendamtes in die Vorstellung integriert werden. Die *objektive* Verhältnismäßigkeit spielt keine Rolle, entscheidend ist nur das subjektive Gefühl von Schutz, das bei den Patient*innen entsteht.

Wichtig

Schritt 6 wird nur eingesetzt, wenn die Eltern unterstützend und validierend reagieren können. Ideal ist, wenn in den Wochen nach Durchführung des imaginativen Überschreibens die Validierung auch in einer Familiensitzung erfolgen kann.

Imaginatives Überschreiben

Leitfragen und Instruktionen für Therapeut*innen beim imaginativen Überschreiben

- Was würde ein guter Elternteil tun? Was würde man tun, wenn der/die Betroffene das eigene Kind wäre?
- Was braucht der/die Betroffene? Schutz/Sicherheit/Mitgefühl/Entlastung?
- So wenige Instruktionen wie möglich, den/die Betroffene den Prozess erleben lassen, nicht selbst sagen, was passiert.
- Den/Die Betroffene direkt ansprechen, in einer Sprache, die dem Alter des betroffenen Kindes oder des/der betroffenen Jugendlichen entspricht. Im Präsens sprechen. Fragen stellen, was der/die Betroffene wahrnimmt und fühlt. Es so lebendig und erfahrbar wie möglich machen.
- Den Ton der Stimme anpassen, abhängig davon, mit wem gesprochen wird. Einfache Sprache und ein langsames Sprechtempo einsetzen.
- Mitfühlend mit dem betroffenen Kind oder dem/der betroffenen Jugendlichen in der Situation sein, klar und entschieden gegenüber den Antagonist*innen (den Akteur*innen und ggf. den Eltern oder Lehrkräften).
- Bedürfnisse validieren und erfüllen, z. B. Sicherheit und Unterstützung, Akzeptanz und Zugehörigkeit, oder das Bedürfnis, das zum Zeitpunkt der Mobbingerfahrung in der Beziehung zu den Eltern nicht ausreichend erfüllt wurde.

Wording zur Psychoedukation. »Deinen Gefühlen ist es egal, ob du dich tatsächlich an etwas erinnerst oder ob du es dir vorstellst. Wenn wir in der Vorstellung eine Erinnerung verändern, dann wirkt sich das auf unsere Gefühle zu der Erinnerung aus. Auch wenn wir immer noch wissen, was tatsächlich passiert ist. Wir werden die Erinnerung so verändern, dass sie dich in Zukunft deutlich weniger belastet. Dazu ist es aber notwendig, dass du dich nochmal damit auseinandersetzt. Dabei kommen auch die alten Gefühle wieder. Aber wir werden dann sehr schnell stoppen und eine Lösung finden, mit der du dich besser fühlen wirst. So können sich die Gefühle verändern, die du mit der Erfahrung verbindest.«

Schritt 1. Es wird eine Skizze von der Situation angefertigt: Dabei sind der/die Patient*in, die Akteur*innen und eventuelle Zuschauer*innen zu sehen. Der/Die Patient*in legt die Skizze vor sich, schaut sie kurz an.

Schritt 2. Die Situation wird von dem/der Patient*in imaginiert. Der/Die Therapeut*in leitet die Imagination kleinschrittig an und erfragt immer wieder, was gerade in der Vorstellung des/der Patient*in geschieht.

Therapeut*in: Schließe deine Augen, konzentriere dich auf dich, atme ruhig und gleichmäßig. Du gehst in die Situation, ich komme gleich zu dir. Lass jetzt die Situation entstehen. Wo bist du? … Wo sind die anderen? … Was passiert?

Patient*in: Ich bin auf dem Schulhof, da stehen … vor mir. Jetzt geht es gleich wieder los, die gucken schon so …

Imaginatives Überschreiben

Schritt 3. Sobald der/die Patient*in das Verhalten der Akteur*innen imaginiert und der/die Patient*in getriggert ist, wird die Situation gestoppt und der/die Therapeut*in und die Helfer*innen kommen dazu.

Therapeut*in: Wo bin ich? Wo sind die anderen? Wer steht neben dir? Wer steht vor dir? Das, was die anderen Kinder/Jugendlichen machen, ist nicht fair, das lasse ich nicht zu!

Das Verhalten der Akteur*innen wird als unfair und verletzend eingeordnet. Das betroffene Kind oder der/die betroffene Jugendliche in der Situation wird gefragt, was er/sie/es jetzt braucht. Weitere Helfer*innen kommen dazu.

Schritt 4. Wenn auch die Helfer*innen in der Situation angekommen sind, werden die Akteur*innen begrenzt. Der/Die Therapeut*in spricht die Akteur*innen an. Dabei können Formulierungen auf dem INFO 17 »Wording Stuhldialog mit dem Peer- oder Copingmodus« genutzt werden. Sollten die Akteur*innen von dem/der Patient*in als »übermächtig« wahrgenommen werden, muss sich der/die Therapeut*in durchsetzen, dabei können auch andere Helfer*innen einbezogen werden.

Therapeut*in: Hört sofort auf! Ich lasse nicht zu, dass [*Name Patient*in*] gemobbt wird.

Patient*in: Du solltest nicht so mit ihnen reden, jetzt werden sie mich noch mehr hassen …

Therapeut*in: Hör auf meine Stimme, ich stehe zwischen dir und ihnen! [*Zu den Akteur*innen:*] Das ist mir egal, was ihr sagt. Ihr müsst aufhören und ihr müsst gehen. Jetzt!

Was auch immer der/die Patient*in imaginiert, der/die Therapeut*in sorgt dafür, dass er/sie die Auseinandersetzung mit den *Akteur*innen* »gewinnt«, z. B. können die *Akteur*innen* von anderen Erwachsenen nach Hause gebracht werden mit der Auflage, dass sie ein Gespräch mit den Lehrer*innen haben werden.

Schritt 5. Das betroffene Kind oder der/die betroffene Jugendliche wird gefragt, was es/er/sie noch braucht. Und ob es/er/sie nach Hause gehen kann? Die Bedürfnisse werden validiert. Der/Die Therapeut*in zeigt dem betroffenen Kind oder dem/der betroffenen Jugendlichen gegenüber Mitgefühl und unterstützt es/ihn/sie bei der Refokussierung.

Therapeut*in: Sie haben dich eingeschüchtert, um sich selbst besser zu fühlen bzw. um zu testen, wie weit sie gehen können. Das zeigt, dass sie ein Problem haben. Jetzt sind sie weg! Jetzt können sie dir nichts mehr tun.

Hinweis

Schritt 6 wird nur durchgeführt, wenn die realen Eltern sich nicht abwertend/invalidierend oder schuldinduzierend bezogen auf die Mobbingerfahrung verhalten. Sollte dies der Fall sein, ist intensive Elternarbeit erforderlich.

Imaginatives Überschreiben

Schritt 6. Der/Die Therapeut*in bringt das betroffene Kind oder den/die betroffene*n Jugendliche*n nach Hause und spricht mit beiden Eltern. Der/Die Patient*in wird gefragt, wie die Eltern reagieren. Dabei erfolgt abhängig vom Elternverhalten auch eine Validierung der emotionalen Bedürfnisse des Kindes. Der/Die Therapeut*in wählt die passende Formulierung, in der Regel *einen* Punkt aus der Aufzählung im nächsten Dialogausschnitt.

Therapeut*in: Wissen Sie, was passiert ist? Ich erzähle Ihnen, was in der Schule los war. [*Beschreibung des Vorfalls.*] Ihr Sohn / Ihre Tochter findet es schwer, es selbst zu sagen, [*Name des/der Patient*in*] hat sich bisher nicht getraut oder wollte Sie damit nicht belasten. [*Name des/der Patient*in*] braucht von Ihnen in Zukunft,

- dass Sie gut zuhören, und ihm/ihr helfen, Lösungen zu finden;
- dass Sie ihm/ihr erlauben, Gefühle auszudrücken/sich zu wehren/wütend zu sein;
- dass Sie ihn/sie unterstützen und stark machen;
- dass Sie ihn/sie weniger kritisieren;
- dass Sie weniger von ihm/ihr fordern.

Können Sie ihm/ihr jetzt bitte selbst sagen, dass es okay ist, dass er/sie alles erzählen kann und dass Sie ihm/ihr helfen?

Dann wird das unterstützende Elternverhalten imaginiert.

Schritt 7. Zum Abschluss wird eine positive Situation imaginiert, diese sollte nach Möglichkeit fröhlich, zumindest aber friedlich sein.

Therapeut*in: Was möchtest du jetzt machen? Was tut dir jetzt gut?

Optimal ist es, wenn der glückliche Kindmodus aktiviert werden kann, z. B. durch ein gemeinsames Spiel, nach draußen gehen, Eis essen etc. Manchen Patient*innen gelingt es nicht, nach der anstrengenden Konfrontation in den glücklichen Kindmodus zu kommen. Es ist auch ausreichend, wenn sich das betroffene Kind oder der/die betroffene Jugendliche am Ende getröstet, verstanden und geborgen fühlt.

Schwierige Situation 1 – Wunsch nach Akzeptanz durch Gleichaltrige. Das Bedürfnis nach Zugehörigkeit ist aktiviert und kann trotz der Helfer*innen auch auf die mobbenden Gleichaltrigen gerichtet sein. Der/Die Patient*in kann in der Imagination bei Begrenzung der Akteur*innen Angst bekommen, nie von anderen akzeptiert zu werden.

Therapeut*in: Du bist loyal, du willst dazugehören und du willst gemocht werden. Aber diese Kinder/Jugendlichen geben dir ein schlechtes Gefühl. Sie sind unfair und verletzen dich. Ich wünsche mir für dich, dass du Freund*innen findest, die zu dir passen. Das hast du verdient. Was die Kinder/Jugendlichen machen, ist dich ausgrenzen/manipulieren/fertigmachen, um sich selbst stark zu fühlen. Das zeigt, dass sie ein Problem haben. Schau nicht auf sie, schau mich an! Hör auf meine Stimme! Du bist in Ordnung, so wie du bist. Und du wirst richtige Freunde finden.«

In die Vorstellung können noch weitere Personen, z. B. aktuelle Freund*innen, dazukommen. Die Helfer*innen können zusammenrücken.

Imaginatives Überschreiben

Schwierige Situation 2 – Starke Aggression gegenüber den Akteur*innen. Teilweise verspüren Patient*innen während des Überschreibens sehr starken bis übermächtigen Ärger auf die Akteur*innen, oft erleben sie Ärger oder Wut zum ersten Mal so stark. Es wird der Wunsch geäußert, die Akteur*innen fertigzumachen bzw. ihnen wehzutun. Dieser Wunsch kann auch gegenüber dem/der Therapeut*in geäußert werden. Der/Die Therapeut*in wird selbstverständlich nicht aggressiv oder gewalttätig, aber er/sie bietet eine andere Lösung an.

Therapeut*in: Wir werden ihm/ihr keine Gewalt antun. Aber das, was passiert ist, war für dich so schrecklich, dass es wichtig ist, dass er/sie verschwindet. Das ist unser Weg, Fairness herzustellen! Ich werde dafür sorgen, dass er/sie das nie wieder tut!!! Er/Sie kommt in ein Internat weit weg, er/sie wird dort nie ein Handy haben und nie wieder Kontakt zu dir aufnehmen können. Wenn du dich irgendwann so stark fühlst, dich mit ihm/ihr zu konfrontieren, darfst du sagen, dass er/sie wieder raus darf. Aber das bestimmst nur du!

Der/Die Therapeut*in muss sich dabei fragen, ob es gut für den/die Patient*in ist, Ärger zu fühlen. Wenn der ärgerliche Kindmodus bisher unterdrückt war (Mehrheit der Betroffenen), dann kann das Ausleben von Ärger in der Imagination hilfreich sein. Das Gefühl wird validiert. Der/Die Patient*in geht mit dem/der Therapeut*in in einen imaginären, sicheren Power-Raum und kann dort den Ärger ausleben und sich austoben. Das Ausleben des Ärgers kann für einige Patient*innen überwältigend und erschöpfend sein. Die Imagination sollte mit der Vorstellung eines friedlichen Ortes abgeschlossen werden.

Therapeut*in: Hier bist du in einem sicheren Power-Raum. Hier kannst du deinen ganzen Ärger rauslassen. Du darfst schreien, auf die Matten treten und schlagen, hier ist alles möglich.

Für Patient*innen, die häufig Ärger erleben, selbst auch die Rolle von Akteur*innen einnehmen oder in der Familie Gewalt erfahren (Minderheit der Betroffenen), wird der Ärger ebenfalls validiert, aber hier wird gefragt, welche weiteren Gefühle noch da sind, um den verletzten Kindmodus zu aktivieren.

Therapeut*in: Du hattest schon so viel Ärger/Gewalt in deinem Leben, du willst nicht noch mehr Ärger/Gewalt produzieren. Was ist da noch?

Im Anschluss wird Schritt 7 eingesetzt. Schritt 6 wird bei Indikation in einer anderen Sitzung nachgeholt.

Wording für ergänzende Distanzierungsübung »Tresor«. »Stell dir eine stabile Kiste vor, in die du alles packst, was dich jetzt gerade belastet. Das können Erinnerungen sein … Grübel-Gedanken … schlechte Gefühle … Du packst alles in die Kiste. Und du verschließt die Kiste. Egal, wie schwer die Kiste ist, du kannst sie tragen. Stell dir einen Tresor vor, deinen Tresor. Nur du bestimmst, ob und wann der Tresor geöffnet wird. Jetzt öffnest du deinen Tresor. Und du stellst die Kiste hinein. Du verschließt den Tresor … einmal … zweimal … dreimal … Die Kiste ist jetzt gut und sicher in deinem Tresor verschlossen und nur du bestimmst darüber.«

Use your imagination

	Anleitung	Notizen
Schritt 1 **Die Situation beschreiben**	Fertige eine Skizze zu der Situation an, die du in der Vorstellung verändern wirst.	
Schritt 2 **In der Vorstellung in die Situation gehen**	Schließe deine Augen, konzentriere dich auf dich, atme ruhig und gleichmäßig. Du gehst in die Situation, ich komme gleich zu dir. Lass jetzt die Situation entstehen. Wo bist du? … Wo sind die anderen? … Was passiert? …	
Schritt 3 **Therapeut kommt dazu**	Stopp! Lass mich dazu kommen. Wo bin ich? Wo sind die anderen? Wer steht neben dir? Wer steht vor dir? [*Das Verhalten der Akteur*innen einordnen:*] Das ist nicht fair, das hast du nicht verdient! [*Bedürfnisse erfragen:*] Was brauchst du? [*Bedürfnisse validieren!*}	
Schritt 4 **Die Akteur*innen begrenzen**	[*Individuell anpassen!*] Das ist nicht in Ordnung, was ihr macht. Kein Kind darf so behandelt werden! Wenn das in einer Gruppe passiert, dann haben alle ein Problem!	
Schritt 5 **Bedürfnisse erfragen**	Was brauchst du noch? Gibt es noch etwas? Was möchtest du jetzt machen?	
Schritt 6 **Mit den Eltern sprechen**	Ich würde dich gerne nach Hause begleiten und deinen Eltern erzählen, was passiert ist. [*Zu den Eltern:*] Wussten Sie, was passiert ist? [*Sagen, was das Kind/der/die Jugendliche braucht!*] Können Sie ihm/ihr jetzt bitte selbst sagen, dass es okay ist, dass er/sie alles erzählen kann und dass sie ihm/ihr helfen?	
Schritt 7 **Bedürfnisse erfragen und einen guten Abschluss finden**	Was brauchst du noch? Was möchtest du jetzt machen? [*Abschluss mit Szene, in der sich das Kinder oder der/die Jugendliche wohlfühlt, nach Möglichkeit mit den Eltern und/oder Freund*innen.*]	

Stuhldialog mit dem Peermodus

Ziele

Das Ziel des Stuhldialogs ist es, dass die Patient*innen durch die Validierung des Kindmodus und die Begrenzung der dysfunktionalen Botschaften des Peermodus eine korrigierende emotionale Erfahrung machen können. Dabei werden die dysfunktionalen Botschaften bearbeitet, die von den Peers in der Mobbingsituation übernommen wurden. Die Übung kann mit Betroffenen und Akteur*innen durchgeführt werden.

Vorbereitung

Das Modusmodell ist erarbeitet worden. Eine Modusexploration ist durchgeführt worden, Selbstbeobachtung ist eingesetzt worden, um Mode-Awareness aufzubauen. Dysfunktionale Botschaften des Peermodus werden gesammelt, diese können in der Vorbereitung reflektiert werden. Hilfreich ist, wenn zuvor bereits Interventionen zum Aufbau von Selbstmitgefühl durchgeführt wurden, um die Toleranz für mitfühlende Zuwendung aufzubauen. Bei der Arbeit mit dem nach außen gerichteten Peermodus (Boss-Modus) sind zuvor zusätzlich Interventionen zur Aktivierung von Mitgefühl indiziert.

Durchführung

Das Vorgehen entspricht dem bei einem Stuhldialog mit dem Elternmodus. Der/Die Therapeut*in validiert und schützt den Kindmodus. Er/Sie begrenzt den Peermodus und leitet den/die Patient*in im kompetenten Modus dazu an, den Peermodus selbst zu begrenzen. Die Art der Argumentation und der Ton gegenüber dem Peermodus sind dabei an die Quelle angepasst, die hinter den Botschaften steht. In der Regel wurden die dysfunktionalen Botschaften von mobbenden Kindern oder Jugendlichen übernommen. Ein enormer Vorteil gegenüber der Arbeit mit dem Elternmodus ist, dass die Betroffenen nun in der Regel älter sind als die damaligen Akteur*innen. Der/Die Therapeut*in unterstützt den kompetenten Modus darin, den Kindmodus zu schützen und zu validieren. Während der Übung kann immer wieder erfragt werden, wie stark sich der kompetente Modus auf einer Skala von 0 bis 10 anfühlt.

Schritt 1. Die Stühle werden aufgestellt.

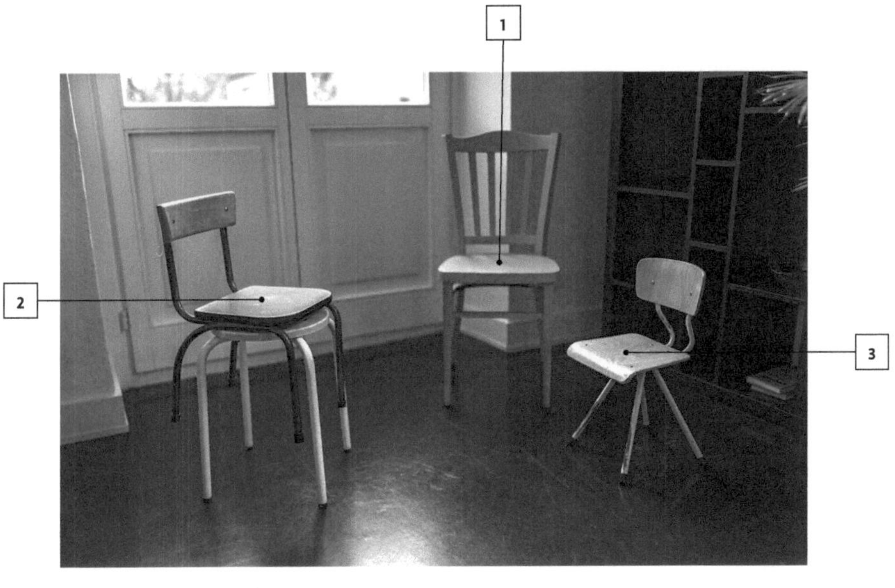

(1) Kompetenter Modus

(2) Peermodus: Hier ist ein kleiner Stuhl auf einen Hocker gestellt, sodass die Konstruktion später auseinander gebaut werden kann.

(3) Verletzlicher Kindmodus

Aufstellung für Schritt 1

Stuhldialog mit dem Peermodus

Schritt 2. Der/Die Patient*in sitzt auf dem *Stuhl des Peermodus* und spricht aus, was dieser Modus zu sagen hat. Dabei werden die *dysfunktionalen Botschaften* verbalisiert, z. B. »Du bist ein Loser! Keiner mag dich!«. Die Botschaften werden im Peermodus in der Regel radikaler oder brachialer formuliert als im Elternmodus. Der/Die Therapeut*in bleibt in räumlicher Distanz zum Stuhl des Peermodus und begrenzt stark abwertende Aussagen (»Stopp! Das ist genug!«).

Schritt 3. Werden bei dem/der Patient*in *verletzliche Gefühle* aktiviert, wird er/sie gebeten, auf den *Stuhl des Kindmodus* zu wechseln. Sollte keine Aktivierung wahrgenommen werden, kann der/die Therapeut*in den/die Patient*in bitten, auf dem Stuhl des Kindmodus Platz zu nehmen und die Botschaften des Peermodus auf sich wirken zu lassen. Die emotionale Aktivierung kann durch Fragen gefördert werden. Wenn der/die Patient*in verletzliche Gefühle ausdrückt, ist der/die Therapeut*in an dessen Seite, neben dem Kinderstuhl. Der/Die Therapeut*in validiert die Gefühle und Bedürfnisse des Kindmodus. Dazu können die Formulierungen genutzt werden, die auf Arbeitsblatt 36 »Sätze, die helfen« für die jeweiligen Kindmodi beschrieben sind. Der/Die Therapeut*in kann auch auf den Stuhl des Peermodus zeigen und sagen, dass »diese Seite« Unrecht hat. Bedürfnisse können erfragt werden, können aber von Betroffenen in diesem Modus häufig nicht gut verbalisiert werden. Dann sollte der/die Therapeut*in Bedürfnisse benennen, z. B. »Du brauchst Schutz!«.

Schritt 4. Der/Die Patient*in wird gebeten, aufzustehen und sich kurz zu sammeln. Dann kann er/sie auf dem *Stuhl des kompetenten Modus* Platz nehmen. Der/Die Patient*in wird gebeten, den Stuhl des Kindmodus anzuschauen, der/die Therapeut*in bringt Mitgefühl für den Kindmodus aus der Beobachterperspektive (nicht im direkten Dialog wie in Schritt 3) zum Ausdruck. Er/Sie fragt den/die Patient*in, was der Kindmodus braucht. Das Vorgehen weicht in Schritt 4 etwas von Beschreibungen an anderer Stelle ab. Durch den *expliziten* Ausdruck von Mitgefühl für den Kindmodus durch den/die Behandelnde und das Erfragen der Bedürfnisse aus der Beobachterperspektive wird ein »Moment des Selbstmitgefühls« (Neff, 2012) ermöglicht.

Mit Blick auf den Stuhl des Peermodus werden mit dem/der Patient*in die *Botschaften des Peermodus reflektiert.* Dabei werden auch die Motive erarbeitet (»Warum will diese Seite das? Was will die Seite damit erreichen?«). Die Argumente des Peermodus werden geprüft (»Ist das fair? Ist das schlau?«), dabei wird auch die Quelle der Botschaften berücksichtigt (»Wie klingt das, was die Seite sagt? Ist die Seite so alt wie du oder klingt die jünger?«, »Versteht die Seite überhaupt, was sie da sagt und was das bedeutet?«, »Was versteht die Seite unter Fairness?«). Die *Argumente werden entkräftet*, dabei wird betont, dass der/die Patient*in heute älter und stärker ist. Zudem wird darauf hingewiesen, dass der/die Patient*in die Situationen heute anders einordnen kann (»Heute kannst du erkennen, dass das ein mieses Spiel ist, dass das total unfair ist, dass es überhaupt nicht deine Schuld ist, sondern dass der ein Problem hat!«). Psychoedukation zu Bedürfnissen wird in knappen Sätzen integriert (»Alle Menschen brauchen es, dazuzugehören. Alle Menschen brauchen Freunde.«) und die negativen Auswirkungen der Botschaften werden erarbeitet (»Wenn diese Seite weitermacht, dann fällt es schwer, die Freunde zu finden, die zu einem passen! Das muss aufhören!«).

Dann kann zunächst der/die Therapeut*in als Modell zeigen, wie der Modus begrenzt werden kann. Er/Sie passt die Formulierung und den Ton seiner/ihrer Stimme an die Qualitäten des jeweiligen Peermodus an. Er/Sie spricht wie mit einem oppositionellen, aggressiven Kind oder einem/einer aggressiven Jugendlichen.

Stuhldialog mit dem Peermodus

Schritt 5. Sobald sich der/die Patient*in stark genug fühlt, wird er/sie darin unterstützt, die Argumente des *Peermodus selbst zu entkräften und ihn zu begrenzen.* Dabei wird er/sie ermutigt, sich vor den kleinen Stuhl zu stellen und den Peermodus so zu begrenzen, wie man es mit einem Kind tun würde. Dazu wird der kleine Stuhl von dem Hocker gehoben und auf den Boden gestellt. Bezogen auf den Peer-Modus wird gesagt: »Der macht sich größer als er ist!«, »Weg damit!«. Die Formulierungen zur Begrenzung werden von dem Patienten/der Patientin ausgesprochen. Er/Sie darf dann mit dem Stuhl des Peermodus machen, was sich für ihn/sie richtig anfühlt. In der Regel möchten Patient*innen den Stuhl weiter wegstellen, umdrehen oder ins Wartezimmer stellen. Der/Die Therapeut*in unterstützt dabei. Bei der Arbeit an einem abwertenden Peermodus kann der/die Patient*in den Wunsch äußern, den Stuhl umzuwerfen oder wegzustoßen. Auch das wird zugelassen und als notwendige Abgrenzungsaggression eingeordnet. Im Anschluss sollte eine Validierung des ärgerlichen Kindmodus erfolgen, wenn der/die Patient*in Mobbing in der Opferrolle erfahren hat.

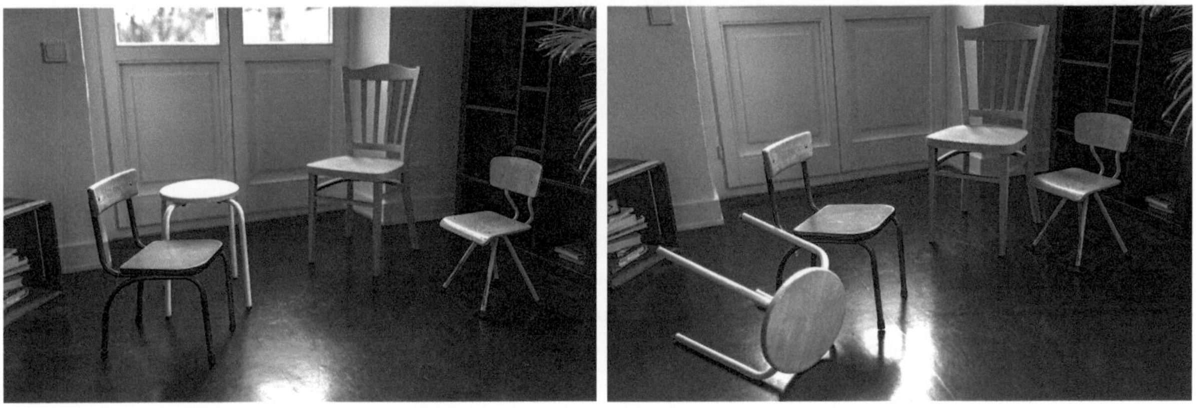

Aufstellung für Schritt 5

Schritt 6. Die Stühle des kompetenten Modus und des Kindmodus werden näher zusammengerückt. Der/Die Patient*in nimmt auf dem *Stuhl des kompetenten Modus* Platz. Die Bedürfnisse des Kindmodus werden von dem/der Therapeut*in ausgesprochen. Der/Die Patient*in wird von dem/der Therapeut*in unterstützt, den Kindmodus zu validieren und ihm zu sagen, dass er/sie in Zukunft für den Kindmodus da sein und ihn schützen wird. Auch hier können die Formulierungen auf dem Arbeitsblatt 36 »Sätze, die helfen« genutzt werden. Hilfreich ist auch, dem Kindmodus zu sagen, dass er in Zukunft »gehört« werden wird, da er anzeigt, wenn etwas geändert werden muss.

Variante: Für den ärgerlichen Kindmodus wird ein zweiter Stuhl dazugestellt, beiden wird gesagt, dass sie gehört und versorgt werden.

Eine für die Nutzung im Rahmen der Selbstmanagement-Therapie bei Gleichaltrigenproblemen angepasste Version der Übung wird bei Dresbach und Döpfner (2020) beschrieben.

Stuhldialog mit dem Peermodus

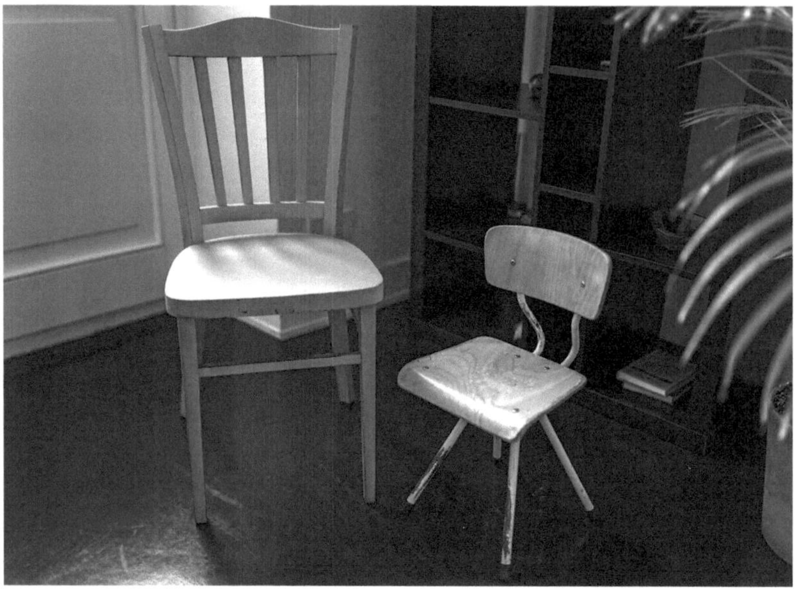

Aufstellung für Schritt 6

Für *Kinder* kann Modusarbeit mit Puppen eingesetzt werden, um dysfunktionale Botschaften von Gleichaltrigen zu bearbeiten. Dabei werden für die einzelnen Modi des Kindes Fingerpuppen oder Handpuppen gewählt. Die Therapeut*innen nutzen eine Puppe, um mit den Modi in Kontakt zu treten. Ein fordernder/abwertender Modus (Polizist) wird im Spiel begrenzt, der betroffene Kindmodus (Panda) wird geschützt und versorgt und der adaptive Modus (Junge mit Hut) durch die Therapeutenfiguren (Schildkröte und Papagei) gestärkt. Detaillierte Beschreibungen der Modusarbeit mit Puppen finden sich bei Graaf et al. (2021) und Loose et al. (2013).

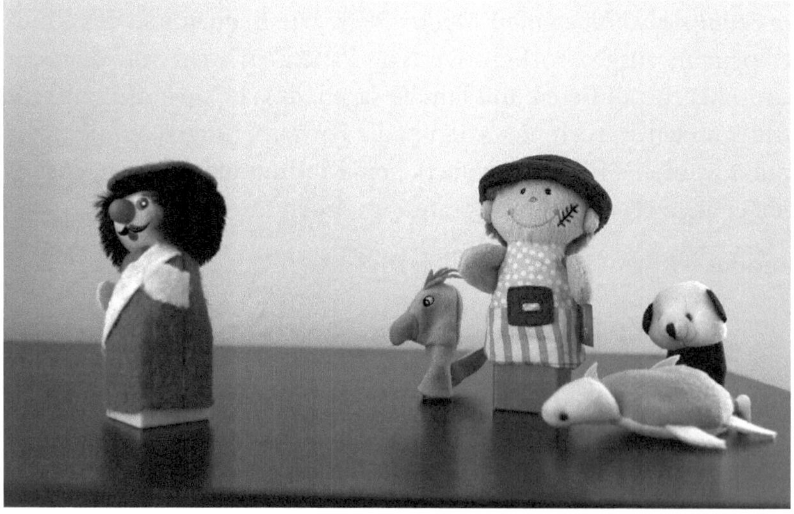

Arbeit mit Puppen

Wording Stuhldialog mit dem Peer- oder Copingmodus

Peer- und Copingmodi bei Betroffenen

Peermodus	**Formulierungen zur Begrenzung**
Diss-Modus abwertend	Hör auf! Du hast nicht das Recht, so mit ihm/ihr zu reden! Er/Sie ist genauso viel wert wie alle anderen! Das was du machst, ist mobben. Du willst ihn/sie fertig machen. Das ist mies. Lass ihn/sie in Ruhe.
Outcast-Modus ausgrenzend	Hör auf! Du bestimmst nicht, mit wem er/sie befreundet ist! Er/Sie kann genau die Freunde finden, die zu ihm/ihr passen. Das, was du machst, ist ausgrenzen. Das ist mies. Lass ihn/sie in Ruhe.
Blame-Modus schuldinduzierend	Hör auf! Du machst ihn/sie fertig. Und dann bist du gemein und gibst ihm/ihr die Schuld! Das ist mies und hinterhältig. Lass ihn/sie in Ruhe.
Copingmodus	**Formulierungen zur Begrenzung**
Pleaser-Modus Duldung	Du versuchst, es allen recht zu machen und allen zu gefallen. Aber das führt dazu, dass andere ihn/sie ausnutzen. Man wird nur ernst genommen, wenn man auch *sein eigenes* Ding macht.
Dulder-Modus Duldung	Du versuchst dazuzugehören, obwohl andere dich nicht gut behandeln. Man wird nur ernst genommen, wenn man sich behauptet. Du lässt alles mit dir machen, um nicht noch mehr Streit zu bekommen. Aber so wird er/sie immer weiter schlecht behandelt.
Opfer-Modus Duldung	Die Erfahrungen waren wirklich schlimm. Aber du verhinderst, dass es heute anders werden kann. Wenn er/sie lernt, dass er/sie heute etwas tun und verändern kannst, dann kann er/sie die Freunde finden, die zu ihm/ihr passen. Du hilfst ihm/ihr, wenn du Platz machst und er/sie herausfinden kann, was er/sie noch sein will, außer einer Person, die verletzt wurde.
Vermeider-Modus Vermeidung	Du versuchst, weiteren Stress und schlechte Gefühle zu vermeiden. Aber so hat er/sie auch keinen Kontakt zu anderen und ihm/ihr entgeht alles, was an einer Freundschaft gut ist.
Ärgerlicher Beschützer-Modus Vermeidung	Du willst ihn/sie schützen. Aber du machst es auf eine Art, mit der es Probleme geben kann. Und er/sie lernt nicht, klar zu sagen, was sich ändern soll.
Distanzierter Beschützer-Modus Vermeidung	Du hältst dir andere und deine Gefühle vom Hals. Aber so kann niemand wirklich ihn/sie kennen lernen. Und niemand kann für ihn/sie da sein (weitere Sätze auf der nächsten Seite).
Szene-und-Drama-Modus Überkompensation	Du bekommst Aufmerksamkeit, wenn du ein Drama machst. Aber wenn man wirkliche Freunde finden will, dann ist es wichtig, dass man echt ist.

Wording Stuhldialog mit dem Peer- oder Copingmodus

Peer- und Copingmodi bei Akteur*innen

Peermodus	**Formulierungen zur Begrenzung**
Boss-Modus Dominanz fordernd	Du redest ihm/ihr ein, er/sie müsste immer »tough« sein und anderen zeigen, dass er/sie stärker ist. Aber kein Mensch kann immer »tough« sein. Menschen haben ganz verschiedene Gefühle, und das ist gut so. Lass ihn/sie in Ruhe, damit er/sie so sein kann, wie er/sie ist. Die Erwachsenen haben ihm/ihr nicht richtig beigebracht, wie man fair mit anderen umgeht, nur deshalb hört er/sie auf dich! Optionen: Menschen brauchen es, sich verbunden zu fühlen. Menschen brauchen es, dass sie akzeptiert werden, egal wie sie sich gerade fühlen und wie stark sie gerade sind. Menschen brauchen es, dass andere ihnen vertrauen können. Und dass sie anderen vertrauen können.
Copingmodus	**Formulierungen zur Begrenzung**
Ärgerlicher Beschützer-Modus Vermeidung	Du willst ihn/sie schützen. Aber du machst es auf eine Art, mit der es immer wieder Probleme und Ärger gibt. So kann er/sie keine Freunde finden, die zu ihm/ihr passen.
Distanzierter Beschützer-Modus Vermeidung	Du hältst ihm/ihr andere Menschen und die unangenehmen Gefühle vom Hals. Aber so kann niemand wirklich ihn/sie kennen lernen. Ich [*Therapeut*in*] weiß so nicht, wie es ihm/ihr gerade geht, aber ich bin mir sicher, dass da Gefühle sind, weil er/sie ein Mensch ist. Wenn du diese Mauer aufbaust, kann ich nichts für ihn/sie tun. Die Mauer verhindert, dass ich [*Therapeut*in*] oder andere etwas für ihn/sie tun können. Alle Menschen haben Gefühle und alle Menschen brauchen andere, die an ihrer Seite sind. Du kannst ihm/ihr helfen, wenn du allmählich Platz machst. Dann hat er/sie die Chance, mich kennenzulernen und zu checken, ob er/sie mir [*Therapeut*in*] vertrauen kann.
Trickser Überkompensation	Mit deiner Art bekommst du oft, was du willst, und du fühlst dich den anderen überlegen. Aber du verhinderst, dass andere ihm/ihr vertrauen können. Und dass er/sie anderen vertrauen kann. Wenn man weiß, dass man selbst trickst und manipuliert, dann erwartet man es auch von anderen. Er/sie kann lernen, ehrlich und fair zu sein und vertrauenswürdige Menschen zu finden.

Wording Stuhldialog mit dem Peer- oder Copingmodus

Peermodus	Formulierungen zur Begrenzung
Selbstüberhöher Überkompensation	Du fühlst dich überlegen und du hast oft Erfolg mit deiner Art, weil andere nachgeben. Aber du verhinderst, dass er/sie Leute findet, mit denen er/sie auf Augenhöhe sein kann. Und bei denen er/sie sich zeigen kann, wie er/sie ist. Und du setzt ihn/sie unter Druck, immer weiter besonders gut zu sein, anderen zu beweisen, was er/sie kann oder wie großartig er/sie ist. Das macht jede Menge Stress. Kein Mensch kann immer großartig sein und sich immer toll fühlen. Er/sie kann lernen, mit seinen/ihren Fehlern und Schwächen umzugehen.
Bully-and-Attack-Modus Überkompensation	Du schaffst es andere einzuschüchtern und dich durchzusetzen. Du verhinderst, dass er/sie mit anderen auf Augenhöhe ist und Leute findet, bei denen er/sie sich wirklich wohlfühlt. Das brauchen alle Menschen. Deine Reaktionen führen dazu, dass es immer wieder Situationen gibt, die schlecht für ihn/sie sind, dass andere sich von ihm/ihr entfernen oder dass es Ärger und Stress gibt. Auf diese Art kann er/sie keine Verbindung zu anderen bekommen und es wird in seinem/ihrem Leben immer mehr Stress und schlechte Gefühle geben. Dein Job sind Notfälle, wenn er/sie wirklich *massiv* bedroht würde. Aber im normalen Leben ist das zu viel, was du machst. Im normalen Leben bringt das nur Nachteile. Er/Sie kann lernen, Notfälle und das normale Leben zu unterscheiden. Du hilfst ihm/ihr, wenn du Platz machst. Dann kann er/sie herausfinden, was sie sein will, außer ein*e Mobber*in.
Cold-Heart-Modus Überkompensation	Du siehst dich im Recht, dir alles zu nehmen, was du willst, und dabei andere zu schädigen. Du willst dich rächen und du tust so, als ob dir das zusteht oder du das brauchst. Das ist eine Illusion. Dieses Recht hat niemand, ganz egal, was ihm/ihr jemals widerfahren ist. Du vertauschst Bedürfnisse mit dem, was du willst. Du erkennst nicht, dass du andere Menschen nicht dazu benutzen kannst, um deine Wünsche zu erfüllen oder dich zu rächen. Du behandelst Menschen wie Sachen. Dadurch verhinderst du echte Beziehungen. Du kannst anderen nur »nah« sein, wenn du volle Kontrolle und Macht über sie hast. Das ist aber keine Nähe. So wird er/sie nie bekommen, was er/sie braucht. Das alles zeigt, wie viel Grausamkeit er/sie schon ertragen musste. Du tust das, was er/sie erleiden musste mit anderen. Aber es gab schon zu viel Gewalt und Grausamkeit in seinem/ihrem Leben. Das muss aufhören. Du musst Platz machen, damit er/sie allmählich wieder wie ein Mensch reagieren kann [*hier ist bewusst nicht empfinden oder fühlen gewählt*].

AB 73 • T

Innere Gerichtsverhandlung

Ziel

Das Ziel der »Gerichtsverhandlung« in der Vorstellung ist die Validierung der Verletzung, das Aufgeben der Opferrolle, die Begrenzung des Opfermodus und Stärkung des kompetenten Modus.

Vorbereitung

Patient*in und Therapeut*in verfassen einen »Richterspruch«. Das dient der Vorbereitung für die Gerichtsverhandlung in der Vorstellung. Das Vorgehen ist ähnlich wie beim imaginativen Überschreiben, jedoch ist die Imagination nicht bezogen auf die auslösenden Situationen. Zur Vorbereitung wird das AB 74 »Vorbereitung auf die Imagination ›Innere Gerichtsverhandlung‹« genutzt.

Wording

»Stell dir einen Gerichtsaal vor. Du bist dort, damit es sich für dich wieder gerechter anfühlen kann. Es wird keine Verhandlung sein, wie du sie vielleicht aus Filmen kennst. Die andere Seite kann nicht gewinnen, es gibt keine Lücken im Gesetz und auch keine miesen Tricks, mit denen sie es schaffen können. Wer soll dort sein? Finde Personen aus deinem Leben oder Figuren aus Büchern, Filmen oder Serien, die folgende Rollen einnehmen:

- deine kompetente Anwältin / dein kompetenter Anwalt
- deine Unterstützer*innen, die als deine Zeug*innen aussagen
- die/der vertrauenswürdige, faire Richter*in

Die Person oder die Personen, die dir Unrecht getan haben, sind anwesend. Die Person bzw. die Personen haben eine*n Pflichtverteidiger*in. Ihr seid hier, damit heute Recht gesprochen wird.

Der/Die Richter* verkündet jetzt die Entscheidung des Gerichts.

[*Therapeut*in liest den verfassten Text vor.*]

Jetzt verlässt die Person / verlassen die Personen den Raum.

Es ist jetzt geklärt.

Er/Sie ist/sind für dich nicht mehr wichtig.

Du kannst die alte Erfahrung hinter dir lassen und nach vorne schauen.

Du bist jetzt frei!

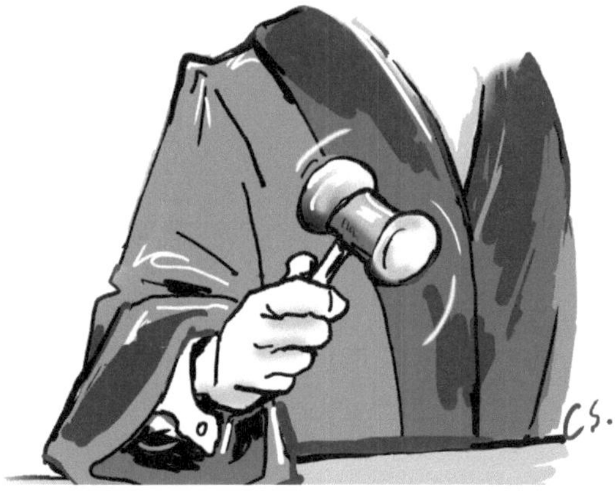

Vorbereitung auf die Imagination »Innere Gerichtsverhandlung«

Durch wen hast du Mobbing erlebt? Nenne den Namen der Person oder Personen!

....

....

Schreibe auf, was deine Anwältin / dein Anwalt vorbringen soll. Welche Ungerechtigkeit hast du durch die Person oder die Personen erlebt?

....

....

Was soll der Person oder den Personen gesagt werden? Von wem?

....

....

....

Welche Sätze der Person bzw. der Personen werden kategorisch zurückgewiesen?

....

....

Welches Verhalten wird kategorisch zurückgewiesen?

....

....

Was wirst du in Zukunft nie wieder zulassen?

....

....

Vorbereitung auf die Imagination »Innere Gerichtsverhandlung«

Was willst du für dein weiteres Leben und deine Beziehungen?

....

....

....

Was soll die Richterin / der Richter als Urteil verkünden? Dabei wird sich die Richterin / der Richter an die geltenden Gesetze halten. Es ist nicht möglich, jemanden zu verletzen oder zu demütigen. Aber man wird die Person bzw. Personen mit der Wahrheit über sich selbst und das ungerechte Verhalten konfrontieren. Man wird ihr/ihnen eine Akte überreichen, in der alles festgehalten ist. Man wird ihr/ihnen sagen, dass *sie* jetzt damit leben müssen, was sie getan haben. Und dass alle falschen Beschuldigungen zurückgewiesen wurden.

Schreibe jetzt den Text, den die Richterin / der Richter sagen wird:

Beispiel

Im Namen der Gerechtigkeit ergeht folgendes Urteil: [d*ein Name*] hat von [*Person(-en)*] folgende Situationen erlebt:
[*Situation beschreiben*]
[*Person(-en)*] hat/haben [*dein Name*] dadurch für eine lange Zeit geschadet. Das Verhalten ist in jeder Hinsicht ungerecht/mies/demütigend/verabscheuungswürdig. Es zeigt, dass [*Person(-en)*] durch ihr Verhalten anderen schadet/sie ausbeutet/sie demütigt/sie schikaniert. Das tut/tun [*Person(-en)*], weil sie selbst ein Problem hat/haben.
[*Person(-en)*] ist/sind hiermit dazu verurteilt, mit diesem Wissen zu leben und [*dein Name*] für immer in Ruhe zu lassen. Sie gehen jetzt und haben keinen Einfluss und keine Macht mehr über [*dein Name*], seine/ihre Gedanken und Gefühle.
[*Dein Name*] nimmt ab heute nicht mehr die Rolle des Opfers ein. [*Dein Name*] wird nie wieder zulassen, dass andere ihn/sie auf die folgende Art behandeln … [*Nennen, was du nicht mehr zulassen wirst*].
[*Dein Name*] hat das Recht, mit sich selbst fair und freundlich umzugehen. [*Dein Name*] hat das Recht, von anderen fair und freundlich behandelt zu werden. [*Dein Name*] hat das Recht zu sagen, wenn andere nicht fair und freundlich sind. [*Dein Name*] hat das Recht, sich gegen unfaire und unfreundliche Behandlung zu wehren.
[*Dein Name*] übernimmt ab heute Verantwortung für sich selbst. [*Dein Name*] hat das Recht, gut behandelt zu werden und mit Menschen zusammen zu sein, die ihm/ihr guttun.
Die Verhandlung ist geschlossen.

Vorbereitung auf die Imagination »Innere Gerichtsverhandlung«

Dein Text:

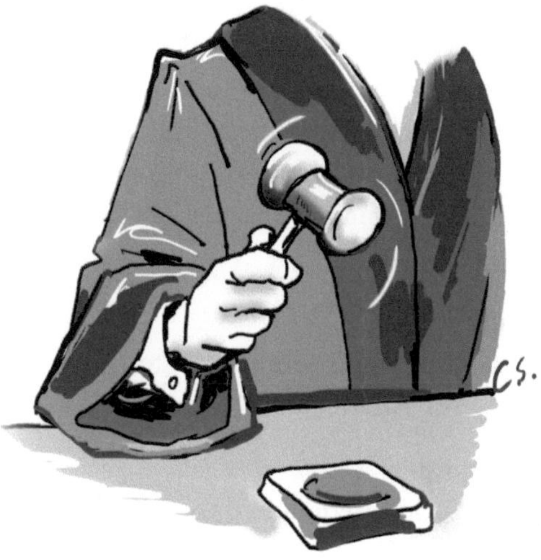

Mediation

Diese Imagination kann durchgeführt werden,

- wenn mildere Kränkungen und Verletzungen innerhalb einer Klasse/Gruppe stattgefunden haben, der/die Patient*in in der Klasse/Gruppe verbleibt und weiterhin zumindest oberflächlicher Kontakt zu dem/der Akteur*in besteht.
- wenn eine mildere Kränkung oder Verletzung bei einem Konflikt innerhalb einer Freundschaft stattgefunden hat, es aber wieder eine Annäherung gegeben hat und beide Seiten eine weitere Freundschaft wünschen. Dabei sollte sichergestellt werden, dass der/die Patient*in nicht manipuliert wird.

Ziel

Das Ziel ist, weitere Kontakte zu ermöglichen und eine Versöhnung innerhalb der Freundschaft mit besserer Balance der Rollen zu ermöglichen.

Wording

»Mediation bedeutet, dass sich zwei Menschen oder Gruppen, die andauernden Streit haben, treffen, damit der Konflikt geklärt wird. Das machen Erwachsene, wenn sie einen Streit nicht in einer Gerichtsverhandlung klären wollen, sondern durch Vermittlung. Dabei soll auch ein Weg gefunden werden, wie sie in Zukunft fairer miteinander umgehen können.«

Impulsfragen zur Vorbereitung finden sich auf der nächsten Seite!

»Stell dir einen freundlichen Raum vor. Die Person, die dich verletzt oder gekränkt hat, und du, ihr habt dort eine Mediation. Das ist ein Gespräch, bei dem Fairness zwischen zwei Personen wiederhergestellt wird. Das Ziel ist, dass ihr fair und friedlich miteinander umgehen könnt.«

Zugehörigkeit zu gleicher Gruppe. »Du weißt, dass du mit der Person weiterhin in einer Klasse/Gruppe sein wirst und ihr euch nicht komplett aus dem Weg gehen könnt.«

Freundschaft. »Du weißt, dass du mit dieser Person auch Gutes erlebt hast und dass nicht alles in eurer Freundschaft schlecht ist.«

»Dein*e Helfer*in ist bei dir und unterstützt dich. Lass ihn/sie neben dir sitzen. Der/Die Mediator*in ist eine kompetente, vertrauenswürdige Person. Ihr besprecht nochmal die Situation, jeder aus seiner Perspektive. Ihr beschließt, mit der Situation von damals abzuschließen. Verbinde dich mit deinem kompetenten oder deinem resilienten Modus. Nimm eine Körperhaltung ein, die dem entspricht. Atme ruhig. Das, was gesagt werden soll, wird jetzt ausgesprochen [*vorbereitete Sätze werden vorgelesen*]. Wie fühlt es sich jetzt an? [*Hier kann die Situation so lange verändert werden, bis es für den/die Patient*in stimmig ist.*]
Nimm jetzt deine Entscheidung für die Zukunft wahr. Mit welchem guten Gefühl ist die Entscheidung für die Zukunft verbunden? Wo spürst du das im Körper? Nimm direkt ein Sprachmemo mit deiner Entscheidung auf!«

Rollenspiel

In einer weiteren Sitzung kann ein Rollenspiel durchgeführt werden, dabei kann der/die Patient*in das Verhalten üben, das er/sie sich für die Zukunft vorgenommen hat. Dabei sollen die adaptiven Modi gestärkt werden.

Mediation

Vorbereitung Mediation

Was ist zu klären, damit du mit der Situation abschließen kannst?

....

....

Was hat die Person gesagt oder getan, was du zurückweisen möchtest?

....

....

Was wirst du in Zukunft nie wieder zulassen?

....

....

Wofür möchtest du eine Entschuldigung?

....

....

Was willst du für eure weitere Mitschüler*innen-Beziehung/Team-Beziehung/Freundschaft?

....

....

Was möchtest du selbst dazu beitragen, dass eure Mitschüler*innen-Beziehung/Team-Beziehung/Freundschaft für euch *beide* in Ordnung ist?

....

....

Mediation

Wording für die Imagination
Was soll der anderen Person gesagt werden? Von wem?

....

....

....

....

....

....

....

....

....

....

Welche Vereinbarung soll für die Zukunft getroffen werden?

....

....

....

....

....

....

....

....

....

....

Imagination für zukünftige Situationen mit Gleichaltrigen

Ziel
Der/Die Patient*in kann sich auf zukünftige Triggersituationen vorbereiten. Dazu wird Imagination genutzt. Jedoch erfolgt keine reine Exposition in sensu, sondern der kompetente Modus wird in der Imagination aktiviert.

Vorbereitung
Triggersituation identifizieren, Botschaften des Peer-/Elternmodus und Reaktionen des Copingmodus erfassen.

Frage zur Reflexion. Wenn eine ähnliche Situation nochmal passiert und du getriggert bist, wie möchtest du dann reagieren?

....

....

....

....

Wording
»Schließe die Augen … Nimm eine Körperhaltung ein, die zu dem kompetenten Modus passt.

Schritt 1: Lass deinen kompetenten Modus aktiv werden.

Schritt 2: Geh in deiner Vorstellung in eine zukünftige schwierige Situation. Wie läuft die Situation und was fühlt sich nicht gut an?

Schritt 3: Nimm wahr, dass es alte Geschichten gibt und dass sich der kleine betroffene Modus gerade daran erinnert. Nimm wahr, dass es dem kleinen betroffenen Modus noch immer wehtut, was damals passiert ist.

Schritt 4: Verbinde dich mit dem kompetenten Modus. Der kompetente Modus fühlt mit dem kleinen betroffenen Modus mit. Er sagt ihm ganz freundlich: »Natürlich fühlst du dich so, weil … [*Patient*in beendet den Satz*]. Das ist normal/menschlich/verständlich, dass es immer noch wehtut.«

Schritt 5: Nimm wahr, wie es dem kleinen betroffenen Modus jetzt geht. Braucht er noch etwas? [*Es ist möglich, mehrere Male zwischen dem kompetenten Modus und dem betroffenen Kindmodus zu »pendeln«.*]

Schritt 6: Verbinde dich wieder mit dem kompetenten Modus. Warum ist es nicht gut, so zu reagieren wie früher, z. B. … [*Verhalten im Copingmodus benennen*]. Warum ist es nicht gut, so zu denken wie früher, z. B. … [*dysfunktionale Botschaft des Peermodus benennen*]?

Imagination für zukünftige Situationen mit Gleichaltrigen

Schritt 7: Jetzt lass deinen kompetenten Modus in der Situation reagieren, anders als es früher gelaufen ist. Sieh dich selbst, wie du es anders machst.

[*Wenn der/die Patient*in Unbehagen äußert:*] Es ist ungewohnt. Ist es ein gutes ungewohntes Gefühl oder ein schlechtes ungewohntes Gefühl?

Schritt 8: Du traust dich etwas Neues, das ist richtig gut! Sieh dir weiter selbst dabei zu, wie du anders in der Situation reagierst. Was passiert dann?«

Weiterführend kann ein **Rollenspiel** zu der Trigger-Situation gemacht und ein Memo (AB 44) erstellt werden.

7.4 Arbeit mit den Akteur*innen

Indikation
Die Interventionen in diesem Abschnitt richten sich an Kinder und Jugendliche, die in Mobbingsituationen mehrfach eine Akteur*innenrolle einnehmen oder eingenommen haben und deren hauptsächliches Motiv es ist, Macht zu erleben. Schematherapeutische Interventionen sind auch indiziert, wenn Kinder oder Jugendliche durch impulsive Grenzüberschreitungen Anerkennung oder Macht erfahren und dies verhaltensverstärkend wirkt. Durch die Erfahrungen können Schemata verstärkt und Modi entwickelt werden. Ziel ist, das Risiko für das zukünftige Einnehmen einer Täter*innenrolle zu reduzieren. Daher wird zum einen an der Begrenzung des Peermodus und der dysfunktionalen Copingreaktionen gearbeitet, zum anderen werden adaptive Modi gestärkt.

Relevante Schemata bei Akteur*innen
Bei Akteur*innen, deren Motiv das Erleben von Macht ist, werden Schemata wie Grandiosität, Bestrafen und Misstrauen gefunden. Akteur*innen haben zudem eine erhöhte Wahrscheinlichkeit, Schemata wie Grandiosität oder Bestrafen durch die Erfahrungen mit Mobbing zu verstärken. Die Akteur*innen erleben sich überlegen und zeigen nicht selten einen Machtanspruch. Langfristig werden aber auch Freundschaften mit prosozialen Gleichaltrigen erschwert, daher kann es auch zu einer Verstärkung von Schemata aus der Domäne *Abgetrenntheit und Ablehnung* kommen, z. B. *Soziale Isolation/Entfremdung*. Schemata der ersten Domäne sind bei den Akteur*innen oft erst im Laufe einer längeren Behandlung explorierbar.

Typische Modi bei Kindern und Jugendlichen, die eine Täter*innenrolle einnehmen
- Elternmodi – abwertend/schuldinduzierend/idealisierend/grenzenaufweichend
- Peermodi – fordernder Peermodus/abwertender Peermodus
- Impulsiver Kindmodus
- Ärgerlicher Kindmodus
- Verletzlicher Kindmodus
- Copingmodi Vermeidung: Ärgerlicher Beschützer-Modus, Distanzierter Beschützer-Modus
- Copingmodi Überkompensation: Selbstüberhöher-Modus, Bully-and-Attack-Modus

Peermodus bei Akteur*innen. Auch bei den Akteur*innen sollte der Peermodus begrenzt werden. Dazu können die Informationsblätter **INFO 16** »Stuhldialog mit dem Peermodus« und **INFO 17** »Wording Stuhldialog mit dem Peer- oder Copingmodus« benutzt werden. In der Arbeit mit einem fordernden Peermodus müssen die Verstärkerprozesse bezogen auf offene oder verdeckte aggressive Verhaltensweisen beachtet werden. Mit den Akteur*innen muss erarbeitet werden, dass die Schemakognitionen im Peermodus und das resultierende Verhalten balancierte Freundschaftsbeziehungen verhindern. Zudem sollte zwischen einem gesunden Selbstwertgefühl und einem Gefühl der sozialen Überlegenheit durch aggressives Verhalten differenziert werden. Vorbereitend kann **AB 77** »Den fordernden Peermodus begrenzen« eingesetzt werden. In einem Modus-Interview sollte erfragt werden, was der Peermodus unter Fairness versteht. Dies kann dann aus der Perspektive des kompetenten Modus bewertet werden. Auch hier sollte das »gefühlte Entwicklungsalter« des Modus erfragt werden. Dabei soll herausgearbeitet werden, dass der fordernde Peermodus nicht nur zu unfairem Verhalten gegenüber anderen animiert, sondern sich letztendlich auch gegen den eigenen verletzlichen Kindmodus richtet. Er fordert, keine Schwäche oder Mitgefühl zu zeigen oder zu spüren.

Arbeit mit dem Elternmodus. Analog zur Arbeit mit Betroffenen kann auch bei den Akteur*innen mit Stuhldialogen mit dem Elternmodus gearbeitet werden. Verweise und Anleitungen finden Therapeut*innen in Abschnitt 7.3.

Arbeit mit dem Distanzierten Beschützer-Modus. Auch wenn die Arbeit mit dem fordernden Peermodus erfolgreich ist, kann der/die Patient*in noch immer an dem Distanzierten Beschützer-Modus festhalten, da dieser nicht nur bezogen auf Kontakt mit anderen, sondern auch bezogen auf den Selbstschutz eine wichtige Funktion übernimmt. Der Distanzierte Beschützer-Modus verhindert nach innen die Aktivierung verletzlicher Gefühle und auch die Aktivierung der Übertretungsemotion. Im Stuhldialog mit dem Distanzierten Beschützer-Modus kann diese Funktion herausgearbeitet und gewürdigt werden. Dabei wird auch erfahrbar gemacht, dass eine Versorgung des verletzlichen Kindmodus nur möglich ist, wenn der Schutz allmählich reduziert wird.

Der Zugang zum verletzlichen Kindmodus und die Copingmodi. Im Gegenteil zu der Arbeit mit den Betroffenen ist es bei der Arbeit mit den Akteur*innen wesentlich herausfordernder für Therapeut*innen, einen Zugang zum verletzlichen Kindmodus zu bekommen. In der Regel haben die Akteur*innen deutliche Copingmodi, die den Zugang zum verletzlichen Kindmodus erschweren. Der/Die Therapeut*in muss erst einmal an den Copingmodi der Vermeidung und Überkompensation vorbei, um den verletzlichen Kindmodus zu erreichen. Neben verletzlichen Gefühlen aufgrund der eigenen erfahrenen Bedürfnisfrustration steht der verletzliche Kindmodus auch für den Teil, der die Übertretungsemotion erlebt. Diese kann ein Scham- oder Schuldgefühl sein. Eine wichtige Funktion der Copingmodi ist es, die Übertretungsemotion zu vermeiden. Die Akteur*innen können dies in der Regel nicht verbalisieren, spüren aber, dass es für sie in doppelter Weise schmerzhaft wäre, den Kontakt zum verletzlichen Kindmodus herzustellen. Daher sollte die »Dosis« der Validierung des Kindmodus schrittweise gesteigert werden.

Aktivierung und Validierung des verletzlichen Kindmodus. Häufig ist der verletzliche Kindmodus bei den Akteur*innen wenig erfahrbar und von sehr starken Copingmodi verdeckt. Die Arbeit mit den Copingmodi, vor allem dem distanzierten Beschützer, ist daher unabdingbar. Neben einer Arbeit mit Stuhldialogen sollten Interventionen genutzt werden, um Selbstmitgefühl zu fördern und die Angst vor einer emotionalen Konfrontation zu reduzieren (vgl. Kap. 5).

Arbeit mit dem ärgerlichen Kindmodus. Wenn bei dem/der Akteur*in der ärgerliche Kindmodus aktiviert ist, validiert der/die Therapeut*in den verständlichen Ärger über die Grundbedürfnisfrustration. Im Gegensatz zum ärgerlichen Beschützermodus oder dem Bully-and-Attack-Modus ist der Ärger im Kindmodus nachvollziehbar. Der/Die Therapeut*in fragt, was da sonst noch ist, welche Gefühle sonst noch da sind, um dem/der Akteur*in das Verbalisieren der zugrunde liegenden Frustration und den Zugang zum verletzlichen Kindmodus zu ermöglichen.

Arbeit mit dem impulsiven Kindmodus. Bei einigen Kindern und Jugendlichen, die andere ärgern, ohne ihnen schaden zu wollen, spielt der impulsive Kindmodus eine größere Rolle. Kinder reagieren nicht berechnend auf die Schwächen anderer, sondern sie testen impulsiv deren Grenzen. In der therapeutischen Beziehung und im Rahmen der Modusarbeit wird an dem Bedürfnis nach Orientierung und Grenzen gearbeitet. Zudem können bei Kindern spieltherapeutische Interventionen genutzt werden. Dabei sollten Interventionen zum Aufbau von Perspektivübernahme und Mitgefühl eingesetzt werden. In jedem Fall sollten auch Interventionen zum Aufbau von Impulskontrolle eingesetzt werden (vgl. Görtz-Dorten & Döpfner, 2019).

Integration der Mobbingerfahrung und Verantwortungsübernahme

Eine Integration schuld- und schamauslösender Erfahrungen in die eigene Lebensgeschichte kann gefördert werden, wenn die Rolle der verletzenden Person aufgelöst wird. Dazu ist neben der Reduktion der Copingmodi und einer Wiedergutmachung letztendlich der Prozess des Selbstvergebens notwendig. Dies umfasst, Schuldgefühle nicht mehr zu vermeiden, sich den Schuldgefühlen zu stellen und trotz Grenzverletzung anderer einen positiven Umgang mit sich selbst aufzubauen. Dabei erweist es sich als hilfreich, statt von Schuld von einer »Übertretungsemotion« zu sprechen (Handrock et al., 2016). Wenn die Übertretungsemotion wahrgenommen werden kann, können Interventionen zum Aufbau von Selbstmitgefühl genutzt werden. Dabei sollte mit dem/der Patient*in erarbeitet werden, dass sein/ihr Verhalten im Mobbingprozess Ausdruck einer eigenen Bedürfnisfrustration war.

Möglichkeiten, die Verletzer-Rolle aufzulösen

Die Akteur*innen lernen, Verantwortung für ihr Verhalten durch Entschuldigung oder Wiedergutmachung zu übernehmen:

- Begrenzung des Peermodus und der Copingmodi (Selbstüberhöher-Modus; Bully-and-Attack-Modus; Distanzierter-Beschützer-Modus)
- Fairness-Erklärung auf dem **AB 83** »Fairness & Respekt«
- Brief an die verletzte Person mit der Erklärung, dass Verantwortung für das ausgeübte Mobbing übernommen und um Verzeihung gebeten wird. Der Brief wird nicht abgeschickt, es sei denn, dass die verletzte Person mit einer Kontaktaufnahme einverstanden ist.
- Wiedergutmachung direkt gegenüber der verletzten Person, oder, falls zu dieser kein Kontakt mehr besteht, in Form eines Einsatzes für die Gemeinschaft, z. B. ehrenamtliche Tätigkeiten oder Spenden.

Durch beide Schritte, Selbstvergebung und Verantwortungsübernahme, kann die Erfahrung in das Selbstbild integriert werden. Aufbauend darauf können Ziele für zukünftige Beziehungen definiert werden.

Arbeits- und Informationsmaterialien

INFO 18 Ärger und Aggression in verschiedenen Modi

Auf diesem Infoblatt werden für Therapeut*innen Ärger und Aggression in den verschiedenen Modi sowie Möglichkeiten zur empathischen Konfrontation beschrieben.

AB 77 Den fordernden Peermodus begrenzen

Als Vorbereitung auf die Stühlearbeit mit dem fordernden Peermodus werden die dysfunktionalen Botschaften analysiert und hilfreiche Sätze zur Begrenzung entwickelt.

INFO 19 Elternmodi bei Akteur*innen

Auf diesem Infoblatt werden für Therapeut*innen häufige Elternmodi bei Akteur*innen beschrieben. Typische Erfahrungen und Botschaften werden genannt. Die Wirkung des Elternmodus nach innen und nach außen wird skizziert.

AB 78 Inside out! – Situationsablauf bei Copingmodus und fittem Modus

Das Arbeitsblatt wird genutzt, um die innere Modusaktivierung und das äußere Verhalten eines/einer Jugendlichen und die Reaktionen einer anderen Person in Beziehung zu setzen. Neben einer Erfassung typischer Reaktionen im Copingmodus können auch alternative Reaktionen im kompetenten Modus erarbeitet und schließlich im Rollenspiel umgesetzt werden.

INFO 20 Modusgeleitetes Fertigkeitentraining – Go for another mode!

Für Therapeut*innen sind die einzelnen Schritte eines Fertigkeitentrainings unter Berücksichtigung von Modusaktivierung auf diesem Infoblatt zusammengefasst. Dabei werden Rollenspiele zum Aufbau sozialer Fertigkeiten mit der Stühlearbeit kombiniert. Die dysfunktionalen Modi werden auf Stühle »gesetzt« und begrenzt, sodass eine sozial kompetente Reaktion im adaptiven Modus trainiert werden kann.

AB 79 Go for another mode!

Patient*innen können sich auf dem Arbeitsblatt Notizen zu den einzelnen Schritten des modusgeleiteten Fertigkeitentrainings machen.

AB 80 Challenge

Auf diesem Arbeitsblatt werden die Vor- und Nachteile des Unterlassens von Mobbing einander gegenübergestellt, ein Plan zum Unterlassen des Mobbings wird zusammen mit den Akteur*innen erarbeitet.

AB 81 Stühlearbeit mit dem Copingmodus

Auf diesem Arbeitsblatt wird die Stühlearbeit mit dem Copingmodus für Therapeut*innen Schritt für Schritt dargestellt.

AB 82 Die Mobbinggeschichte und wie es weitergeht

Analog zum Vorgehen in der traumafokussierten Verhaltenstherapie wird ein Narrativ erstellt. Dabei werden Schlüsselsituationen berücksichtigt, die zur Entstehung von Modi beigetragen haben. Dabei wird auch die Perspektive des/der Betroffenen erarbeitet. Übertretungsemotionen können validiert werden. Eine Entscheidung für weitere Situationen wird getroffen.

AB 83 Fairness & Respekt

Durch Perspektivübernahme arbeiten die Akteur*innen an ihrer Motivation zum Unterlassen von Grenzüberschreitung und erstellen eine Fairness-Erklärung.

Ärger und Aggression in verschiedenen Modi

Kindmodus. Der Ärger im ärgerlichen Kindmodus mag unangemessen zum Ausdruck gebracht werden, aber er entsteht aus einer emotionalen Verletzung und kann nachempfunden werden, es ist eine »heiße« Aggression. Im ärgerlichen Kindmodus können andere ungestüm verbal oder tätlich attackiert werden, dies dient jedoch der Spannungsabfuhr, während sich das Kind gegen die erfahrene Bedürfnisfrustration zur Wehr setzt. Die Aggression ist hier nicht Mittel zum Zweck, wie es bei dem Ärgerlichen Beschützer-Modus oder beim Bully-and-Attack-Modus der Fall ist.

Copingmodus. In den Copingmodi ist die Aggression kälter und instrumenteller. Ärger und Aggression sind dann nicht mehr Ausdruck einer Bedürfnisfrustration. Im Copingmodus ist Aggression ein Mittel, um ein eigenes Ziel zu erreichen, wobei die Bedürfnisse und Grenzen anderer ignoriert, missachtet oder vorsätzlich verletzt werden. In der Gegenübertragung ist sie daher immer weniger nachvollziehbar und löst Distanzierung und eigenen Ärger aus.

Ärgerlicher Beschützer-Modus. Der Ärger dient der Vermeidung einer Schema-Aktivierung, die mit verletzlichen Gefühlen verbunden wäre. Die Aggression ist kälter als im ärgerlichen Kindmodus.

Bully-and-Attack-Modus. Der Ärger und die Aggression dienen dazu, Kontrolle über die Situation zu gewinnen. Auf diesem Wege werden ein Schema und damit verbundene verletzliche Gefühle bekämpft. Die Aggression ist kälter als im Ärgerlichen Beschützer-Modus.

Cold-Heart-Modus. Die Aggression ist kalt. Sie dient dazu, Kontrolle über Menschen und Situationen zu haben und diesen ähnlich schmerzvolle Erfahrungen zuzufügen, wie sie selbst erlebt wurden. Die Aggression dient der extremen Bekämpfung von Schema-Aktivierung und verletzlichen Gefühlen.

Hinweis

Im Modusmodell müssen Copingmodi klar als Bewältigungsversuche einer Bedürfnisfrustration hergeleitet werden und dürfen nicht mit einer genetischen Disposition gleichgesetzt werden. Besonders bei Patient*innen mit begrenzter prosozialer Emotionalität (»callous-unemotional traits« – kaltherzige und unemotionale Züge) sollte nach Möglichkeit differenziert werden, ob die Züge genetisch bedingt oder durch traumatische Erfahrungen entstanden sind. Die Behandlung dieser Patient*innen erfordert meist einen langfristigen Behandlungsplan, der auf die Entstehungsbedingungen abgestimmt ist.

Empathische Konfrontation bei Ärger oder abwertenden Äußerungen

Beim empathischen Konfrontieren gibt der/die Therapeut*in ruhig und empathisch den Teil der Aussage wieder, den er/sie verstehen kann. Er/Sie ordnet den überschießenden Teil der Reaktion als Copingverhalten ein und reagiert darauf nicht mit Druck, sondern mit Empathie für die Bedürfnisfrustration einerseits und einer Einordnung der Aussagen andererseits, wobei er/sie den/die Akteur*in mit den Folgen seiner/ihrer Haltung oder Verhaltens konfrontiert. Empathische Konfrontation sollte nur eingesetzt werden, wenn der Ärger des/der Patient*in noch ausreichend regulierbar erscheint. Wenn es während der Sitzung v. a. bei Kindern zu einer Eskalation kommt, sind Interventionen zur Regulation des Ärgers erforderlich.

Ärger und Aggression in verschiedenen Modi

Wording:

- Ich sehe deinen Ärger. Und ich sehe auch, dass da noch andere Gefühle sind und ich möchte für dich da sein.
- Ich stimme dir zu in …, es ist frustrierend, aber wir alle halten hier Regeln ein, damit es funktioniert.
- Du willst nicht unbedingt andere verletzen. Aber das, was du sagst/tust, kann andere verletzen [*Alternative Formulierung bei Kindern und Jugendliche mit reduzierter prosozialer Emotionalität wählen*].
- Ich kann verstehen, dass dich das Verhalten von [*Name eines/einer Gleichaltrigen*] provoziert und du ihn/sie nur schwer in Ruhe lassen kannst. Aber ein solches Gefühl gibt uns nicht das Recht, einen anderen fertigzumachen.
- Ich sehe, dass du Macht haben willst. Aber ich weiß, dass du etwas anderes brauchst, so wie alle anderen Kinder/Jugendlichen/Menschen auch.

Den fordernden Peermodus begrenzen

Notiere hier die Botschaft des fordernden Peermodus:

....

Hast du es schon mal erlebt, dass Kinder oder Jugendliche andere gemobbt haben, um sich selbst stark zu fühlen, oder um sich besser zu fühlen? Oder dass Kinder und Jugendliche andere einfach nur schikanieren, weil die Betroffenen sich nicht richtig wehren?

Bevor du die Übung mit den Stühlen machst, beantworte die Fragen:

Wenn ein Kind oder ein*e Jugendliche*r unsicher oder unglücklich ist und andere das ausnutzen und mobben – ist es fair zu sagen, das Kind oder der/die Jugendliche wäre »selbst schuld«?
☐ Ja ☐ Nein

Kann die Aussage des fordernden Peermodus stimmen? Solltest du das ernst nehmen, was der fordernde Modus sagt?
☐ Ja ☐ Nein

Welche anderen Möglichkeiten gibt es, dich stark und gut zu fühlen?

....

....

....

Welche anderen Möglichkeiten gibt es, mit Leuten umzugehen, die dich nerven?

....

....

....

Den fordernden Peermodus begrenzen

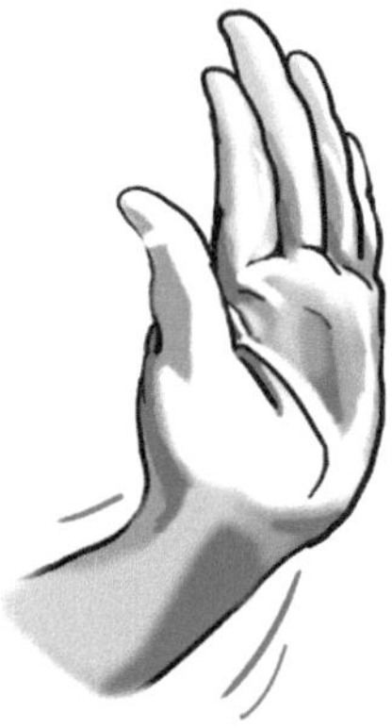

Einige Sätze, die helfen, dem Peermodus eine Grenze zu setzen:

- ▶ Das ist nicht fair. Hör auf!
- ▶ Du willst dich nur wichtigmachen!
- ▶ Du hast keinen Respekt!
- ▶ So bekommt man keinen wirklichen Respekt!
- ▶ So findet man nur Leute, die auch mobben oder die einem am Ende nicht richtig trauen.
- ▶ Wenn du wirklich cool und klug wärst, hättest du so etwas nicht nötig!

Deine Ideen:

....

....

....

....

....

....

....

....

....

....

....

....

....

....

....

....

....

INFO 19 • T

Elternmodi bei Akteur*innen

Abwertender/strafender Elternmodus
Erfahrungen: Abwertung, Härte und Strafen in der Erziehung, Grenzüberschreitungen durch Erwachsene. Dem Kind oder dem/der Jugendlichen fehlt es an Zuwendung, Anerkennung, Bestätigung des Selbstwertgefühls und Orientierung an positiven Werten. Die expliziten oder impliziten Botschaften Gleichaltriger bzgl. Stärke, Überlegenheit und Unangreifbarkeit können diese »Lücke« füllen.

Botschaft: Du bist nicht gut genug! Du bist nichts wert! Du machst alles falsch!

Wenn sich der Modus nach innen richtet: Patient*innen beschreiben Selbstabwertung, Selbstbestrafung und mitunter Selbsthass.

Wenn sich der Modus nach außen richtet: Kinder und Jugendliche mit einem abwertenden oder strafenden Elternmodus reagieren aggressiv gegenüber Gleichaltrigen und zeigen dabei das, was ihnen selbst widerfahren ist oder widerfährt.

Vernachlässigender Elternmodus
Erfahrungen: Emotionale Vernachlässigung, zu wenig Zuwendung, meist auch zu wenig Grenzen und Orientierung. Die Aufmerksamkeit Gleichaltriger kann bei Kindern und Jugendlichen mit diesem Elternmodus ein sehr wirksamer Verstärker sein. So können explizite und implizite Botschaften Gleichaltriger zur Entwicklung eines Peermodus führen.

Botschaften: Du bist nicht wichtig! Deine Gefühle sind nicht wichtig!

Wenn sich der Modus nach innen richtet: Patient*innen beachten die eigenen Gefühle und Bedürfnisse nicht.

Wenn sich der Modus nach außen richtet: Kindern und Jugendlichen mit einem vernachlässigenden Elternmodus mangelt es an Verbundenheit, innerer Orientierung, verinnerlichten Regeln und Grenzen. Sie können andere abwerten, provozieren, um gesehen zu werden und sich als wirksam zu erleben.

Idealisierender/Grenzen aufweichender Elternmodus
Erfahrungen: Sonderbehandlung bekommen, keine ausreichende Orientierung, keine angemessenen Grenzen. Explizite oder implizite Botschaften von Peers können die »Lücke« an Orientierung »füllen« und aggressives Verhalten anderen gegenüber legitimieren.

Botschaften: Du bist besonders! Für dich gelten besondere Regeln!

Wenn sich der Modus nach innen richtet: Selbstbewertung als »besonders«. Überschätzung der eigenen Kompetenzen und Rechte.

Wenn sich der Modus nach außen richtet: Kinder und Jugendliche mit einem idealisierenden Elternmodus zeigen häufig eine hohe Anspruchshaltung und einen Mangel an Rücksicht gegenüber anderen. Sie stellen sich über andere, weil sie es als ihr »gutes Recht« empfinden, überlegen zu sein.

Anleitungen von Stuhldialogen mit dem Elternmodus und Beispiele zum Wording zur Begrenzung der dysfunktionalen Elternmodi finden Therapeut*innen bei Graaf et al. (2021), Jacob und Arntz (2011), Loose et al. (2013), Roediger (2016), Dresbach (2021).

Inside out! – Situationsablauf bei Copingmodus und fittem Modus

Ziel
Herausfinden, wie eine Situation abläuft, wenn der Copingmodus aktiv ist, und wie sie abläuft, wenn der fitte Modus aktiv ist.

Material
Spielfigur oder Spielstein; kleine Zettel, die man aufkleben kann

Vorgehen
Schritt 1. Wie bei einem Brettspiel kannst du mit der Figur oder dem Spielstein die einzelnen Schritte »nachgehen«, die in der Situation passieren. Notiere bei START eine schwierige Situation mit einem Gleichaltrigen, z. B. dass ihr zusammen für die Schule arbeiten sollt oder dass ihr euch in der Freizeit begegnet usw. Notiere auf die Zettel, wie sich die andere Person verhält [*Verhalten der anderen Person – Step 1*].
Notiere auf Zettel, welche *Modi* bei dir dadurch aktiv sind, z. B. Modus 1 – Peermodus, Modus 2 – Kindmodus, Modus 3 – Copingmodus. Die klebst du in das graue Oval. Dann notiere auf die Zettel dein Verhalten [*Mein Verhalten – Step 2*], wie die andere Person darauf reagiert [*Verhalten der anderen Person – Step 3*] und was du dann tust [*Mein Verhalten – Step 4*]. Klebe die Zettel zu den Kästchen. Dann kannst du für jeden Step überlegen, warum das so passiert, und welche Vor- und Nachteile dein Verhalten hat.

Schritt 2. Gehe dann die Schritte noch einmal durch, aber ersetze Modus 3 durch deinen fitten Modus. Was würde dann passieren?

Schritt 3. Du kannst im Rollenspiel ausprobieren, was sich verändert!

Inside out! – Situationsablauf bei Copingmodus und fittem Modus

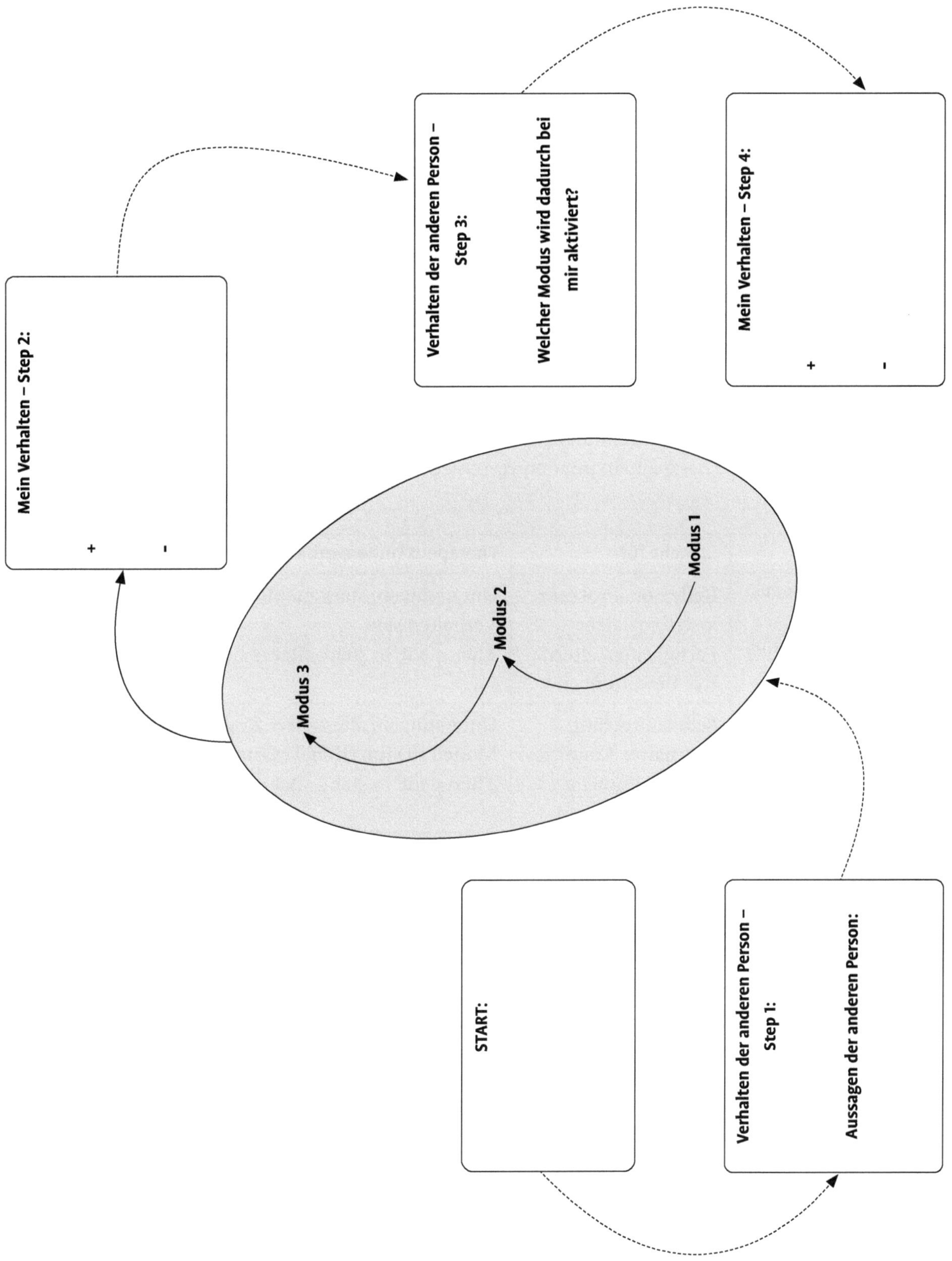

Modusgeleitetes Fertigkeitentraining – Go for another mode!

Ziel

Diese Übung dient dem Aufbau sozial kompetenten Verhaltens unter Berücksichtigung von Modusaktivierung. Sie kann eingesetzt werden, wenn die Aktivierung dysfunktionaler Eltern- oder Peermodi oder betroffener Kindmodi eine sozial kompetente Reaktion verhindert.

> **Hinweis**
>
> Die Übung kann bei Akteur*innen und Betroffenen eingesetzt werden.

Vorbereitung

Schwierige Situationen sind analysiert worden, dies können eigentliche Mobbingsituationen oder Triggersituationen sein, in denen der/die Patient*in eine Schemaaktivierung erlebt. Das Modusmodell ist erstellt und Mode-Awareness ist aufgebaut worden. Modusarbeit mit Imagination und Stuhldialogen hat bereits stattgefunden. Im Therapieraum sind mehrere Stühle verfügbar, die bei einer Aktivierung der verschiedenen Modi genutzt werden können. Es sollte in jedem Fall auch einen Kinderstuhl geben, der bei Aktivierung des Kindmodus genutzt werden kann. In der folgenden Tabelle ist zusammengefasst, wie der/die Therapeut*in mit den verschiedenen Modi arbeitet und wie er/sie sich zu den Stühlen positioniert.

Stuhl	... steht für	Therapeut*innenverhalten
Kompetenter Modus oder resilienter Modus (fitter Modus)	Reflexion, Problemlösen, soziale Fertigkeiten, alternative Bewertungen	Unterstützen, stärken, Modell für kompetentes Verhalten sein Therapeut*in steht, sitzt neben dem Stuhl.
Helfer-Modus	Selbstmitgefühl, alternative Kognitionen, funktionale Grundannahmen	Unterstützen, alternative Kognitionen erarbeiten, Modell für funktionale Grundannahmen sein Therapeut*in steht, sitzt neben dem Stuhl.
Elternmodus oder Peermodus	dysfunktionale Grundannahmen	Begrenzen, Therapeut*in steht, sitzt dem Stuhl gegenüber. Therapeut*in bittet den/die Akteur*in aufzustehen und sich neben ihn/sie zu stellen und dem Modus zu sagen, dass er jetzt »Pause hat«. Der Stuhl wird zur Seite gestellt.
Verletzlicher/ Verletzter Kindmodus	Bedürfnis nach Bindung, Zuwendung, Unterstützung, Zugehörigkeit, Schutz	Validieren und den Ausdruck von verletzlichen Gefühlen und Bedürfnissen unterstützen. Kontakt zum kompetenten oder resilienten Modus herstellen. Therapeut*in sitzt, kniet neben dem Stuhl.

Modusgeleitetes Fertigkeitentraining – Go for another mode!

Stuhl	... steht für	Therapeut*innenverhalten
Ärgerlicher Kindmodus	Bedürfnis nach Autonomie, Zugehörigkeit, Unterstützung	Validieren und den Ausdruck von Ärger und Bedürfnissen unterstützen. Kontakt zum kompetenten oder resilienten Modus herstellen. Therapeut*in sitzt, kniet neben dem Stuhl.
Copingmodus	dysfunktionales, sozial inadäquates Verhalten, das dem Selbstschutz dient	Funktion würdigen, dann begrenzen, Therapeut*in steht, sitzt dem Stuhl gegenüber. Therapeut*in bittet den/die Patient*in aufzustehen, sich neben ihn/sie zu stellen und dem Modus zu sagen, dass er jetzt »Pause hat«. Der Stuhl wird zur Seite gestellt.

Optional kann ein Seil auf den Boden gelegt werden, um zwischen der »äußeren« und der »inneren Bühne« zu unterscheiden. Auf der »inneren Bühne« findet die Arbeit mit den Modi statt, auf der »äußeren Bühne« das Rollenspiel zu der schwierigen Situation mit dem/der Gleichaltrigen.

Hinweis

Die Übung wird je nach individuellem Bedarf des/der Patient*in auf bestimmte Modi bezogen. Dabei wird empfohlen, sie in mehreren Durchgängen in mehreren Terminen einzusetzen. Auch wenn verschiedene Modi aktiviert sein können, sollten sich Therapeut*in und Patient*in pro Durchgang auf einen Modus konzentrieren, z. B. in einer Sitzung das Rollenspiel machen und mit dem Peermodus arbeiten, dann in einer weiteren Sitzung mit dem ärgerlichen Kindmodus arbeiten etc.

Vorgehen

Schritt 1. Die schwierige Situation mit Gleichaltrigen wird kurz besprochen. Ziele für die Situation werden definiert, dann wird eine sozial kompetentere Verhaltensalternative erarbeitet, die im kompetenten (fitten) Modus möglich ist.

Schritt 2. Ein Status-quo-Rollenspiel zu der schwierigen Situation wird durchgeführt. Dabei wird eine schwierige Situation so dargestellt, wie sie normalerweise abläuft. Der/Die Therapeut*in spielt die/den Gleichaltrige*n. In der Nachbesprechung wird analysiert, welcher Modus oder welche Modi in der Situation aktiviert sind. Innere Barrieren durch Aktivierung anderer Modi werden erfragt.

Modusgeleitetes Fertigkeitentraining – Go for another mode!

Schritt 3. Für den aktivierten Modus wird ein Stuhl aufgestellt, der/die Patient*in wird gebeten, auf diesem Stuhl Platz zu nehmen. Dann wird mit dem Modus entsprechend der Anleitung in der Tabelle oben gearbeitet. Dieser Teil der Übung benötigt den größten Zeitanteil und ist mit der stärksten emotionalen Aktivierung verbunden.
Wenn ein dysfunktionaler Eltern- oder Peermodus aktiviert ist, wird dieser gebeten, Pause zu machen und den fitten Modus übernehmen zu lassen.
Wenn ein Copingmodus aktiviert ist, wird dessen Funktion gewürdigt, dann wird dieser durch den fitten Modus ersetzt. Kontakt zum fitten Modus wird hergestellt.
Kindmodi werden validiert und versorgt. Dann wird Kontakt zum fitten Modus hergestellt.

Schritt 4. Der/Die Patient*in wird gebeten aufzustehen, sich zu sammeln und Kontakt zum fitten Modus herzustellen. Dann nimmt er/sie auf dem Stuhl Platz, der für den fitten Modus aufgestellt wird. Ein Stuhl für den Helfer-Modus wird daneben gestellt. Gemeinsam wird erarbeitet, was der Helfer-Modus zu der Situation sagen würde. Der hilfreiche Satz kann als Sprachmemo aufgenommen werden.

Schritt 5. Dann wird der/die Patient*in gebeten, aus der Position des fitten Modus heraus die Situation noch einmal durchzuspielen. Je nach Situation kann er dazu auf dem Stuhl des fitten Modus sitzen bleiben oder aufstehen. Der/Die Therapeut*in spielt den/die Gleichaltrige*n. Die sozial kompetentere Reaktion im fitten Modus kann ebenfalls als Sprachmemo aufgezeichnet werden, um den Alltagstransfer zu erleichtern. Der/Die Patient*in wird dazu motiviert, im Alltag weiter zu üben, dabei wird darauf hingewiesen, dass sich das neue Verhalten in der Regel ungewohnt anfühlt.

Go for another mode!

Notiere eine **schwierige Situation** mit einem oder mehreren anderen Jugendlichen:

....

....

....

Schritte	Fragen	Notizen
Schritt 1 – dein Ziel	▶ Welches Ziel hat der fitte Modus in der Situation? ▶ Wie würdest du im fitten Modus reagieren?	Ziel: ....
Schritt 2 – dein bisheriges Verhalten	▶ Wie reagierst du normalerweise in dieser Situation? Zeig das im Rollenspiel! ▶ Welcher Modus ist dabei aktiv? ▶ Wie verhindert der Modus, dass du dein Ziel erreichst?	Was ich mache: .... Modus: .... Wie verhindert mein Modus, das Ziel zu erreichen? ....
Schritt 3 – die Modi im Hintergrund	▶ Setz dich auf den Stuhl des aktivierten Modus ▶ Warum ist der Modus aktiv? ▶ Dein*e Therapeut*in hilft dir, mit dem Modus umzugehen.	Grund für den Modus: ....

Go for another mode!

<table>
<tr><th>Schritte</th><th>Fragen</th><th>Notizen</th></tr>
<tr><td>Schritt 4 – was der Helfer-Modus dazu zu sagen hat</td><td>▶ Setz dich auf den Stuhl des fitten Modus und stell den Stuhl des Helfer-Modus daneben.
▶ Überlege mit deine*r Therapeut*in, was der Helfer-Modus dazu sagen würde.
▶ Sag dir den Satz des Helfer-Modus. Du kannst auch ein Sprachmemo aufnehmen.</td><td>Helfer-Satz:
……………………………………
……………………………………
……………………………………
……………………………………</td></tr>
<tr><td>Schritt 5 – dein neues Verhalten</td><td>▶ Bleib auf dem Stuhl des fitten Modus. Denk an dein Ziel in der Situation.
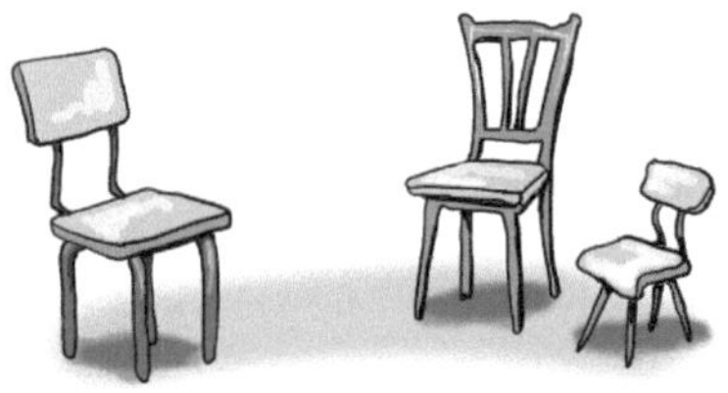
▶ Wie reagierst du jetzt? Zeig es im Rollenspiel zu der schwierigen Situation!
▶ Sag das, was du im fitten Modus zu sagen hast! Du kannst davon ein Sprachmemo aufnehmen.
▶ Übe es immer wieder, bis es sich normal anfühlt.</td><td>Ziel:
……………………………………
……………………………………
Was ich mache:
……………………………………
……………………………………
……………………………………
Was ich sage:
……………………………………
……………………………………
……………………………………</td></tr>
</table>

AB 80 • J

Challenge

Wenn du andere provozierst, ärgerst oder andere disst, welcher Modus ist dabei aktiv?

....

Welche Vor- und Nachteile hat es, andere zu provozieren / zu ärgern / zu dissen?

....

....

Bei welcher Person hast du oft den Impuls zu ärgern?

....

Warum fällt es dir besonders schwer, den-/diejenige nicht zu ärgern und in Ruhe zu lassen?

....

....

Welche Erfahrungen würdest du machen, wenn du den-/diejenige in Ruhe lassen würdest?

....

....

Welche Vor- und Nachteile hätte das für dich?

....

....

Was könntest du dir selbst sagen, um den-/diejenige in Ruhe zu lassen?

....

....

....

....

....

Stühlearbeit mit dem Copingmodus

Ziel

Das Ziel der Stühlearbeit ist die Reduktion des Copingverhaltens, um Zugang zum Kindmodus aufzubauen und validieren zu können. Sie wird eingesetzt, wenn Prozesse in der therapeutischen Beziehung, bei den Stuhldialogen mit dem Eltern- oder Peermodus oder im imaginativen Überschreiben durch einen starken Copingmodus blockiert werden. Durch die Blockade kann der/die Therapeut*in den verletzlichen Kindmodus nicht erreichen.

> **Hinweis**
>
> Im Beispiel wird mit dem Distanzierten Beschützer-Modus gearbeitet, das Vorgehen kann aber auch auf andere Copingmodi übertragen werden, z. B. den Ärgerlichen Beschützer-Modus oder den Bully-and-Attack-Modus.

Vorbereitung

Für die Copingmodi, die das Mobbing begünstigen, werden Vor- und Nachteile erarbeitet. Dies wird den Vor- und Nachteilen einer Reaktion im kompetenten / resilienten Modus gegenübergestellt. Dies kann mithilfe des Arbeitsblattes 79 »Go for another mode!« erarbeitet werden.
In einem Modusinterview mit dem Copingmodus werden die Motive des Modus erfragt, »gute Gründe« werden gewürdigt und langfristige Nachteile aufgezeigt. Dabei können für eine empathische Konfrontation die Formulierungen auf dem INFO 17 »Wording Stuhldialog mit dem Peer- oder Copingmodus« genutzt werden.
Die Erarbeitung von Vor- und Nachteilen kann zudem spezifisch für eine Situation mit dem Arbeitsblatt 78 »Inside out! – Situationsablauf bei Copingmodus und fittem Modus« erfolgen. Hier werden die Reaktionen in einer spezifischen Situation beschrieben, dabei werden innere und äußere Reaktionen erarbeitet, einmal bei Aktivierung des Copingmodus, einmal bei Aktivierung des fitten Modus.
Dem Copingmodus soll nach Möglichkeit eine andere Funktion gegeben werden bzw. sollte ein Einsatz in »Notfallsituationen« vereinbart werden. Mit dem/der Akteur*in sollten positive Ziele gefunden werden, für die positive Qualitäten des Copingmodus genutzt werden können, z. B. den Mut oder die Hartnäckigkeit im Einsatz für ein persönliches oder allgemeines Ziel nutzen, beim Sport, der Feuerwehr, im Klimaschutz, Tierschutz oder ähnlichem.

Stühlearbeit mit dem Copingmodus

Durchführung
Hier wird mit drei Stühlen gearbeitet: ein Stuhl für den Copingmodus, ein Stuhl für den Kindmodus, ein Stuhl für den kompetenten Modus. Der Stuhl für den Kindmodus steht hinter dem für den Copingmodus. Der Stuhl für den kompetenten Modus steht gegenüber dem Stuhl des Copingmodus.

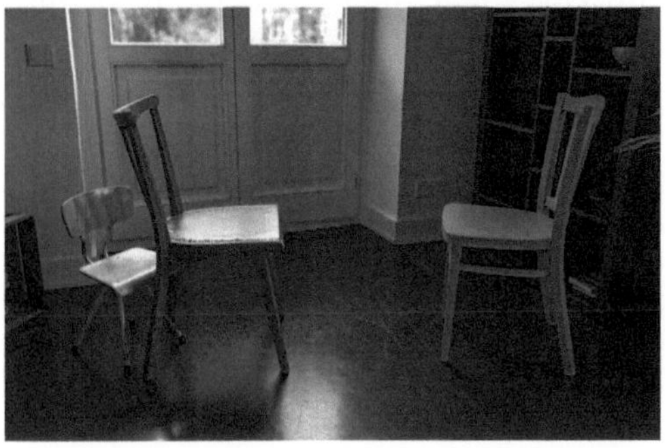

Aufstellung Stuhldialog mit dem distanzierten Beschützer oder einem andern Copingmodus

Der/Die Therapeut*in sitzt neben dem Stuhl des kompetenten Modus gegenüber dem Copingmodus, auf dem der/die Patient*in Platz nimmt. Durch den Stuhl des Copingmodus ist die Sicht auf den Kindmodus verdeckt.

Option 1
Der »Job« des Copingmodus wird erfragt. Es wird erfragt, was passieren würde, wenn der Copingmodus seinen »Job« nicht machen würde. Der/Die Therapeut*in würdigt, dass es gute Gründe für den Copingmodus gibt und dass dieser eine kurzfristige Stressreduktion erreichen kann (»Es fühlt sich kurz okay an!«). Dann erfolgt eine empathische Konfrontation, dass auf diese Weise Bedürfnisse weiterhin frustriert bleiben (»So kann aber auch niemand für ihn da sein.«). Dann wird der/die Patient*in gebeten, gemeinsam mit dem/der Therapeut*in aufzustehen und die Situation aus der Sicht des kompetenten Modus beurteilen. Dazu kann gefragt werden, was ein*e Helfer*in oder ein guter Freund bzw. eine gute Freundin jetzt für den kleinen betroffenen Modus tun würde und was er dem Copingmodus sagen würde. Der/Die Patient*in wird gebeten, auf dem Stuhl des kompetenten Modus Platz zu nehmen und den Copingmodus mit Unterstützung des/der Therapeut*in aufzufordern, Platz zu machen, damit der kleine betroffene Modus bekommen kann, was er braucht.

Option 2
Schritt 1. Hier startet der/die Patient*in wie bei Option 1 ebenfalls auf dem Stuhl des Copingmodus, der/die Therapeut*in sitzt neben dem Stuhl des kompetenten Modus.

Schritt 2. Nach der Exploration des Copingmodus wird der/die Patient*in gebeten, gemeinsam mit dem/der Therapeut*in aufzustehen. Der/Die Therapeut*in fragt den/die Patient*in, warum der Copingmodus das so machen muss. Dabei werden in der Regel Botschaften des Eltern- oder Peermodus genannt.

Schritt 3. Der/Die Therapeut*in gibt dem/der Patient*in Feedback, dass hier eine andere Seite im Hintergrund aktiv ist. Ein weiterer großer Stuhl wird aufgestellt, der die Botschaften des Eltern- oder Peermodus repräsentiert. Der/Die Therapeut*in zeigt auf den Stuhl und sagt, dass die Seite wieder Druck aufbaut, jetzt aber Pause hat. Dann wird der Stuhl weggestellt.

Stühlearbeit mit dem Copingmodus

Schritt 4. Der/Die Patient*in wird gebeten, auf den Stuhl des Kindmodus zu wechseln, der/die Therapeut*in ist an seiner/ihrer Seite. Hier werden die Gefühle des Kindmodus erfragt. »Der ist jetzt weg [*Eltern- oder Peermodus*], aber du hast gehört, was er gesagt hat. Was fühlst du? Was willst du jetzt am liebsten machen?«. Dabei wird von dem Patienten/der Patientin meist geäußert, dass das unangenehme Gefühl aufhören solle. Diesen Impuls kann der/die Therapeut*in einordnen: »Jetzt wäre das Einfachste, wenn diese Seite [*auf den Copingmodus zeigen*] sich dazwischen stellen würde, damit du diese ganzen Sachen nicht hören musst und die Gefühle nicht fühlen musst. Aber das ist die alte Notlösung.«

Schritt 5. Während der/die Patient*in weiter auf dem Stuhl des Kindmodus sitzt, wird er/sie gefragt, was passiert, wenn er/sie die Notlösung nicht nutzt. Dann werden in der Regel weitere verletzliche Gefühle benannt. Der/Die Therapeut*in validiert die verletzlichen Gefühle und das zugrunde liegende Bedürfnis »Ja, es tut weh. Gut, dass du das jetzt sagen kannst. Was brauchst du? … Ja, genau, wenn sich ein Mensch so fühlt, braucht er …«.

Schritt 6. Der/Die Patient*in wird gebeten, aufzustehen und sich einen Moment Zeit zu nehmen, um sich mit dem kompetenten Modus zu verbinden. Gerichtet an den Copingmodus stellt der/die Therapeut*in fest: »Wenn der/die (Copingmodus) das weiter so macht, bekommt der kleine betroffene Modus nicht das, was er braucht! Was würde dein Helfer-Modus, dein*e beste*r Freund*in sagen, was der kleine betroffene Modus braucht?«.

Schritt 7. Gemeinsam wird eine Lösung gesucht, was der kompetente Modus in Zukunft tun kann, damit die Bedürfnisse des Kindmodus erfüllt werden. Dem Copingmodus wird erklärt, dass der kompetente Modus sich in Zukunft um den Kindmodus kümmern wird. Dazu wird der Stuhl des Kindmodus neben den Stuhl des kompetenten Modus gestellt. Der/Die Patient*in nimmt auf dem Stuhl des kompetenten Modus Platz und wird gebeten, dem Kindmodus zu sagen, dass er sich in Zukunft um ihn kümmern wird.

Für Kinder. Die Arbeit mit einem Beschützer (Ritter-Figur) kann auch in der Modusarbeit mit Handpuppen umgesetzt werden. Der/Die Therapeut*in (Figur Papagei) verhandelt mit dem Beschützer-Modus, um dann den verletzlichen Modus (Panda) validieren zu können.

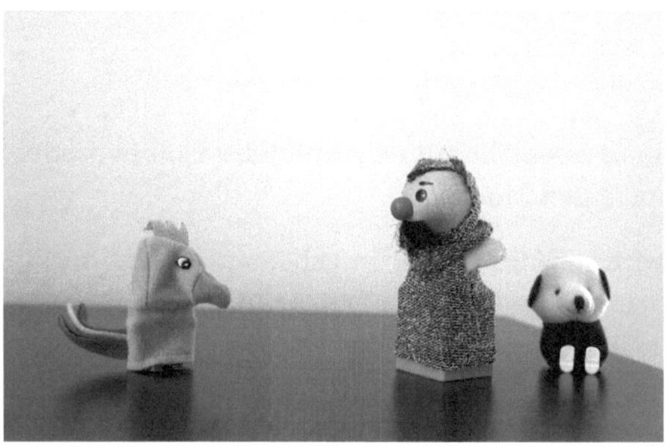

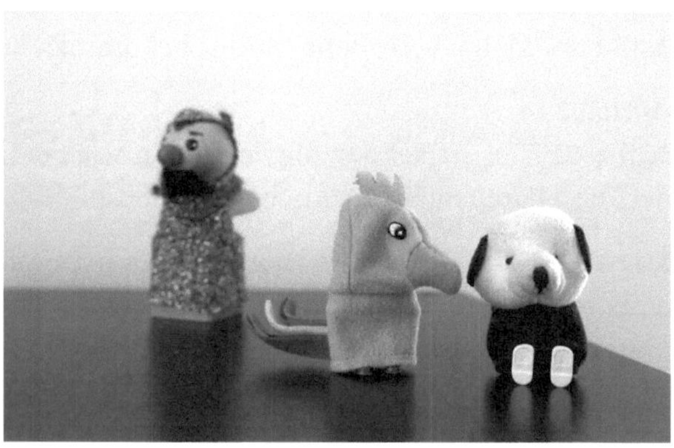

Copingmodus in der Arbeit mit Puppen begrenzen

AB 82 • T

Die Mobbinggeschichte und wie es weitergeht

Ziel
Mit dem Narrativ über die Mobbingsituation kann die Integration der Erfahrung als verletzende Person und der Aufbau von Perspektivübernahme gefördert werden. Übertretungsemotionen können ausgedrückt werden, eine Strategie für zukünftige Situationen kann erarbeitet werden. Dieser Prozess erstreckt sich über mehrere Sitzungen.

Schritt 1. Mit dem/der Patient*in wird ein Narrativ zu der Mobbingsituation erstellt. Dies kann durch einen Text oder bei Kindern durch eine Bildergeschichte erfolgen. Dabei wird im Narrativ zunächst die Sicht des/der Patient*in dargestellt. Seine/Ihre Gedanken, Gefühle und Motive für sein/ihr Verhalten werden erfasst, ohne sie zu bewerten.

Schritt 2. Die Botschaften des fordernden Peermodus und des Bully-and Attack-Modus werden festgehalten. Dann wird die Situation analysiert, wobei die Perspektive des/der Betroffenen erarbeitet wird. *Wenn Patient*innen keine altersentsprechende Übertretungsemotion zeigen*, sollten die Vor- und Nachteile des Mobbens und die Relevanz sozialer Regeln erarbeitet werden. Die Botschaften des fordernden Peermodus und des Bully-and Attack-Modus können in weiteren Sitzungen in Stuhldialogen bearbeitet werden.

Schritt 3. *Wenn Patient*innen eine Übertretungsemotion zeigen*, muss dieser ausreichend Raum gegeben werden. An dieser Stelle ergibt sich ein »pädagogischer Moment«, der aber nicht genutzt wird. Zunächst wird gewürdigt, dass der/die Patient*in sich öffnet, obwohl es ihm/ihr in der Regel schwerfällt, sich mit diesem Gefühl auseinanderzusetzen. Erst dann können Möglichkeiten zur Wiedergutmachung oder Entschuldigung erarbeitet werden.

Schritt 4. Es werden Strategien erarbeitet, wie der/die Patient*in in Zukunft mit Situationen umgehen kann, in denen Gleichaltrige unsicher oder unterlegen wirken.

Für Kinder
In der Arbeit mit Kindern kann die Bildergeschichte aus der Sicht des Opfers dargestellt werden, dabei wird durch die Fragen die Perspektivübernahme gefördert. Vorab muss erklärt werden, ob Kinder die Schädigung, die sie bei anderen auslösen, einschätzen können. Hier sollte einfließen, dass Kinder und auch Gruppen von Kindern Erwachsene brauchen, die ihnen helfen, mit ihren Gefühlen und Konflikten umzugehen.

Option 1 – Rollenspiele zur Perspektivübernahme. Mit Jugendlichen und jungen Erwachsenen können Rollenspiele mit Rollentausch genutzt werden, um die Perspektivübernahme aufzubauen und um Modusaktivierung zu erfassen. Mit Kindern kann modusorientierte Spieltherapie eingesetzt werden, um den aktivierten Modus zu identifizieren.
Die Arbeit mit dem Narrativ kann mit einem Stuhldialog mit dem Helfer-Modus zum Aufbau von Selbstmitgefühl kombiniert werden.

Option 2 – Selbstvergebung in der Imagination. In der Imagination kann für den Copingmodus, in dem die Grenzverletzung stattgefunden hat, ein friedvoller Ort gefunden werden, an dem er sich erholen und verändern kann. Dies wird angeleitet wie die Imagination zum guten Ort, dabei wird in der Instruktion angegeben, dass der Ort friedvoll ist und alle, die dort ankommen, können dort zur Ruhe kommen. Dort kann der Copingmodus ein neues Ziel finden. Dabei kann auch der Helfer-Modus eingesetzt werden, der eine Orientierung gibt, wie der Umgang mit »schwächeren Personen« in Zukunft sein soll.

Fairness & Respekt

Situationen, in denen ich normalerweise nur an meine Wünsche und Ziele denke und die Wünsche, Ziele, Gefühle und Bedürfnisse der anderen nicht beachte oder ignoriere:

....

....

Personen, die das mit sich machen lassen:

....

....

Mein Verhalten:

....

Die Folgen für mich:

+ ....

– ....

Die Folgen für die anderen:

+ ....

– ....

Würde ich es in Ordnung finden, wenn mein*e beste*r Freund*in so behandelt werden würde, wie ich die andere Person behandle oder behandelt habe?

☐ Ja ☐ Nein

Welcher Modus ist bei mir in der Situation aktiv?

....

Was will der Modus erreichen?

....

Fairness & Respekt

Wie kann ich das auf eine faire, respektvolle Art erreichen?

....

....

Wie kann ich im fitten Modus mit mehr Fairness und Respekt reagieren?

....

....

Fairness-Erklärung

Ich .... verspreche heute mir und allen anderen:

Auch wenn ich oft denke, dass jemand ein Loser ist und mich das provoziert,

auch wenn mein ....-Modus dabei anspringt,

werde ich fair bleiben und die Person in Ruhe lassen.

Damit beweise ich mir selbst,

- dass ich es nicht nötig habe, Leute fertigzumachen, die sich nicht wehren können.
- dass ich stärker bin als mein ....-Modus.
- dass ich fair und respektvoll sein kann.

Und dazu gebe ich mir und allen anderen mein Wort!

Ort & Datum

....

Unterschrift

....

8 Zusammenarbeit mit den Eltern

Indikation. Mit den Eltern aller Patient*innen sollte erarbeitet werden, welche Reaktionen die Mobbingsituation des/der Patient*in bei ihnen auslöst, wie sie die Kinder/Jugendlichen unterstützen und wie sie mit der Schule/Ausbildungsstätte zusammenarbeiten können. Wenn Botschaften und Modellverhalten der Eltern das Risiko erhöhen, dass ein Kind oder ein*e Jugendliche*r in Mobbingsituationen involviert ist, können verhaltens- oder schematherapeutische Interventionen genutzt werden. Reaktionen der Eltern auf das Mobbing können das Problem aufrechterhalten. Die Zusammenhänge sollten erarbeitet und hilfreiches Verhalten aufgebaut werden.

Hinweis

Im Text wird der Begriff *Eltern* genutzt, damit sind auch Pflege- oder Adoptiveltern oder andere wichtige erwachsene Bezugspersonen der Patient*innen gemeint.

Elternverhalten als Schutz- oder Risikofaktor. Hahlweg und Schulz (2020) beschreiben feinfühliges, klares und unterstützendes Elternverhalten als Schutzfaktor bezogen auf Mobbingerfahrungen. Die Autoren finden in einer Längsschnittstudie, dass Betroffene und Akteur*innen, die auch Betroffenenrolle einnehmen, häufiger strafendes, vernachlässigendes oder invalidierendes Elternverhalten erlebt haben. Goulter et al. (2020) finden ebenfalls in einer Längsschnittstudie, dass Härte und strafendes Erziehungsverhalten im Vorschulalter das Risiko einer reduzierten prosozialen Emotionalität und aggressiven Verhaltens in der Adoleszenz erhöhen, während elterliche Wärme als Schutzfaktor wirkt. Grundlegende Interventionen zum Aufbau von Erziehungskompetenzen finden sich u. a. bei Sanders et al. (2010), Kinnen et al. (2016) und Siegel (2015).

Bewältigung von Mobbing und Elternverhalten. Ob Eltern ihre Kinder gut unterstützen oder eine Bewältigung der Erfahrung erschweren, hängt von ihrem generellen Umgang mit Bedürfnissen und Belastungen des Kindes sowie ihrem Erziehungsverhalten ab. Ein nicht zu unterschätzender Anteil der Eltern wird erst spät oder nur oberflächlich über die Mobbingerfahrungen informiert. Wenn betroffene Kinder und Jugendliche sich mit ihrem Problem nicht an ihre Eltern wenden, sollten innerfamiliäre Kommunikation und familiäre Belastungen genauer betrachtet werden.

Emotionalen Reaktionen der Eltern auf das Mobbing. Von den Mobbingerfahrungen ihres Kindes zu erfahren, kann verschiedene negative Gefühle bei Eltern auslösen, z. B. Angst um ihr Kind, Schuldgefühle, Wut auf die Gleichaltrigen, die mobben oder nicht helfen (Teuschel & Heuschen, 2012). Verschiedene Reaktionen von Eltern auf Mobbing und deren Auswirkung auf die Betroffenen werden auf **INFO 21** »Umgang der Eltern mit dem Mobbing und resultierende Botschaften« zusammengefasst. Den Eltern sollte Raum gegeben werden, ihre emotionalen Reaktionen vor dem Hintergrund eigener biografischer Erfahrungen einzuordnen. Manchmal knüpfen die aktuellen Erfahrungen der Eltern an eigene vergangene Erfahrungen aus ihrer Kindheit und Jugend oder aus aktuellen Bezügen (z. B. Arbeitssituation) an. Dies sollte erfragt und den Eltern die Möglichkeit gegeben werden, Parallelen, aber auch Unterschiede für sich zu klären. In manchen Fällen ist es wichtig, dass der/die Therapeut*in einem Elternteil empfiehlt, für sich selbst Beratungs- oder Therapieangebote wahrzunehmen.

Interventionen mit Ansprechpartner*innen in der Schule und der anderen beteiligten Familie. Wie sehr das Thema Mobbing Erwachsene trotz aller guten Absichten triggern kann, ist in dem Theaterstück *Der Gott des Gemetzels* von Yasmina Reza (2007, deutsche Übersetzung 2018) eindrucksvoll dargestellt. Das hohe Trigger-Potenzial des Themas Mobbing für Erwachsene sollte bei der Planung von Gesprächen mit Ansprechpartner*innen in der Schule und der anderen beteiligten Familie berücksichtigt werden. Zielführend ist es, sich entsprechend des *No-Blame-Approaches* (Robinson & Maines, 1997) darauf zu konzentrieren, wie die Betroffenen angemessen unterstützt werden können. Dabei werden mit den Betroffenen und möglichen Unterstützer*innen Gespräche geführt, um eine Verbesserung der Situation der Betroffenen in der Gruppe zu erreichen, ohne Schuldzuweisungen vorzunehmen. Der Schwerpunkt der Interventionen liegt darauf, die Kräfte jedes/jeder Einzelnen zu mobilisieren, um den Mobbing-Prozess zu verändern. Dazu werden auch Gruppenregeln und wirkungsvolle Konsequenzen erarbeitet. Interventionen für das Gruppensetting finden sich bei Scheithauer und Bull (2010), Schulze-Krumbholz et al. (2016) und Spröber et al. (2008).

Kognitiv-verhaltenstherapeutische Interventionen. In einem ersten Schritt erfolgt nochmals gezielt eine Stärkung der Ressourcen der Bezugspersonen, damit sie genügend Energie haben, um mit der Mobbingproblematik umgehen zu können. Darüber hinaus soll das Verständnis von Eltern für den Mobbingprozess gestärkt werden, indem sie sich an ihre eigene Kindheit/Jugendzeit und damit verbundene Interaktionen mit Gleichaltrigen erinnern. Es folgen konkrete Problemlöseschritte im Umgang mit Mobbing:

- wie Eltern mit ihren Kindern über die Mobbingvorfälle sprechen können
- wie Eltern die Fertigkeiten ihrer Kinder unterstützen (Problemlösen und soziale Fertigkeiten) können
- wie Eltern die Zusammenarbeit mit den Institutionen sinnvoll gestalten können

Schematherapeutische Interventionen. In der Psychoedukation werden die emotionalen Grundbedürfnisse nach Young et al. (2008) beschrieben, Strategien zum ausreichenden Erfüllen der Grundbedürfnisse werden erarbeitet. Anhand des Umgangs der Eltern mit dem Mobbing werden Botschaften erarbeitet, die explizit oder implizit über den Umgang mit Beziehungen, Konflikten und Grenzüberschreitungen vermittelt werden. Diese Botschaften können in Zusammenhang mit Bedürfnisfrustration zur Entwicklung von Schemakognitionen und Modi beitragen.

Deutliche Belastung der Familie oder psychische Erkrankung eines Elternteils. Wenn bei der Bearbeitung der Mobbingerfahrungen Belastungen in der Familie deutlich geworden sind, sollte geprüft werden, ob Interventionen durch Familien- oder Jugendhilfe indiziert sind. Die Reaktionen der Eltern auf das Mobbinggeschehen können Hinweise auf eine eigene psychische Störung eines Elternteils geben, z. B. Vermeidung von Gesprächen mit der Schule bei eigener Angststörung, manipulatives Verhalten gegenüber anderen Beteiligten und verdeckte Verstärkung des Mobbens bei narzisstischer Persönlichkeitsstörung. In jedem Fall sollte den Eltern eine Rückmeldung zu ihrem Verhalten und dessen Auswirkungen auf das Mobbinggeschehen gegeben werden. Vor allem bei Patient*innen, deren Eltern abwertend oder strafend reagieren, sind im Rahmen der Behandlung Interventionen auf Familienebene erforderlich. Wenn deutliche Hinweise auf eine eigene psychische Störung vorliegen, wird dem Elternteil eine eigene psychotherapeutische Behandlung nahegelegt.

Arbeits- und Informationsmaterial

AB 84 Was weiß ich über das Mobbinggeschehen?

Die Eltern können mithilfe des Arbeitsblatts ihr bisheriges Wissen über das Mobbinggeschehen analysieren. Erste Hypothesen zur Beteiligung des Kindes in einer oder mehreren Rollen im Mobbingprozess können notiert werden.

INFO 21 Umgang der Eltern mit dem Mobbing und resultierende Botschaften

Auf diesem Infoblatt werden für Therapeut*innen problematische Reaktionen auf die Mobbingsituation beschrieben, sowohl von Eltern der Betroffenen als auch von Eltern der Akteur*innen. Zudem werden Botschaften an die Kinder genannt, die durch die elterlichen Reaktionen vermittelt werden können.

AB 85 Meine Vergangenheit und das Hier und Jetzt
Eltern können sich mit eigenen prägenden Erfahrungen im Kontakt mit anderen Menschen auseinandersetzen. Zudem können sie reflektieren, was sie ihren Kindern bezogen auf das soziale Miteinander vermitteln wollen.

AB 86 Ein Blick auf unsere Stärken
Eltern können Stärken in der Familie und auf Stärken der einzelnen Familienmitglieder fokussieren, die bei der Lösung des aktuellen Problems helfen können.

AB 87 Den Akku aufladen
Um Kinder bei Problemlösungen wirkungsvoll unterstützen zu können, benötigen Eltern ausreichend Energie. Die Überlegungen und Fragen auf diesem Arbeitsblatt helfen ihnen, den Ist-Zustand ihrer Energiereserven einzuschätzen und Möglichkeiten abzuleiten, wie sie Energie auftanken können.

AB 88 So unterstütze ich mein Kind bei der Lösung eines Problems
Eltern können erarbeiten, wie sie ihr Kind bei einer konstruktiven Problemlösung unterstützen können.

AB 89 Wirkungsvolle Regeln und Grenzen
Mit dem Arbeitsblatt werden Eltern angeleitet, für eine individuell schwierige Situation wirkungsvolle Regeln und Grenzen aufzustellen. Dies kann besonders für Eltern der Akteur*innen relevant sein.

AB 90 Zusammenarbeit mit der Schule und den Eltern der anderen Beteiligten
Dieses Arbeitsblatt dient der Vorbereitung von Gesprächen mit Ansprechpartner*innen in der Schule und den Eltern der anderen Beteiligten. Eltern können die Fragen nutzen, um eine Strategie für das Gespräch zu entwickeln.

AB 91 Emotionale Bedürfnisse
Aufbauend auf eine grundlegende Psychoedukation zu emotionalen Bedürfnissen können Eltern Aktivitäten wählen, um in den kommenden Wochen auf eines oder mehrere Bedürfnisse ihres Kindes bewusster einzugehen. Das Arbeitsblatt kann von Eltern wiederholt genutzt werden, um verschiedene Bedürfnisse zu beachten.

AB 92 Botschaften über Freundschaften
Das Arbeitsblatt wird genutzt, um Botschaften über Freundschaften oder Beziehungen zu erfassen, die Eltern an ihre Kinder direkt oder indirekt weitergeben. Im Gespräch kann erarbeitet werden, wie diese Botschaften zur Entstehung von Schemakognitionen beitragen können.

INFO 22 Elterliche Botschaften und Modi
Das Infoblatt dient Therapeut*innen dazu, die Verbindungen zwischen elterlichen Botschaften, Modi der Patient*innen und deren Verhalten in sozialen Situationen zu erfassen. Daraus können kognitive Interventionen zum Umgang mit Botschaften und Interventionen der Modusarbeit aus Kapitel 7 abgeleitet werden.

Was weiß ich über das Mobbinggeschehen?

Das Arbeitsblatt wird ausgefüllt von: ....

Bitte notieren Sie, was Sie über das Mobbinggeschehen wissen. Was ist vorgefallen? Was geschieht?

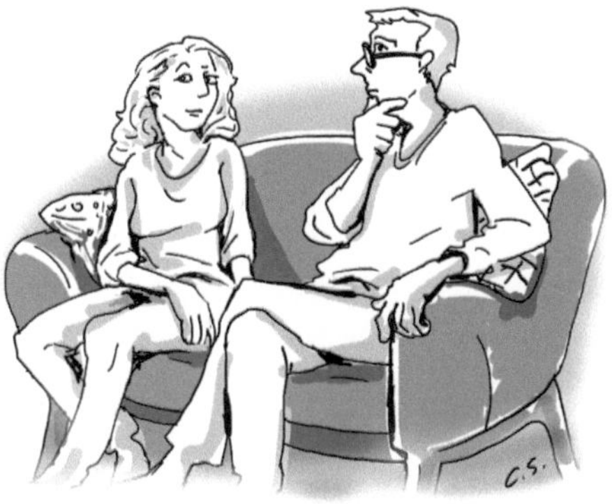

Wer ist beteiligt? In welcher Rolle? Bitte orientieren Sie sich dabei an den Rollen, die im Rahmen der Psychoedukation vorgestellt wurden.

Rolle	**Personen**
von Mobbing betroffenes Kind / betroffene Kinder	....
Akteur*innen	....
Helfer*innen des schikanierten Kindes/der Kinder	....
Helfer*innen der Akteur*innen	....
Außenstehende	....

Was weiß ich über das Mobbinggeschehen?

Weshalb befindet sich Ihrer Einschätzung nach Ihr Kind in der o. g. Rolle?

....

....

....

....

Welche Rolle spielen die Erwachsenen (z. B. Lehrkräfte) vor Ort?

....

....

....

....

Welche Vorgehensweisen/Strukturen gibt es am Ort, an dem das Mobbing vorkommt?

....

....

....

....

Welche Gefühle sind für Sie mit dem Mobbing verbunden? Weshalb?

....

....

Umgang der Eltern mit dem Mobbing und resultierende Botschaften

	Reaktionen der Eltern der Betroffenen	**Auswirkungen auf das Kind oder den/die Jugendliche*n**
aggressiv-schützend	aggressive Vorwürfe gegenüber Beteiligten und Schule und Suche nach Schuldigen; Fokus und Einsatz der Ressourcen richtet sich mehr auf Auseinandersetzung mit den »Schuldigen« als auf die Bedürfnisse des Kindes; Versuch der Lösung auf »Erwachsenenebene«	Kind wird nach außen geschützt, aber nicht ausreichend validiert, keine Unterstützung beim Aufbau eigener Problemlösekompetenz.
ängstlich-vermeidend	Sorge um das Kind und Angst um Folgen einer möglichen Auseinandersetzung mit der Schule oder den anderen Eltern, daher kein Eintreten für das Kind, ggf. auch Bagatellisieren oder dysfunktionale Aufforderungen an das Kind	Botschaft, dass man nichts machen kann; kein Schutz nach außen; Kind lernt Vermeidung; keine Unterstützung beim Aufbau von Selbstbehauptung
distanziert oder vernachlässigend	Rationalisieren, sich »nicht einmischen« wollen, keine Empathie und Validierung, keine Unterstützung für Kind. Keine Kraft oder keine Empathie, psychische Störung der Eltern	keine Validierung, kein Schutz; keine Unterstützung beim Aufbau von Selbstbehauptung oder Problemlösekompetenz
abwertend	Abwertungen des Kindes; Mobbing als Bestätigung für negatives Bild des Kindes bzw. des/der Jugendlichen; extrem toxische Konstellation	keine Validierung, kein Schutz; zudem weitere Verletzungen, potenziell traumatischer Stress

Umgang der Eltern mit dem Mobbing und resultierende Botschaften

	Reaktionen der Eltern der Akteur*innen	**Auswirkungen auf das Kind oder den/die Jugendliche*n**
strafend	Versuche, mit massiven Vorwürfen und harten Strafen dem Verhalten des Kindes oder des/der Jugendlichen Einhalt zu gebieten; ggf. Abwertung des Kindes	kein Modell für konstruktive Lösungen; (weiterer) Verlust der emotionalen Verbindung; Risiko für Reaktanz des Kindes und Chronifizierung
resigniert	überfordert mit Verhalten des Kindes; können Kind emotional nicht mehr erreichen; können keine Grenzen setzen; Schuldgefühle und Selbstvorwürfe	Kind erlebt Eltern als »schwach«; weiterhin keine Grenzen oder Orientierung; keine Unterstützung beim Aufbau von Mitgefühl und Kooperation
defensiv oder desinteressiert	Bagatellisieren, um sich der eigenen Verantwortung nicht stellen zu müssen, ODER Rationalisieren, sich »nicht einmischen« wollen; BEIDE keine Grenzen setzen, Hinweis auf eigene Problematik der Eltern	Sonderbehandlung; keine Unterstützung beim Aufbau von Mitgefühl und Kooperation; keine ausreichenden Grenzen und Orientierung
abwehrend-schützend	im Kontakt mit der Schule und anderen Beteiligten pseudokooperativ, um Kind »rauszuboxen«, ODER aggressiv und abwertend gegenüber den Betroffenen und dessen Familie; BEIDE verstärken des aggressiven Verhaltens des Kindes	dysfunktionaler »Schutz«; keine ausreichenden Grenzen und Orientierung; Modell für Manipulation oder Aggression, Förderung weiterer subtiler oder offener Angriffe

Hilfreich für Betroffene ist eine validierende, unterstützende, schützende Reaktion der Eltern. Für Akteur*innen ist eine angemessen Grenzen setzende Reaktion hilfreich, bei der Eltern auch versuchen, die Motive für das Mobbing zu erfahren, und ihr Kind konstruktiv bei einer Verhaltensänderung unterstützen. Wünschenswert ist ein konstruktiver Austausch mit der Schule und anderen Beteiligten mit dem Ziel, dass die Rolle aller Beteiligten im Mobbingeschehen aufgegeben werden kann.

AB 85 • E

Meine Vergangenheit und das Hier und Jetzt

Das Arbeitsblatt wird ausgefüllt von: ....

Ich habe erfahren, dass mein Kind in Mobbing involviert ist in folgender Rolle bzw. Rollen:

....

Kenne ich so etwas aus meiner Vergangenheit? Wie habe ich das soziale Miteinander in Gleichaltrigengruppen erlebt?

....

....

....

....

Kenne ich so etwas aus meinem aktuellen Leben (z. B. Arbeitssituation, Gruppen, Vereine)? Wenn ja, wie erlebe ich das soziale Miteinander dort?

....

....

....

....

Was möchte ich meinem Kind im Umgang mit Konflikten mit anderen Menschen vermitteln?

....

....

....

Welche Erfahrungen wünsche ich meinem Kind im Kontakt mit anderen Menschen?

....

....

....

Ein Blick auf unsere Stärken

Das Arbeitsblatt wird ausgefüllt von: ....

Welche Stärken/Ressourcen bringt die Familie mit, die in der aktuellen Situation helfen können? (Beide Eltern / ggf. neue Partner*innen / Großeltern/Geschwister/Paten/Onkel/Tante/Cousins/Cousinen des Kindes)

....

....

....

....

....

....

Wie können die Stärken in der Familie genutzt werden, um meinem Kind zu helfen?

....

....

....

....

....

....

Was kann ich persönlich tun, um meinem Kind zu helfen?

....

....

....

....

....

AB 87 • E

Den Akku aufladen

Das Arbeitsblatt wird ausgefüllt von: ....

Um im Alltag leistungsfähig zu bleiben und vor allem, wenn Probleme zu lösen sind, dann ist es wichtig, genügend Energie zu haben oder immer wieder Energie aufzuladen.

Wie gut ist Ihr Akku im Moment gefüllt? Bitte schraffieren Sie die Fläche des Akkus, die »aufgeladen« ist, mit Energie:

Was entzieht Ihnen Energie im Alltag?

....

....

....

Welche Möglichkeiten haben Sie, den Akku wieder aufzuladen? Wer könnte Sie unterstützen?

....

....

....

....

....

....

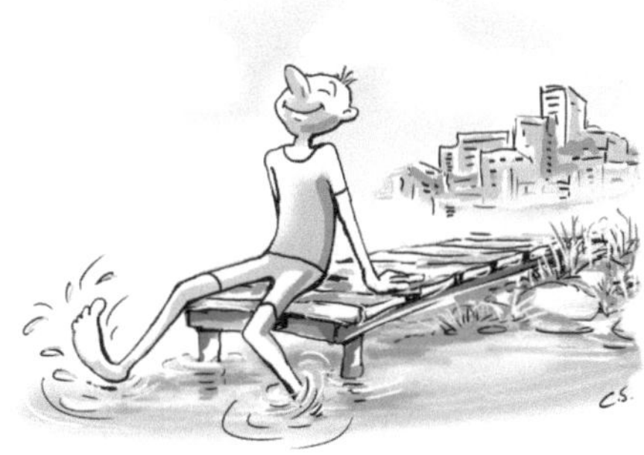

AB 88 • E

So unterstütze ich mein Kind bei der Lösung eines Problems

Das Arbeitsblatt wird ausgefüllt von: ....

Für welches Problem Ihres Kindes möchten Sie eine Lösung finden?

....

Damit Sie Ihr Kind in der Lösung eines Problems unterstützen können, ist es zunächst wichtig, gut zuzuhören und zu verstehen, worum es geht.
Wo und wann kann ein solches Gespräch stattfinden? Wann haben Sie und Ihr Kind Zeit und Ruhe?

....

Folgende Schritte können helfen, ein Gespräch zu führen, um eine Lösung zu finden:

- Teilen Sie Ihrem Kind ruhig und wertungsfrei mit, was Sie beobachtet oder erfahren haben. Fragen Sie Ihr Kind dann mithilfe offener Fragen (z. B. Was ist los?) nach seinen Erlebnissen bezüglich der Problematik.
- Versuchen Sie zunächst, in eigenen Worten wiederzugeben, was Ihr Kind Ihnen gesagt hat, und fragen Sie nach, ob Sie alles richtig verstanden haben.
- Spiegeln Sie dann, welches Gefühl bei Ihnen ankommt (z. B. dass das Kind traurig oder verzweifelt ist), und zeigen Sie, dass Sie mit ihm mitfühlen.
- Sagen Sie Ihrem Kind, dass es normal ist, so zu fühlen, wenn man etwas erlebt hat, das verletzend oder enttäuschend war.
- Sagen Sie Ihrem Kind, dass Sie ihm helfen wollen, eine Lösung zu finden, und fragen Sie, welche Unterstützung es sich von Ihnen wünscht.
- Sammeln Sie gemeinsam Lösungsideen und planen Sie dann mit Ihrem Kind Schritte zur Problemlösung.
- Überlegen Sie mit Ihrem Kind immer, ob weitere Personen informiert/involviert werden müssen und wer dies übernimmt.
- Wenn Ihr Kind Lösungen ausprobiert hat, fragen Sie nach, wie sich die Situation entwickelt hat, ggf. können Sie nochmals weitere Ideen zur Problemlösung festlegen.

Hier können Sie die Schritte zur Problemlösung notieren:

....

....

....

....

....

AB 89 • E

Wirkungsvolle Regeln und Grenzen

Das Arbeitsblatt wird ausgefüllt von: ....

Konzentrieren Sie sich auf eine Regel zu einem Zeitpunkt. Stellen Sie die Regel in einer ruhigen Situation ohne das Kind auf. Überlegen Sie gemeinsam mit dem anderen Elternteil oder einer anderen erwachsenen Person, welche Regel sinnvoll ist. Überlegen Sie, ob und wie Sie die Regel durchzusetzen können.

....

....

Überlegen Sie, wie Sie überprüfen können, ob die Regel eingehalten wird. Wenn sich die Regel auf Verhalten gegenüber Gleichaltrigen bezieht, sollten Sie Ansprechpartner*innen in der Schule einbeziehen.

....

....

Legen Sie fest, welche Konsequenzen (Folgen) es haben soll, wenn Ihr Kind die Regel einhält oder wenn es sich klar anstrengt, die Regel einzuhalten. Achten Sie darauf, dass die Konsequenzen verhältnismäßig sind und dass sie gut umgesetzt werden können.

....

....

Legen Sie fest, welche Konsequenzen (Folgen) es haben soll, wenn Ihr Kind die Regel NICHT einhält. Achten Sie darauf, dass die Konsequenzen verhältnismäßig sind und dass sie gut umgesetzt werden können.

....

Erklären Sie Ihrem Kind die Regel – wenn möglich zusammen mit dem anderen Elternteil. Sorgen Sie dafür, dass Ihr Kind nicht abgelenkt ist. Sagen Sie, wie die Regel lautet, warum sie wichtig ist. Bleiben Sie bei Ihrer Entscheidung. Es ist sehr hilfreich, die Regel zusammen mit dem Kind aufzuschreiben und an einer gut sichtbaren Stelle aufzuhängen.

Erinnern Sie sich und ggf. den anderen Elternteil daran, darauf zu achten, dass die Regel eingehalten wird.

Erinnern Sie sich und ggf. den anderen Elternteil daran, die Konsequenzen regelmäßig einzusetzen.

Zusammenarbeit mit der Schule und den Eltern der anderen Beteiligten

Das Arbeitsblatt wird ausgefüllt von: ....

Als Eltern zu erfahren, dass das eigene Kind von Mobbing betroffen ist oder an Mobbing beteiligt ist, kann verschiedene Reaktionen auslösen, z. B. Sorge, Angst oder Wut. In einem Gespräch mit Lehrkräften oder anderen Eltern sind starke Emotionen aber hinderlich zur Festlegung von Vereinbarungen. Mit den folgenden Punkten können Gespräche mit der Schule und der Austausch mit den Eltern der anderen Beteiligten vorbereitet werden.

Ihr*e Ansprechpartner*in: ....

> **Hinweis**
>
> Hilfreich für alle Beteiligten ist, sich nicht in der Klärung der Schuldfrage zu verlieren!

Folgende Schritte können helfen, ein konstruktives Gespräch mit den Ansprechpartner*innen zu führen:

- ▶ Nutzen Sie Ihre Notizen auf AB 84 »Was weiß ich über das Mobbinggeschehen?«, um sich auf das Gespräch vorzubereiten.
- ▶ Was wollen Sie in dem Gespräch erreichen? Was soll aufhören bzw. in Zukunft nicht mehr passieren? Was wäre eine angemessene Wiedergutmachung?

....

....

....

- ▶ Überlegen Sie, mit welcher Haltung Sie in das Gespräch gehen wollen. Wenn beide Elternteile an dem Gespräch teilnehmen, dann können Sie vorab klären, wie Sie die Stärken beider nutzen und sich gegenseitig unterstützen können.

....

....

....

Zusammenarbeit mit der Schule und den Eltern der anderen Beteiligten

- Gibt es »wunde« Punkte, das heißt, könnte der/die Gesprächspartner*in etwas sagen, das bei Ihnen starke Gefühle auslösen könnte? Wie wollen Sie damit umgehen? Wie können Sie sich beruhigen?

....

....

....

....

Im Gespräch mit der Schule oder den anderen Eltern sollten konkrete Verabredungen getroffen und ein Folgetermin zur Evaluation der Umsetzung der Absprachen getroffen werden. Es ist immer ratsam, Absprachen aufzuschreiben und dem/der Gesprächspartner*in zur Kenntnisnahme zu senden.

AB 91 • E

Emotionale Bedürfnisse

Das Arbeitsblatt wird ausgefüllt von: ....

Kinder und Jugendliche haben verschiedene emotionale Bedürfnisse. Sie brauchen es,

- sich geliebt, zugehörig und sicher zu fühlen,
- Selbstständigkeit zu lernen und dazu ermutigt zu werden, den eigenen Weg zu gehen,
- sich entfalten und ausdrücken zu dürfen,
- Orientierung, Anleitung und Grenzen zu bekommen,
- spielerisch zu lernen und Spaß haben zu dürfen.

Auch wenn niemand die Bedürfnisse perfekt erfüllen kann, können Eltern sich immer wieder vornehmen, bestimmte emotionale Bedürfnisse zu erfüllen, und versuchen, das *gut genug* zu machen.

Was will ich in den nächsten Wochen tun, um Bedürfnisse meines Kindes zu erfüllen?		**Wie kann ich das konkret umsetzen?**
da sein		
zuhören und mitfühlen		
Schwierigkeiten benennen und einordnen		
Zeit lassen		
eine schöne Zeit verbringen		
Freiraum lassen		
Grenzen setzen		
Anleitung geben		
zusammen Lösungen finden		
zur Selbstständigkeit ermutigen		
loben		
ehrlich Feedback geben		

AB 92 • E

Botschaften über Freundschaften

Das Arbeitsblatt wird ausgefüllt von: ....

Erwachsene vermitteln Kindern und Jugendlichen direkt oder indirekt, was sie über Freundschaften denken. Einige dieser Botschaften dienen dazu, Kindern und Jugendlichen eine Orientierung zu geben, wie sie Beziehungen gestalten können. Häufig wollen Erwachsene ihre Kinder mit Botschaften über Beziehungen oder Freundschaften vor Enttäuschungen schützen und Erfahrungen an die Kinder und Jugendlichen weitergeben. Die Botschaften, die Kinder und Jugendliche bekommen, beeinflussen ihr Verhalten gegenüber Gleichaltrigen.

Was will ich meinem Sohn / meiner Tochter über Freundschaften vermitteln?	**Warum ist es mir wichtig, das zu vermitteln?**	**Was sage ich konkret meinem Sohn / meiner Tochter?**

Bewerten Sie gemeinsam mit dem/der Therapeut*in, wie Ihr Sohn / Ihre Tochter die Botschaften aufnimmt und welches Verhalten durch die Botschaften begünstigt wird.

Elterliche Botschaften und Modi

Botschaft, die in der Familie vermittelt wird	Welcher Modus wird dadurch begünstigt?
Man muss immer auf andere Rücksicht nehmen!	▶ Emotional fordernder Modus ▶ in der Folge: Dulder-Modus
Die Bedürfnisse anderer sind wichtiger als die eigenen!	▶ Emotional fordernder Modus ▶ in der Folge: Dulder-Modus und Pleaser-Modus
Man muss es anderen rechtmachen!	▶ Pleaser-Modus
Wenn man sich wehrt, dann wird alles nur noch schlimmer! Gegen eine Gruppe hat man keine Chance!	▶ Dulder-Modus
Man wird im Leben immer wieder schlecht behandelt, da kann man nichts machen!	▶ Opfer-Modus
Man kann anderen nicht trauen!	▶ Misstrauischer Kontrollierer-Modus
Man muss erst prüfen, ob ein Mensch vertrauenswürdig ist!	▶ Misstrauischer Kontrollierer-Modus
Von denen [*Lehrer*innen, Mitschüler*innen*] brauchst du dir nichts sagen zu lassen!	▶ Selbstüberhöher-Modus
Du musst nicht auf andere achten!	▶ Selbstüberhöher-Modus
Jeder ist sich selbst der Nächste	▶ Selbstüberhöher-Modus
Alle spielen ihre Spielchen. Man erreicht mehr, wenn man nicht ehrlich ist.	▶ Trickser-Modus
Man muss selbst dafür sorgen, dass man immer bekommt, was man will!	▶ Trickser-Modus ▶ Bully-and-Attack-Modus
Man muss sich durchsetzen! Wenn man Schwäche zeigt, nutzen andere das sofort aus.	▶ Bully-and-Attack-Modus

Individuelle positive Botschaften zur Stärkung positiver Schemata und adaptiver Modi werden mit den Eltern erarbeitet. Impulse und Beispiele erhalten Therapeut*innen bei Graaf et al. (2021) sowie Dresbach (2021). Bei der Formulierung positiver Botschaften ist es hilfreich, menschliche emotionale Bedürfnisse zu berücksichtigen (z. B. »Alle Menschen brauchen es, sich akzeptiert zu fühlen«) oder allgemeine Rechte zu beachten (z. B. »Jeder Mensch hat das Recht, sich gegen unfaire Behandlung anzugrenzen!«). Zudem ist es hilfreich, statt Zielzuständen das Entwicklungspotenzial der Patient*innen zu betonen (z. B. »Du kannst lernen, dich zu behaupten!« oder »Du kannst lernen, fair und freundlich mit anderen umzugehen!«).

Literatur

Ackerman, S. & Hilsenroth, M. (2003). A review of therapist characteristics and techniques positively impacting the therapeutic alliance. Clinical Psychological Review, 23 (1), 1–33.

Alba, J., Calvete, E., Wante, L., Van Beveren, M.-L. & Braet, C. (2018). Early maladaptive schemas as moderators of the association between bullying victimization and depressive symptoms in adolescents. Cognitive Therapy and Research, 42 (1), 24–35.

Allison, C. & Geyer, K. (2014). Nils wird gehänselt. Bath: Parragon Books Ltd.

Arnett, J. J. (2000). Emerging adulthood: A theory of development from the late teens through the twenties. American Psychologist, 55 (5), 469–480.

Arntz, A. & van Genderen, A. (2010). Schematherapie bei Borderline-Persönlichkeitsstörung. Weinheim: Beltz.

Baker, J. C., Williams, J. K., Witvliet, C. V. O. & Hill, P. C. (2016). Positive reappraisals after an offense: Event-related potentials end emotional effects of benefit-finding and compassion. The Journal of Positive Psychology, 12 (4), 373–384.

Bergmann, M. C. & Baier, D. (2018). Prevalence and correlates of cyberbullying perpetration. Findings from a German representative student survey. International Journal of Environmental Research and Public Health, 15 (2), 274.

Bündnis gegen Cybermobbing (2020). Cyberlife III. Spannungsfeld zwischen Faszination und Gefahr – Cybermobbing bei Schülerinnen und Schülern. Dritte empirische Bestandsaufnahme bei Eltern, Lehrkräften und Schülern/ innen in Deutschland (Folgestudie von 2013 und 2017). https://www.buendnis-gegen-cybermobbing.de/fileadmin/pdf/studien/2016_05_02_Cybermobbing_2017End.pdf [03.08.2021].

Brüderl, L. (2020). Positive und negative Schemata. 75 Therapiekarten. Weinheim: Beltz.

Calvete, E., Fernández-González, L., González-Cabrera, J. et al. (2018). Continued Bullying Victimization in Adolescents: Maladaptive Schemas as a Mediational Mechanism. Journal of Youth and Adolescence, 47, 650–660.

Calvete, E., Orue, I. & Gámez-Guadix, M. (2016). Cyberbullying Victimization and Depression in Adolescents: The Mediating Role of Body Image and Cognitive Schemas in a One-year Prospective Study. European Journal of Criminal Policy and Research, 22, 271–284.

Caspar, F. (2018). Beziehungen und Probleme verstehen. Eine Einführung in die psychotherapeutische Plananalyse (4. Aufl.). Huber: Bern.

Caspar, F., Belz, M., Groß-Hardt, M. & Schneider, F. (2008). Psychotherapie. In F. Schneider & W. Niebling (Hrsg.), Psychische Erkrankungen in der Hausarztpraxis (S. 145–173). Heidelberg: Springer.

Childnet (o. J). Let´s fight it together. Film abrufbar unter: http://old.digizen.org/cyberbullying/fullfilm_de.aspx [06.08.2021].

Deci, E. & Ryan, R. (1993). Die Selbstbestimmungstheorie der Motivation und ihre Bedeutung für die Pädagogik. Zeitschrift für Pädagogik, 39 (2), 223–238.

Deci, E. & Ryan, R. (2000). The »What« and »Why« of Goal Pursuits: Human Needs and the Self-Determination of Behavior. Psychological Inquiry, 11 (4), 227–268.

Del Rey, R., Casas, J. A., Ortega-Ruiz, R., Schultze-Krumbholz, A., Scheithauer, H., Smith, P., … & Plichta, P. (2015). Structural validation and cross-cultural robustness of the European Cyberbullying Intervention Project Questionnaire. Computers in Human Behavior, 50, 141–147.

Delmo, C., Weiffenbach, O., Gabriel, M., Stadler, C. & Poustka, F. (2000). Diagnostisches Interview Kiddie-Sads-Present and Lifetime Version (K-SADS-PL, 5. Aufl.). Frankfurt: Klinik für Psychiatrie und Psychotherapie des Kindes- und Jugendalters.

Deutsche Gesellschaft für Kinder- und Jugendpsychiatrie, Psychosomatik und Psychotherapie e. V. (o. J.). AWMF-Leitlinien Kinder- und Jugendpsychiatrie. [06.08.2021].

Döpfner, M. & Görtz-Dorten, A. (2017). Diagnostik-System für psychische Störungen nach ICD-10 und DSM-5 für Kinder- und Jugendliche (DISYPS-III). Bern: Hogrefe.

Döpfner, M., Berner, W., Flechtner, H., Lehmkuhl, G. & Steinhausen H.-C. (1999). CASCAP – Psychopathologisches Befund-System für Kinder und Jugendliche. Göttingen: Hogrefe.

Döpfner, M., Plück, J. & Kinnen, C. (2014). Deutsche Schulalter-Formen der Child Behavior Checklist von Thomas M. Achenbach: Elternfragebogen über das Verhalten von Kindern und Jugendlichen (CBCL/6-18R), Lehrerfragebogen über das Verhalten von Kindern und Jugendlichen (TRF/6-18R), Fragebogen für Jugendliche (YSR/11-18R). Göttingen: Hogrefe.

Dresbach, E. (in Vorb.). Therapie-Basics Schematherapie mit Kindern und Jugendlichen. Weinheim: Beltz.

Dresbach, E. (2021). Schematherapie mit Kindern und Jugendlichen. 75 Therapiekarten. Weinheim: Beltz.

Dresbach, E. & Döpfner, M. (2020). Gleichaltrigenprobleme im Jugendalter. SELBST – Therapieprogramm für Jugendliche mit Selbstwert-, Leistungs- und Beziehungsstörungen. Göttingen: Hogrefe.

Duden (2020). Das Standardwerk für Schule, Büro und zu Hause. DUDEN – Die neue deutsche Rechtschreibung. Berlin: Duden Verlag.

Edwards, D. (2015). Self Pity/Victim: A surrender schema mode. Schema Therapy Bulletin, 1 (1), 3–6.

Falkai, P. & Wittchen, H.-U. (2018). Diagnostisches und Statistisches Manual Psychischer Störungen DSM-5 (2. Aufl.). Göttingen: Hogrefe.

Faßbinder, E., Schweiger, U. & Jacob, G. (2016). Therapie-Tools Schematherapie (2. Aufl.). Weinheim: Beltz.

Fawzi, N. (2015). Cyber-Mobbing. Baden-Baden: Nomos Verlagsgesellschaft.

Felnhofer, A., Kothgassner, O. & Galliez, S. (2020). Therapie-Tools Problematische Mediennutzung im Kindes- und Jugendalter. Weinheim: Beltz.

Ferris, L. J., Jetten, J., Hornsey, M. J. & Bastian, B. (2019). Feeling hurt: Revisiting the Relationship Between Social and Physical Pain. Review of General Psychology, 2(3), 320–335.

Fischer, S. M., John, N., Melzer, W., Kaman, A., Winter, K. & Bilz, L. (2020). Mobbing und Cybermobbing bei Kindern und Jugendlichen in Deutschland – Querschnittergebnisse der HBSC-Studie 2017/18 und Trends. Journal of Health Monitoring, 5 (3), 56–72.

Geisler, D. (2020). Wie ist das mit dem Ärgern? Bindlach: Löwe Verlag.

Görtz-Dorten, A. & Döpfner, M. (2019). Therapieprogramm für Kinder mit aggressivem Verhalten (THAV, 2. Aufl.). Göttingen: Hogrefe.

Goulter, N., McMahon, R. J., Pasalich, D. S. & Dodge, K. A. (2020). Indirect effects of early parenting on adult antisocial outcomes via adaolecent conduct disorder symptoms and callous-unemotional traits. Journal of Clinical Child & Adolescent Psychology, 49 (6), 930–942.

Graaf, P. (2016). Schematherapie mit Kindern, Jugendlichen und Erwachsenen. Kartenset mit 56 Bildkarten. Weinheim: Beltz.

Graaf, P., Hampel, J. & Zarbock, G. (2021). Therapie-Tools Schematherapie mit Kindern und Jugendlichen. Weinheim: Beltz.

Grawe, K. (2004). Neuropsychotherapie. Göttingen: Hogrefe.

Grawe, K. & Grawe-Gerber, M. (1999). Ressourcenaktivierung. Psychotherapeut, 44, 63–73.

Greco, L. & Hayes, S. (2011). Akzeptanz und Achtsamkeit in der Kinder- und Jugendlichenpsychotherapie. Weinheim: Beltz.

Hahlweg, K. & Schulz, W. (2020). Prädiktion von Mobbing und Viktimisierung. Ergebnisse eines 10 Jahres Follow-up mit Mütter-, Väter- und Jugendlichen-Daten. Kindheit und Entwicklung, April 01, 2020. https://doi.org/10.1026/0942-5403/a000308 [06.08.2021].

Handrock, A. & Baumann, M. (2017). Vergeben und Loslassen in Psychotherapie und Coaching. Weinheim: Beltz.

Handrock, A., Zahn, C. A. & Baumann, M. (2016). Schemaberatung, Schemacoaching, Schemakurzzeittherapie. Weinheim: Beltz.

Happer, K., Brown, E. J. & Sharma-Patel, K. (2017). Children's resilience and trauma-specific cognitive behavioral therapy: Comparing resilience as an outcome, a trait, and a process. Child Abuse & Neglect, 73, 30–41.

Hinduja, S. & Patchin, J. W. (2009). Bullying beyond the schoolyard: Preventing and responding to Cyberbullying. Thousand Oaks: Sage.

Hymel, S. & Swearer, S. M. (2015). Four Decades of Research on School Bullying: An Introduction. American Psychologist, 70 (4), 293–299.

Jacob, G. & Arntz, A. (2015). Schematherapie in der Praxis (2. Aufl.). Weinheim: Beltz.

Jürgens, B. & Lübben, K. (2021). Gruppentraining sozialer Kompetenzen für Kinder und Jugendliche GSK-KJ. Theoretische Grundlagen und praktische Handlungsanleitung (2. Aufl.). Weinheim: Beltz.

Kessel Schneider, S., O'Donnell, L. & Smith, E. (2015). Trends in Cyberbullying and School Bullying Victimization in a Regional Census of High School Students 2006–2012. Journal of School Health, 85, 611–620.

Kinnen, C., Halder, J. & Döpfner, M. (2016). THOP-Elternprogramm – Arbeitsbuch für Eltern. Weinheim: Beltz.

Klose, M. & Stacheluz, B. (2004). Jens – mal so mal so. Freiburg: Velber.

Landolt, M. A. & Hensel, T. (Hrsg.). (2012). Traumatherapie bei Kindern und Jugendlichen. Göttingen: Hogrefe.

Lindemeier, B. (1996). Mobbing – Krankheitsbild und Intervention des Betriebsarztes. Die BG, 4, 428–431.

Llenas, A. (2019). Das Farbenmonster. München: Christophorus.

Loose, C., Graaf, P. & Zarbock, G. (2013). Schematherapie bei Kindern und Jugendlichen. Weinheim: Beltz.

Loose, C. & Lechmann, C. (2019). Schematherapie mit Jugendlichen: Beltz Video-Learning. Weinheim: Beltz.

Loose, C., Meyer, F. & Pietrowsky, R. (2018). The Duesseldorf Illustrated Schema Questionaire for Children (DISC). Psicologia: Reflexao e Critica, 31 (7). Doi: https://doi.org/10.1186/s41155-018-0087-y. [06.08.2021].

Lopez, C. & DuBois, D. L. (2005). Peer victimization and rejection: Investigation of an integrative Model of effects on emotional, behavioral and academic adjustment in early adolescence. Journal of Clinical Child and Adolescent Psychology, 34, 25–36.

Louis, J. P., Wood, A. M., Lockwood, G., Ho, M.-H. R. & Ferguson (2018). Positive Clinical Psychology and Schema Therapy (ST): The Development of the Young Positive Schema Questionnaire (YPSQ) to Complement the Young Schema Questionnaire 3 Short Form (YSQ-3R). Psychological Assessment, 30 (9), 1199–1213.

v. Marées, N. & Petermann, F. (2010). Bullying-und Viktimisierungsfragebogen: BVF (Kinder- und Lehrerversion). Göttingen: Hogrefe.

McCarthy, M. C. & Lumley, M. N. (2012). Sources of emotional maltreatment and the differential develop-

ment of unconditional and conditional schemas. Cognitive Behaviour Therapy, 41 (4), 288–297.
McDougall, P. & Vaillancourt, T. (2015). Long-term adult outcomes of peer victimization in childhood and adolescence: Pathways to adjustment and maladjustment. American Psychologist, 70 (4), 300–310.
Medienprojekt Wuppertal e. V. (2016). Gewalt macht Schule 2 – Eine Filmreihe über Mobbing. Wuppertal: Medienprojekt Wuppertal.
Medienpädagogischer Forschungsverbund Südwest (2019). JIM-Studie 2019. Jugend, Information, Medien: Basisuntersuchung zum Medienumgang 12- bis 19-Jähriger. Stuttgart: Landesanstalt für Kommunikation. https://www.mpfs.de/fileadmin/files/Studien/JIM/2019/JIM_2019.pdf [06.08.2021].
Misoch, S. (2010). Bullying, Cyberbullying, and Suicide. Archives of Suicied Research, 14 (3), 206–221.
Modecki, K. L., Minchin, J., Harbaugh, A. G., Guerra, N. G. & Runions, K. C. (2014). Bullying prevalence across contexts: A meta-analysis measuring cyber and traditional bullying. Journal of Adolescent Health, 55 (5), 602–611.
Neff, K. (2012). Selbstmitgefühl. München: Random House.
Neudeck, P. & Mühlig, S. (2020). Therapie-Tools Verhaltenstherapie: Therapieplanung, Probatorik, Verhaltensanalyse (2. Aufl.). Weinheim: Beltz.
Olweus, D. (1995). Bullying or peer abuse at school: Facts and intervention. Current Directions in Psychological Science, 4 (6), 196–200.
Olweus, D. (1996). The revised Olweus Bully/Victim Questionnaire for Students. Bergen, Norway: University of Bergen.
Olweus, D. (2002). Gewalt in der Schule. Was Lehrpersonen und Eltern wissen sollten – und tun können (3. Aufl.). Bern: Hogrefe.
Perren, S. & Alsaker, F. D. (2006). Social behavior and peer relationships of victims, bully-victims, and bullies in kindergarten. Journal of child psychology and psychiatry, 47 (1), 45–57.
Petermann, F. (2017). WISC–V. Wechsler Intelligence Scale for Children – Fifth Edition. Deutschsprachige Adaptation der WISC-V von David Wechsler. Frankfurt/M.: Pearson Assessment.
Pixar Studios (2015). Alles steht Kopf. Kinderfilm/Animation.
Polizeiliche Kriminalprävention für Bund und Länder (Hrsg.). (o. J.). Abseits?! Ein Film zur Gewaltprävention. Zentrale Geschäftsstelle der Polizei, Stuttgart: Polizeiliche Kriminalprävention für Bund und Länder.
Reza, Y. (2018) Der Gott des Gemetzels. München: Hanser.
Robinson G. & Maines, B. (1997). Crying for Help: The No Blame Approach to Bullying. Thousand Oaks: SAGE Publications.
Roediger, E. (2016). Schematherapie. Grundlagen, Modell und Praxis (3. Aufl.). Stuttgart: Schattauer.
Salmivalli, C., Lagerspetz, K., Björkqvist, K., Österman, K. & Kaukiainen, A. (1996). Bullying as a group process: Participant roles and their relations to social status within the group. Aggressive Behavior, 22 (1), 1–15.
Sanders, M., Turner, K. & Markie-Dadds, C. (2010). Das Triple P-Elternarbeitsbuch: Der Ratgeber zur positiven Erziehung mit praktischen Übungen. Münster: Triple P Deutschland GmbH.
Schäfer, M., Hörmann, C. & Zihl, J. (2006). Fragebogen (GI) zur Erfassung der Mitschülerrollen im Grundschulalter. Modifizierte Version des Participant Role Questionnaire. http://www.psy.lmu.de/mobbing/instrumente [16.08.2021].
Schär, M. & Steinebach, C. (2015). Resilienzfördernde Psychotherapie für Kinder und Jugendliche. Grundbedürfnisse erkennen und erfüllen. Weinheim: Beltz.
Scheithauer, H. & Bull, H. D. (2010). Das Fairplayer Manual zur unterrichtsbegleitenden Förderung sozialer Kompetenzen und Prävention von Bullying im Jugendalter: Ergebnisse der Pilotevaluation. Praxis der Kinderpsychologie und Kinderpsychiatrie, 59 (4), 266–281.
Schneider, S., Pflug, V., In-Albon, T. & Margraf, J. (2017). Kinder-DIPS Open Access: Diagnostisches Interview bei psychischen Störungen im Kindes- und Jugendalter. Bochum: Forschungs- und Behandlungszentrum für psychische Gesundheit, Ruhr-Universität Bochum.
Schneider, W. & Lindenberger, U. (Hrsg.). (2012). Entwicklungspsychologie (7. Aufl.). Weinheim: Beltz.
Schopf, S. & Tophoven, M. (2014). Mit dem spielen wir nicht! Berlin: Annette Betz.
Schultze-Krumbholz, A., Schultze, M., Zagorscak, P., Wölfer, R. & Scheithauer, H. (2016). Feeling cybervictims' pain – The effect of empathy training on cyberbullying. Aggressive Behavior, 42 (2), 147–156.
Siegel, D. J. (2015). The developing mind: How relationships and the brain interact to shape who we are (3rd ed.). New York: The Guilford Press.
Spröber, N., Schlottke, P. F. & Hautzinger, M. (2008). Bullying in der Schule: das Präventions- und Interventionsprogramm PRoACT+ E. Weinheim: Beltz.
Stocker, C., Willms, J., Koster, F. & Van Den Brink, E. (2020). Mitgefühl üben. Das große Praxisbuch Mindfulness-Based Compassionate Living (MBCL). Heidelberg: Springer.
Szillat, A. & Goedelt, M. (2019). Du gehörst nicht dazu! Münster: Coppenrath.
Teuschel, P. & Heuschen, K. W. (2012). Bullying: Mobbing bei Kindern und Jugendlichen. Stuttgart: Schattauer.
Tokunaga, R. S. (2010). Following you home from school: A critical review and synthesis of research on cyberbullying victimization. Computers in Human Behavior, 26 (3), 277–287.

Ubben, B. (2015). Planungsleitfaden Verhaltenstherapie: Sitzungsaufbau, Probatorik, Bericht an den Gutachter (2. Aufl.). Weinheim: Beltz.

Vasileva, M., Petermann, U. & Petermann, F. (2019). Traumatische Erfahrungen und Callous-unemotional Traits: Zusammenhang mit funktionalen und dysfunktionalen Emotionsregulationsstrategien. Zeitschrift für Psychiatrie, Psychologie und Psychotherapie, 67 (2), 125–132.

Walter, D., Rademacher, C., Schürmann, S. & Döpfner, M. (2007). Grundlagen der Selbstmanagementtherapie bei Jugendlichen: SELBST – Ein Therapieprogramm für Jugendliche mit Selbstwert-, Leistungs- und Beziehungsstörungen, Band 1. Göttingen: Hogrefe.

Wampold, B. & Imel, Z. (2015). The Great Psychotherapy Debate: The Evidence for What Makes Psychotherapy Work. New York: Routledge.

Wolke, D., Lee, K. & Guy, A. (2017). Cyberbullying: A storm in a teacup? European Child & Adolescent Psychiatry, 26 (8), 899–908.

Wustmann Seiler, C. (Hrsg.). (2004). Resilienz. Widerstandsfähigkeit von Kindern in Tageseinrichtungen fördern (5. Aufl.). Berlin: Cornelsen.

Young, J., Arntz, A., Atkinson, T., Lobbestael, J., Weishaar, M., Van Vreeswijk, M. & Klokman, J. (2007). Schema Mode Inventory (SMI, Version 1 – Deutsch). Eckernförde: Institut für Schematherapie.

Young, J., Brown, G., Zarbock, G., Baumann-Frankenberger, P., Grutschpalk, J. & Berbalk, H. (2010). Young Schema Questionnaire shortform YSQ-S3R. Eckernförde: Institut für Schematherapie.

Young, J., Klosko, J. & Weishaar, M. E. (2008). Schematherapie. Ein praxisorientiertes Handbuch (2. Aufl.). Paderborn: Junfermann.

Bildnachweis

Claudia Styrsky: Seiten 31, 33, 48, 59, 67, 70 f., 81, 86, 88 f., 94, 96 f., 101, 104, 118f., 121, 130, 172, 184, 199 f., 222 f., 236, 255, 261

Emanuel Graf Finck zu Finckenstein: Seiten 213, 215 f., 247 f.